JN232437

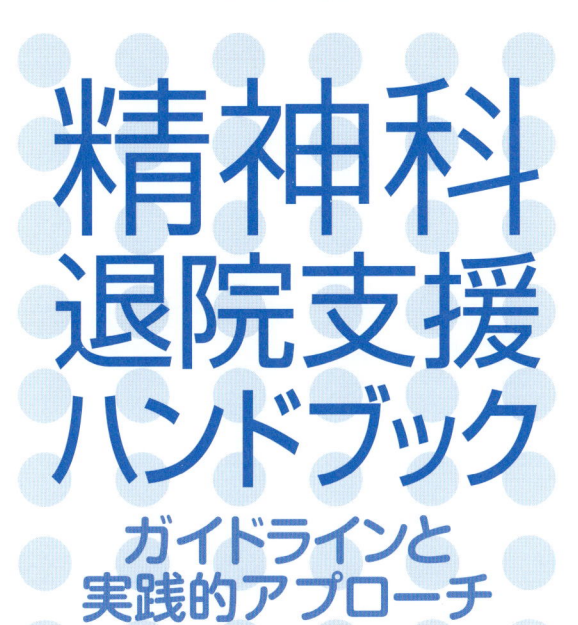

精神科退院支援ハンドブック

ガイドラインと実践的アプローチ

編集

井上新平
福島県立医科大学会津医療センター精神医学・特任教授

安西信雄
帝京平成大学健康メディカル学部臨床心理学科・教授

池淵恵美
帝京大学医学部精神神経科学講座・主任教授

医学書院

精神科退院支援ハンドブック―ガイドラインと実践的アプローチ		
発　行	2011年5月15日　第1版第1刷Ⓒ	
	2015年9月1日　第1版第2刷	
編　集	井上新平・安西信雄・池淵恵美	
	いのうえしんぺい　あんざいのぶお　いけぶちえみ	
発行者	株式会社　医学書院	
	代表取締役　金原　優	
	〒113-8719　東京都文京区本郷 1-28-23	
	電話　03-3817-5600（社内案内）	
印刷・製本	三報社印刷	

本書の複製権・翻訳権・上映権・譲渡権・公衆送信権（送信可能化権を含む）は（株）医学書院が保有します．

ISBN978-4-260-01234-8

本書を無断で複製する行為（複写，スキャン，デジタルデータ化など）は，「私的使用のための複製」など著作権法上の限られた例外を除き禁じられています．大学，病院，診療所，企業などにおいて，業務上使用する目的（診療，研究活動を含む）で上記の行為を行うことは，その使用範囲が内部的であっても，私的使用には該当せず，違法です．また私的使用に該当する場合であっても，代行業者等の第三者に依頼して上記の行為を行うことは違法となります．

JCOPY　〈出版者著作権管理機構　委託出版物〉

本書の無断複製は著作権法上での例外を除き禁じられています．複製される場合は，そのつど事前に，出版者著作権管理機構（電話 03-3513-6969，FAX 03-3513-6979，info@jcopy.or.jp）の許諾を得てください．

執筆者一覧

■ **編集**

井上新平	福島県立医科大学会津医療センター精神医学・特任教授
安西信雄	帝京平成大学健康メディカル学部臨床心理学科・教授
池淵恵美	帝京大学医学部精神神経科学講座・主任教授

■ **執筆**(執筆順)

安西信雄	帝京平成大学健康メディカル学部臨床心理学科・教授
井上新平	福島県立医科大学会津医療センター精神医学・特任教授
池淵恵美	帝京大学医学部精神神経科学講座・主任教授
佐藤さやか	国立精神・神経医療研究センター精神保健研究所社会復帰研究部・室長
宮田量治	山梨県立北病院・副院長
富沢明美	国立精神・神経医療研究センター訪問看護ステーション・訪問看護係長
古屋龍太	日本社会事業大学大学院福祉マネジメント研究科・教授
伊藤明美	国立精神・神経医療研究センター病院医療福祉相談室・ソーシャルワーカー
黒田研二	関西大学人間健康学部・教授
藤田健三	岡山県精神保健福祉センター・所長
河岸光子	吉祥寺病院・看護師長
堀川公平	のぞえ総合心療病院・理事長・院長
林　直樹	東京武蔵野病院診療部・部長
谷野亮爾	谷野呉山病院・理事長
宮部真弥子	脳と心の総合健康センター・センター長
佐久間啓	あさかホスピタル・理事長・院長
藤井康男	山梨県立北病院・院長
田尾有樹子	社会福祉法人巣立ち会・理事長
伊藤順一郎	メンタルヘルス診療所しっぽふぁーれ・院長
原子英樹	NPO法人多摩在宅支援センター円「訪問看護ステーション元」・所長

序

　精神科病院における長期入院は，今，最も解決を求められている課題です．わが国の精神科医療の特徴は，西欧諸国にくらべて病床数が多く平均在院日数が長いことで，これは長期入院患者の問題に集約されています．

　長期入院はなぜ起こるのか，これまでさまざまな指摘がなされてきました．その1つは，統合失調症に代表される重度の精神疾患では病状の回復が悪いことがあり，そのために入院が長期化せざるを得ないという指摘です．もう1つは治療を含めた病院環境の問題で，閉鎖的で刺激が乏しい環境が患者の治療意欲を阻害し，病状悪化や長期入院につながるというものです．諸外国でもわが国でもこの問題に対する最終的な決着はついていませんが，西欧諸国ではすでに脱精神科病院を国策とし，公的病院の病床削減がはかられてきました．それには，薬物療法や心理社会的療法の進歩，社会経済学的理由などとともに，地域を基盤とした治療を受けるのは患者・家族にとっての基本的な権利といった主張がありました．もちろんわが国でも，少しずつですがこのような病床削減の動きは起こっています．

　地域生活を維持していくためには，単に薬を処方し通院を促すだけでは不十分です．せっかく頑張って退院できたとしても，すぐに再発，再入院ということになれば，スタッフの士気が高まらず，結局は入院の長期化を招いてしまいます．地域生活を続けていくには，患者は「生活する人」という視点から，生活技能や社会的認知，また症状に対する対処などさまざまな治療や方策が求められます．実際，諸外国で脱精神科病院の活動を進める中で，このような新しい治療法がどんどん開発されてきました．心理教育，社会生活技能訓練，包括型地域生活支援プログラム（ACT），認知行動療法，援助付き雇用プログラムなどです．私たちは，確かにこれらの治療について，また地域ベースの治療について後れを取ってきました．しかし，それは必ずしも悪いことばかりを意味しません．諸外国では，これまで苦労に苦労を重ねて，いろいろな技法を磨き上げてきました．今私たちが目にしているのは，現在得られる最善の治療です．そこで，このような治療に学び，それを現場に適応していけば，考えうる最も適切な治療ができるはずです．

　この本に盛り込まれているのは，そのような内容です．退院に向けた支援の活動は，病院に働くいろいろな人と議論して，病院全体で取り組んでいこうという意思決定さえできれば，それほど難しいことではありません．それどころか，実行するにしたがって患者さんもスタッフもどんどんやる気が出て興味が増していきます．本書が，長年にわたって長期入院の患者さんの退院に悩んでこられた方がたにとって福音となりますように願っています．

2011年4月

編者を代表して　井上新平

目次

第1部　退院支援ガイドライン　　1

Ⅰ．退院支援ガイドライン活用の目的　　安西信雄　2

Ⅱ．退院支援ガイドラインの作成過程　　井上新平　7

Ⅲ．退院支援ガイドライン　　10

- A　治療体制作り　　井上新平　10
- B　退院困難要因の評価法：基本的な考え方　　池淵恵美　13
- C　退院支援プログラムの実施　　佐藤さやか，池淵恵美　17
- D　薬物療法の工夫　　宮田量治　24
- E　病棟での退院支援計画とその実施　　富沢明美　38
- F　退院コーディネートとソーシャルワーク　　古屋龍太　42
- G　家族との関わり方　　井上新平　52

第2部　ガイドラインに基づく退院支援の実践　　57

Ⅰ．治療体制作り　　井上新平　58

Ⅱ．退院困難要因の評価　　伊藤明美，佐藤さやか，池淵恵美　69

Ⅲ．退院支援プログラムの実施　　佐藤さやか，池淵恵美　81

| Ⅳ. 薬物療法の工夫：統合失調症の薬物治療改善マニュアル | 宮田量治 | 97 |

| Ⅴ. 病棟での退院支援計画とその実施 | 富沢明美 | 122 |

| Ⅵ. 退院コーディネートとソーシャルワーク | 伊藤明美, 古屋龍太 | 135 |

| Ⅶ. 家族との関わり方 | 井上新平 | 151 |

| Ⅷ. 行政による退院促進支援事業 | 黒田研二, 藤田健三 | 163 |

| Ⅸ. 特色ある取り組み | | 177 |

- A 看護からの取り組み ———— 河岸光子 177
- B 治療共同体に基づく力動的チーム医療 ———— 堀川公平 188
- C 地域生活支援と危機介入 ———— 林 直樹 201
- D グループ退院実践 ———— 谷野亮爾, 宮部真弥子 211
- E 統合型精神科地域治療プログラム(OTP) ———— 佐久間啓 221
- F ダウンサイジングと機能強化 ———— 藤井康男 236
- G 巣立ち会方式 ———— 田尾有樹子 250
- H ACT-J が実践する退院支援 ———— 伊藤順一郎, 原子英樹 261

■ 索引　271

第1部

退院支援ガイドライン

I 退院支援ガイドライン活用の目的

　退院支援の目標は「退院そのもの」ではなく，「地域生活へのスムーズな移行と，その後の地域生活の安定」である．本書のタイトルを退院「促進」でなく退院「支援」としたのは，退院を「促進」される対象として患者をとらえるのでなく，退院への思いを受けとめ，育み，地域生活への移行とその後の安定した生活を支援する，患者主体のスタンスを大切にしたいからである．

　もちろん，退院の実現のためには，地域で住む家，経済的支援，医療の継続やその他の生活上の問題に対する支援がどの程度得られるかという環境要因が重要となる．退院支援のためには，こうした地域生活を支える環境作りが必須であることはいうまでもない．退院する主体の支援と環境支援は，相互に影響しつつ発展する車の両輪の関係にある．

　厚生労働省による「精神保健医療福祉の改革ビジョン」(2004 年)は「入院中心から地域生活中心へ」の転換を進め，「受け入れ条件が整えば退院可能な者」を約 7 万人と推計し，これらの患者を「社会的入院」として 10 年後にその解消をはかることを目標に掲げた[1]．さらに 10 年計画の前半の成果を踏まえて後期 5 年の重点施策を策定するため「今後の精神保健医療福祉のあり方等に関する検討会報告書」がまとめられた(2009 年)[2]．

　これらは，国が長期在院患者を生まない体制作りを目標に掲げ，都道府県に目標を課し，医療改革と地域支援策を講ずる画期的なものであるが，改革ビジョン開始後の退院実績は期待ほどには数字があがっていない．新規の入院患者はより短期で退院するようになっているが，長期在院患者の退院は進まず，新たな長期在院患者(new 'long-stay')が生まれ続けているのである[2]．

　こうした状況を変えることを目標として厚生労働省精神・神経疾患研究委託費による研究班(主任研究者：安西信雄)の研究が実施され，2009 年に報告書がまとめられた[3]．この研究班の目標は「退院支援ガイドライン」の作成を目指して，それに役立つエビデンスを得ることであった．研究班で解明を目指した主な課題は以下の通りである．

- 長期在院患者はなぜ退院が困難か，退院する患者と退院できない患者とはどこが違うか，退院の困難さはどうやって評価すればよいか？
- 長期在院患者は症状や退院困難理由によってどのような群に分かれるか？
- 退院準備プログラムの効果はどの程度か，患者の退院率はどの程度になるか？
- 多剤併用で複雑化した処方からどうやって切り替えていけばよいか？
- 退院支援に病院として取り組むためにはどうしたらよいか？
- 多職種チームによる退院支援の仕組みはどうしたらよいか？

　退院支援には行政，支援システム，居住・社会復帰施設，地域など，いくつかの視点が

あるが，本研究は「病院に主な足場をおいて地域への展開を求める立場」で行われた．すなわち，「病院で長期在院になっている，あるいは，なろうとしている患者さんたちに日々接している立場から，現状でも得られる身近なサービスを組み合わせて活用することにより，目の前の患者さんの退院を支援し，地域移行とその後の安定した生活を実現するためにどうしたらよいか」という視点である．最初は国立精神・神経センター病院（現：国立精神・神経医療研究センター病院）で実施されたが，全国のさまざまな地域の実情を反映して，どこでも実践が可能な指針が得られるように，全国の国立病院と民間病院に呼びかけて多施設共同研究として取り組まれた．退院準備プログラムの効果研究が実施された施設は，国立病院機構では鳥取医療センター，賀茂精神医療センター，菊池病院，下総精神医療センター，東尾張病院，さいがた病院，公立病院では熊本県立こころの医療センター，民間病院では海辺の杜ホスピタル，住吉病院であり，分担研究者6人，研究協力者41人を中心とする数多くのスタッフと，研究に同意をいただいた多数の患者さんの協力のもとで実施された．

a　退院支援ガイドラインが必要とされる背景

今日，退院と地域移行の必要性について，総論としては異論が出ないと思われるが，各論となると話が違ってくる．それが表面化するのが病棟カンファレンスの場面である．

病院では多職種のカンファレンスが行われるようになっているが，退院に向けて治療チームの合意を得る議論は厳しい．「家族の支援がない」「前回退院後に薬を飲まなくなって再発になった」「入院するのが大変だった」「今回も退院したら…」という発言が続くと，退院可能性について発言するのがはばかられる．医療安全が強調される現在の医療現場では，リスクは最小限にしたい．こうして「現実論」は説得力を増し，発言力のあるリーダーがこれを指摘するとほかの意見は言えなくなる．

そもそも多くの病棟では，退院可能性のある人はすでに退院しており，残っている人は，それぞれの退院困難理由を抱えている人である．たいていの患者は環境側と個人側の複数の要因が絡まった退院困難理由をもっている．普通に治療方針の検討をすれば，これらの退院困難理由を再確認することになる．問題はこれを変えることである．

変えるためには根拠が求められる．変える根拠としての役割を期待されるのが退院支援ガイドラインである．特別な人物が孤軍奮闘して退院を実現する時代は終わった．また，退院は病院だけ，地域だけというような単一のサービスで実現するものではなく，パッケージとして包括的なサービスが求められる．本書で詳しく述べるように，退院支援ガイドラインを共通の認識とすることにより，チームとして目標を共有し，評価と治療計画の立案・実施の手順を共有し，協力して実施することが可能になるのである．

b　海外における脱病院，地域化の状況

長期の入院により自立した生活への意欲が損なわれたり生活能力が低下したりして施設症が生ずる[4,5]．欧米の先進諸国の多くは，こうした弊害を避けるため，入院中心から地域生活支援中心の精神科医療への転換，すなわち脱病院・地域化を推進している．

1 ▎包括型地域生活支援プログラム（assertive community treatment：ACT）

米国マジソンで Stein ら[6]により重い精神障害をもつ人を対象に実施された PACT（program of assertive community treatment）が入院率の低下，入院期間の短縮のほか，自立生活・職業的予後もよいなどの成果をあげた．これは生活の場に出向いての援助，多職種チーム，継続的なケア，スタッフ 1 人当たりのケースは 10 人前後，24 時間・週 7 日のサービスを特徴とするもので，この方式の効果が確認され，入院に代わる地域ケアの方法として各国で実施されるようになった．わが国では伊藤順一郎らにより 2003 年から千葉県市川市で実施され，わが国でも実践が可能で効果があがることが証明され，全国に普及しつつある[7,8]．

2 ▎イタリアにおける精神科医療改革

イタリアでは 1978 年に精神科病院への新たな入院を禁ずる法 180 号（通称「バザーリア法」）が成立し，入院中心から地域・外来中心へと急展開した．地域による差が大きいが，トリエステでは単科精神科病院は廃止され，入院は総合病院の 8 床と大学病院のベッドのみで，地域精神保健センターが司令塔となって居住施設や就労共同組合などを含めて管理する形で運営されている[9]．

3 ▎英国の TAPS プロジェクトの経験

英国では 1975 年には 130 の精神科病院があったが，そのうち 100 病院が閉鎖された．Leff[10]は閉鎖が決まった 2 つの精神科病院からの退院患者の追跡調査を行った．在院患者は退院支援ニーズにより 3 つのグループに分けられた．①第一波（1950 年代）の退院者は生活力があり地域で自立して生活したが，②第二波（強い生活障害をもつ人たち）は退院前に生活技能を高めるためのリハ・プログラムの実施が必要であった．③第三波の最後に残った "difficult-to-place" 患者（人口 10 万人当たり 10 人前後）については，スタッフ当たりの患者数を 1.7～1 とする特殊なリハ施設で，1 年後では変化がなかったが，5 年後に問題行動，特に攻撃的行動が有意に減少し，40％の患者が通常のスタッフ配置の施設に移ることができたと報告された．わが国の退院支援は上記の第一波から第二波に移行している状況と思われるが，今後は次第に第二波から第三波への対応が求められるようになるであろう．

4 ▎精神科病床数の歴史的変化—諸外国と日本の比較

各国の精神科病床数の変化をまとめたものが表 1 である[11]．ほとんどの国では精神科病床数は大幅に減少していたが，国ごとにかなりの開きがあった．イタリアとアメリカの減少が著しかったが，オランダの Groningen では大幅な変化はみられなかった．日本では 382％に増加していた．各国で統計の取り方が異なること，アメリカは州立病院だけの統計であるなど比較の難しさはあるが，諸外国の減少傾向と，わが国の増加との違いは大きい．

5 ▎健全な脱施設化に必須の 3 つの要素：WHO の提言[12]

WHO は地域ケアを準備しないうちに精神科病院を閉鎖しないように警告したうえで，健全な脱施設化に必須のものとして備えるべき 3 つの要素を提言している．

①地域支援サービスを充実させることによって不適切な精神科入院を防止する
②長期在院患者を地域に退院させるときは適切な準備をしたうえで行う
③入院していない患者に対する地域支援システムを確立し維持する

表1 精神科病床数の歴史的変化—各国の例

国	期間（初年〜終年）	ベッド数の変化	備考
イギリス（England と Wales）	1956〜1995	−73%	15.4万から4.2万床へ（80床/人口10万）
アメリカ	1955〜1994	−88%	339床/人口10万から40床/人口10万（州立病院）
イタリア（Emilia-Romagna）	1978〜1996	−85%	220床/人口10万から34床/人口10万
イタリア（南 Verona）	1977〜1995	−62%	104床/人口10万から40床/人口10万
フィンランド	1980〜1993	−64%	420床/人口10万から150床/人口10万
ドイツ	1970〜1988	−29%	160床/人口10万から113床/人口10万
オランダ（Groningen）	1976〜1990	0%	（成人20〜74歳）
デンマーク	1978〜1998	−50%	
日本	1960〜1993	+282%	95,067床から362,963床

ほとんどの国では精神科病床数は大幅に減少していたが，国ごとにかなりの開きがあった．イタリアとアメリカの減少が著しかったが，オランダのGroningenでは大幅な変化はみられなかった．日本では382%に増加していた（Shinfuku, et al 1998）．
〔Szmukler G, Holloway F：In-patient treatment. Thornicroft G and Szmukler G（eds.）：Textbook of community psychiatry, Oxford Press, 2001〕

わが国における健全な脱施設化のためには，ACTやその他の訪問支援，居住サービスなどの地域支援を拡充させるとともに，長期在院患者の退院の際の適切な準備（adequate preparation）が必要である．特にわが国では1年を遙かに超える超長期在院患者も多く，地域とのつながり，家族とのつながりが途絶えている患者も多いので，地域訪問・地域への導入を含む「適切な準備」が必要である．本ガイドラインはこうした提言に沿って構成されたものということができる．

c どのような施設での活用が期待されるか

第一に，長期在院患者を抱えている病院・病棟である．第二に，新たな長期在院者を生まないために努力をしている，あるいはこれから努力しようとしている病院である．長期在院患者が地域生活に移行し，治療を継続しつつ安定した生活ができるための支援を充実させることは，今後，新たな長期在院患者の発生を防ぐためのプログラムや治療体制，治療技術の発展につながると思われる．

すでに退院支援に実績があるところでは，退院支援の実績を検証し，さらに効果的なものにするための検討に使うことができる．これから実施しようとしているところでは，実施のためのひな形として使うことができる．

退院支援を実施するためには，職員の意識改革が必要である．また，病院として退院支援に取り組むためには，病院管理者・指導者の理解とリーダーシップが必要なので，管理者・指導者にも活用していただきたい．

もちろん，本書は医療従事者や地域支援者・家族が個人として読むこともできる．

d ガイドラインによりどのような効果が期待できるか

第一に，退院の実現である．長期在院患者が準備を終えて病棟職員の拍手に送られて退院するときの誇らしい笑顔は，関わりをもったすべての職員の働きがいにつながる．

第二に，職員間での目標の共有である．ガイドラインに沿って治療を考え，カンファレンスで検討し，退院を準備していく際の目安となる．

第三に，これらを実践することにより，新しい時代の「慢性・反復性の疾患を地域で支える」という医療モデルを先行的に実現することになる．これは，新しい時代に対応する力を蓄えることになる．

　本書の後に続く章の中から，長期在院患者の退院を支えたスタッフの思いのこもった言葉を紹介してこの項の締めくくりとしたい．

　　退院までには何度も精神状態は揺れたが「この方は病院より地域で生活を送るべきだ」という職員の思いがあった．「退院準備プログラム」はそれを後押しする大きなきっかけであり，あとは「あきらめない，可能性を信じる」ことが大切ということである．

　　まずスタッフ自身が「施設症」から脱することだ．スタッフの意識が変われば関わりが変わる．関わりが変われば病棟の雰囲気が変わり，患者が変わる．

【文献】
1) 厚生労働省精神保健福祉対策本部：精神保健医療福祉の改革ビジョン．2004
2) 今後の精神医療保健福祉のあり方等に関する検討会(座長：樋口輝彦)：報告書「精神保健医療福祉の更なる改革に向けて」．2009
3) 安西信雄：総括研究報告書(平成18〜20年度)厚生労働省 精神・神経疾患研究委託費「精神科在院患者の地域移行，定着，再入院防止のための技術開発と普及に関する研究」．2009
4) Wing JK：Institutionalism in mental hospitals. Br J Clin Psychol 1：38-51, 1962
5) Wing JK, Brown GW：Institutionalism and Schizophrenia：a comparative study of three mental hospitals, 1960-1968. Cambridge University Press, 1970
6) Stein LI, Test MA：Alternatives to mental hospital treatment. Arch Gen Psychiatry 37：392-397, 1980
7) 伊藤順一郎：「重度精神障害者に対する包括型地域生活支援プログラムの開発に関する研究」厚生労働科学研究費補助金(こころの健康科学研究事業)総括研究報告書．2008
8) 西尾雅明：ACT入門—精神障害者のための包括型地域生活支援プログラム．金剛出版，2004
9) 清野絵，水野雅文，安西信雄：イタリアにおける精神科医療改革．松原三郎，佐々木一(編)：専門医のための精神科臨床リュミエール22，pp 105-117，中山書店，2010
10) Leff J：Can we manage without the mental hospital? Aust N Z J Psychiatry 35：421-427, 2001
11) Szmukler G, Holloway F：In-patient treatment. Thornicroft G, Szmukler G (eds.)：Textbook of community psychiatry, Oxford Press, 2001
12) World Health Organization (WHO)：The World Health Report 2001：Mental Health：New Understanding, New Hope. 2001

〔安西信雄〕

II 退院支援ガイドラインの作成過程

　この退院支援ガイドラインは，厚生労働省精神・神経疾患研究委託費「精神科在院患者の地域移行，定着，再入院防止のための技術開発と普及に関する研究」（主任研究者安西信雄，2003〜2008年．以下，班研究と呼ぶ）の成果を受けて作成された．班研究で取り組まれた課題は以下の通りである．

- 長期入院患者の退院困難要因の評価法の開発
- 地域移行のための特定的なプログラムの開発
- 特定的プログラムを用いたパイロット研究と大規模実施
- 退院コーディネートとソーシャルワーク
- 薬物療法の工夫
- 文献的検討

　研究成果とガイドラインへの反映は，それぞれの箇所で紹介されるので，ここでは簡単に研究の枠組みとガイドライン作成に至った経緯を述べる．

a 退院困難要因の評価

　研究班が開発した「退院困難度尺度」を用いて多面的に行われた．まず任意入院患者を対象に尺度の妥当性と信頼性を確認した．ついでクラスター分析により退院困難のパターンが5群に分かれることを確認し，退院に向けての力点がそれぞれに異なることが判明した．さらに平均在院期間が約10年の入院患者を対象に，尺度を含めた要因を評価し1年間追跡した．1年後に退院群と入院継続群を比較し，入院継続のリスク要因を明らかにし，さらに特定的プログラムを用いた介入によりリスク要因を変化させうることなどを明らかにした．

b 特定的なプログラムの開発

　国内で退院促進の実績を上げている諸研究の検討を経て，米国で作成された「地域生活への再参加プログラム」[1]を利用することが決定された．ただし翻訳版であるこのプログラムは日本の現状に合わない部分があったので，シナリオの加筆・修正，新たなセッションの追加などの改良を加え「退院準備プログラム」（丸善，2004）を作成した．17のセッションと7回の実践編からなり，CD，リーダー用マニュアル，患者用ワークブックの教材を用いたプログラムが完成した．

c モデル実践（パイロット研究）と大規模実施

　まず「退院準備プログラム」用いたモデル実践として，waiting-list法を用いた無作為割

付による効果研究(RCT)が武蔵病院(現：国立精神・神経医療研究センター病院)社会復帰病棟などで行われた．そこでは多職種チームによって退院支援計画の検討，立案，および実行がなされた．モデル実践での効果確認後，国立病院機構6病院，1県立病院，2民間病院でRCTによる大規模介入研究が行われ，同様の効果が確認された．なお，介入研究に参加したスタッフを対象にしたアンケート調査結果も行われた．

d 退院コーディネートとソーシャルワーク

モデル実践の中で退院コーディネーターの役割が検討されるとともに，地域の社会復帰関連機関とのネットワーク作りや退院後の継続ケアの体制が検討された．同時に，患者の地域生活ニーズ評価尺度・退院準備チェックリスト・退院環境評価票が開発された．

e 薬物療法の工夫

長期入院患者への新規抗精神病薬の役割を検討し，効果的な薬物療法の普及のための「薬物療法改善マニュアル」と「スイッチング経過図」が開発され，山梨県立北病院などで活用され，効果の確認が行われた．

f 文献的検討

わが国における，退院を目指した治療の研究のレビューを行った．関連論文の抽出は，①1998年から2008年までの医中誌，②同PubMedのコンピュータ検索を通して行った．医中誌では「精神科病院」「退院」「入院」のキーワードを用いて794論文が抽出された．その中から身体合併症，自殺，救急を扱った論文，および会議録を除外したところ，薬物療法に関係する論文240，心理社会的療法など薬物療法以外の治療や方策に関する論文236にふるい分けられた．さらにエビデンスの強さによる論文の評価を行い，その上で「退院が促進される治療内容，あるいは短期入院であることに効いたと思われる要因」を推奨内容として取り出した．以上の作業の結果，薬物療法に関連する論文が24，その他の論文が134残り，推奨内容をリストアップした．PubMedではmental hospital, discharge, community care, schizophrenia, japanのキーワード検索を行い，上記と同様の作業により4論文から推奨内容を抽出した．

推奨内容の一部は本ガイドラインの諸所に反映されている．また「治療体制作り」は主として文献的検討から作成されており，「家族との関わり方」でも若干ではあるが文献が参照されている．

本ガイドライン作成に当たっては，班研究ではカバーできなかった領域がいくつかあった．それらは以下の通りである．
- 家族との関わり方
- 行政組織による組織的な取り組み
- 病院スタッフ，特に看護スタッフの個別的接近
- 治療共同体などの特徴的な取り組み
- グループ退院のような特徴的取り組み

```
┌─────────────────────────────┐
│   退院促進研究（2003～2008年）  │
│ ─────────────────────────── │
│      退院困難要因の評価        │
│    特定的プログラム開発と効果研究 │
│    多職種チームによる退院支援    │
│       退院コーディネート        │
│       薬物療法の工夫           │
│        文献的検討              │
└─────────────────────────────┘
            │
            ▼
┌──────────────────┐        ┌─────────────────────────────┐
│ ガイドライン化のための │        │ 退院促進研究でカバーできなかった領域 │
│  分担研究者による検討  │◀───   │ ─────────────────────────── │
└──────────────────┘        │       家族との関わり方          │
            │                │      行政による退院促進事業       │
            ▼                │      様々な特色ある取り組み       │
┌──────────────────┐        │    （看護・治療共同体・ACTなど）   │
│ 退院支援 ガイドラインと実践の手引 │        └─────────────────────────────┘
└──────────────────┘
```

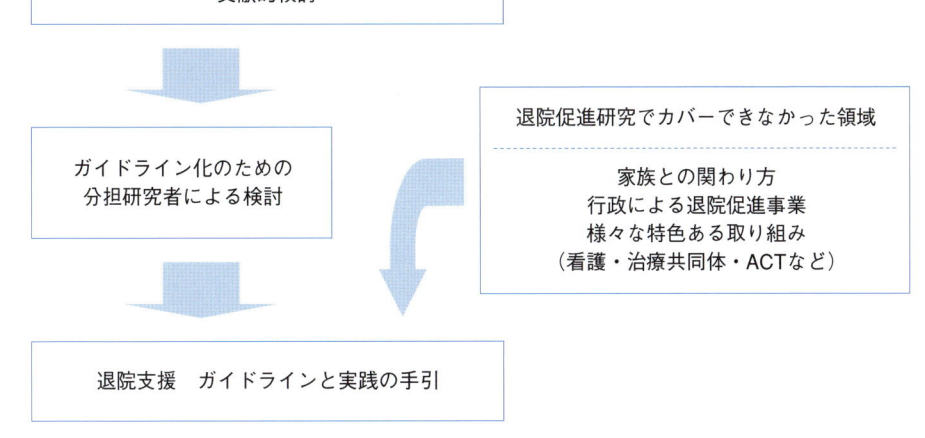

図1　ガイドライン・実践の手引作成過程

- 病床転換，病床削減などの機構改革を利用した取り組み
- 社会復帰施設をベースとした特徴的取り組み
- 退院後の関わり，特に包括型地域生活支援プログラム（ACT）を含む危機介入

これらは，長期入院患者の退院支援という面で，精神科医療の中で工夫されている特徴的な取り組みである．そこで本ハンドブックでは，別にスペースを設けて個別に論じていただくことにした．

以上の手続きにより，本ハンドブックが構成された（図1）．

【文献】

1) Liberman RP：Social and Independent Living Skills（SILS）Program. Schizophrenia and Psychiatric Rehabilitation Consultants, CA, 1995〔井上新平（監訳）：地域生活への再参加プログラム．丸善，1998〕

(井上新平，執筆協力：喜井　大，洲脇　充，山崎　浩)

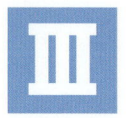

III 退院支援ガイドライン

A 治療体制作り

　長期入院患者の退院支援は全病院的に取り組まれるべき活動である．この種の活動を始めるきっかけとしては，病棟改修，デイケアなど新たな治療方策の導入，看護体制の変更など病院の個別な事情によることもあれば，あるいは国，地方自治体，協会，学会などの影響を受けて始まることもある．退院支援の必要性を個々人が唱道する場合もあれば，グループでの検討を経て持ち出される場合もある．いずれにしても，長期入院患者が退院することがその施設にとってどのような意味があるのか，地域の中の病院の役割は何か，といった広い視野も含めて，事前の議論が十分に行われるべきである．

　以下，退院支援を円滑に進めるうえでの治療体制の要点を列挙する．

1 管理者を含めての認知と支援：全病院体制の構築

a 経営者・管理者の理解

　経営者・管理者の退院支援活動への理解は何よりも大切である．この種の活動がトップダウン式に始まる場合には，その進行は容易である．極端な場合，例えば病床削減計画など病院機構の改革を契機に長期入院患者の退院促進をはかる場合は，そうでない場合に比べてはるかに取り組みはスムーズに進む．

　経営者・管理者は，退院支援の活動が経営的にどのような影響を与えるかということに関心を示す．退院支援のための個々のプログラムが保険診療上どのように請求できるのか，退院者が次々と出た場合経営的な心配はないのか，退院患者が外来やデイケアに移行した場合の医療費のシミュレーションはどうか，等々での説明が必要となる．準備が必要であろう．

b 病院内外への周知

　退院支援のための活動の存在が病院内外に周知されることが重要である．目標，計画，実施スタッフや組織について掲示板や回覧文書などで周知をはかる．患者が「退院準備プログラム」などの特定的なプログラム[注]に参加する場合，家族への連絡が必要となる．プログラムの中で家族の協力が必要なセッションがあるかもしれないからである．退院支援のための活動が病院内外に広く知らされ認知されれば，関わるスタッフ，特に中心的に進め

るスタッフが抱きうる不安は相当に少なくなる．

2 治療チームの編成

a 多職種チームアプローチ

退院支援は大勢のスタッフが関わる活動である．活動の場面としては，患者の評価，特定的なプログラムの実施，具体的な退院の決定と実施，地域への働きかけや地域側の準備などがある．病院により関わる職種は異なるだろうが，一般的には，患者評価に関わるのは臨床心理士，特定的なプログラム実施は医師・看護師・精神保健福祉士・作業療法士・臨床心理士，退院決定と実施は医師・看護師・精神保健福祉士，地域への働きかけは精神保健福祉士であろう．そのほかにも，多職種の参加，協力が必要になる場面があるかもしれない．どの職種であっても活動全体を統括する人には，強力なリーダーシップが求められる．

b 意義，目標などについて関係者間で認識の統一

成功している取り組みを見ると，退院促進，地域定着，再発予防などの明確な目標のもとにプログラムを進めているものが多い．目標が明確なほどスタッフ間の意識が統一されやすい．目標は病院が置かれている状況によって異なるので，個別に判断されるべきだろう．そのためにも関係スタッフ間の十分な事前の議論が必要である．

3 エビデンスの確立した方策の使用：特定的なプログラムの導入について

退院困難をめぐっての患者と環境の評価，退院への動機づけ，技能と対処能力の向上，退院後の再発防止などには，強いエビデンスを有する心理社会的治療法を採用すべきである．患者評価と環境評価については，班研究で開発した「退院困難度尺度」などが利用できる．

技能と対処能力の向上をはかる特定的なプログラムについては，「退院準備プログラム」がある．このプログラムは退院促進に特化したプログラムであり，17回のセッションと7つの実践編からなる．リーダー用マニュアル，患者用ワークブック，およびビデオ映像教材により，段階的に進めるように工夫されている．

このプログラム以外でも，有力なエビデンスが証明されている社会生活技能訓練(social skills training：SST)，援助付き雇用，家族心理教育，包括型地域生活支援プログラム(assertive community treatment：ACT)などを適宜使いながら，退院支援や地域定着も試

注)「退院準備プログラム」は，このハンドブック作成の母体になった厚生労働省精神・神経研究委託費による班研究で開発されたプログラム．シリーズ形式になっており，社会生活技能訓練や心理教育の手法を駆使してグループベースで進める．

みられており，一定の成果が得られている．

4　スタッフの教育と研修

　退院支援には多職種で多数のスタッフが関わり，さまざまなリハビリテーションの手法が使われる．特に中核的に進めるスタッフや経験の少ないスタッフは事前に研修を受けることが望ましい．研修にはSSTやACTを個別に学ぶ機会もあれば，退院支援の方策を全般的に学習するような機会もある．一例として，国立精神・神経センター精神保健研究所(当時)が提供している「社会復帰リハビリテーション研修」がある．この研修は，退院促進研究の成果を踏まえたもので，定期的に開催されている(現在は休止中)．

5　計画・実行・評価の体制

a　専門組織の立ち上げとスタッフの配置

　退院支援を計画，実行，評価する専門の組織を作るかどうかは，それぞれの病院の事情によるだろうが，専門組織があれば，責任の所在が明確になり活動が進みやすくなる．退院支援室，生活支援室，退院支援委員会などの名称がよく用いられるようである．組織に専任スタッフを置くかどうかについても病院の事情によるだろうが，スタッフは兼任で組織はバーチャルであっても，可視化されることの効果は大きい．中心的なスタッフとして退院コーディネーターが欠かせない．コーディネーターの役割はプログラム全体の目配せで，個々の場面の調整，特に特定的なプログラムの実施のモニター，具体的な退院の決定と実施への関わり，地域への働きかけの場面での調整などである．病棟師長，相談室長らが適任かもしれない．

b　全体のスケジュール

　評価，特定的なプログラム，退院決定と地域移行は，ある程度スケジュール化しておくと取り組みやすいし，効果を生み出しやすい．特定的なプログラムの実施には，時間と場所の確保が必須である．数カ月間は，同じ曜日の同じ時間帯で開催すべきである．退院コーディネーターを中心とした検討会は定期的に開催し，進行状況をチェックしていく．

　クリニカルパスを用いた方法も試みられているが，エビデンスは十分ではないので，スケジュールの流れは個別に検討されるべきであろう．

6　退院後の支援体制

　アウトリーチ活動を病院が担当するのか地域に任せるのか，後者の場合ケアの連続性をどうはかっていくのか，再発・再入院の場合にすみやかに入院先を確保できるか，といった点を明確にしておくことが重要である．この種の検討は，できれば特定的なプログラム

の開始後，なるべく早く始めておきたい．

　退院後病院がどのようなサービスを提供できるかどうかで，地域との連携が決まってくる．例えば，自前の訪問看護ステーションを持ちACT的な活動を行っている場合であれば，地域との連携についてはさほど検討しなくてよいかもしれない．逆に，アウトリーチは地域機関に全面的に任せる場合には，早期から地域との連絡調整を要するだろう．

（井上新平，執筆協力：喜井　大，洲脇　充，山崎　浩）

B 退院困難要因の評価法：基本的な考え方

a 評価対象者は誰か（評価にあたるスタッフは誰か，病院の体制・システム作りの重要性を含む）

　入院患者は全員が退院支援の対象であり，誰にとっても地域で生活することが目標となる．したがって，入院して急性期症状の治療の開始とともに，退院後の生活を想定して，どうよくなったら再び地域生活が可能になるのか，どのような社会資源があれば，より円滑に退院していくことができるのかを，多職種チームで検討してその準備を始めていくことになる．入院当初は急性症状の治療とセルフコントロールの回復などが治療の主な目標になるために，医師と看護師が治療の中心となるが，並行して家族の面接をしたり，経済状況をチェックしたり，過去の地域生活の困難要因を調査したりなどの情報収集を行い，なぜ入院となったか，なぜ地域生活が困難となったのかを把握する．すでに退院支援に向けた準備が始まるわけである．

　こうしたことが可能になるためには，病棟や病院全体で，入院治療と地域ケアとをうまく連結して，入院のよさを生かしながら，地域での生活を支援する体制作りが必要である．こうした病院の体制やシステム作りについては，詳しくは本書の第2部I章（⇒58ページ）で触れられているので参照してほしい．円滑な退院支援を行っていくためには一番重要なポイントといえる．

b 入院して3カ月経っても退院のめどが立たない場合

　精神症状が改善していない，心理社会的治療がうまくいかない，環境に問題があるなどで，急性期病棟に入院して3カ月以上経っても，退院のめどが立たない例については，本格的に退院支援プロジェクトの対象になる．なお統合失調症やその関連疾患の場合，急性症状が回復の兆しを示し，生活の再建を徐々に行うことが治療目標となっていくのに，3カ月以上かかる例はかなりみられ，6カ月，場合によっては1年かかる例もみられる．急性期症状が持続して，いわば慢性的な病態となり，保護室と一般病室を行ったり来たりする例などもそうまれではない．こうした例に，ずっと急性期治療の延長として，薬物療法と保護・休養を主にするのではなく，急性期症状を安定化する試みをいろいろ行いつつも，生活レベルでの改善や，地域生活へ戻っていくことを想定しての治療目標の設定などを開始すべきであると考える．そういう視点がないときに，しばしば薬物療法偏重となって，

多剤大量療法になりがちではないだろうか．患者自身も，生活の目標を失って，自己制御しつつ当たり前の活動をしていく努力がみられなくなり，スタッフに依存して一層の能力低下を招くことが起こりやすい．いずれにしても，入院して3カ月を1つの区切りとして，本格的な退院支援を計画する．

1 ▎多職種チームによる評価

よく多職種チームの重要性が述べられているが，なぜ多職種チームが必要であるのか，データを示したい．

厚生労働省精神・神経疾患研究委託費「精神科在院患者の地域移行，定着，再入院防止のための技術開発と普及に関する研究」(略称「退院促進研究班」：主任研究者　安西信雄)において，参加する9病院に入院中で，主治医の診断による統合失調症患者のうち，文書にて調査の同意が得られた男性176名，女性116名，合計292名を調査した．この人たちの平均年齢は$52.1±13.3$(最大値85，最小値18)歳，調査時点での平均在院月数は$119.7±134.7$(最大値721，最小値0)カ月で，平均10年に近い長期入院の人たちが主な対象となっている．

この人たちがどうして長期入院の状態であるのかを調べるために次の多面的な評価を行った．

- 患者背景として，調査時点での年齢，性別，今回入院の在院月数，教育年数，過去の就労経験の有無，これまでの婚姻の有無，家族の入院治療についての態度，保険種別，障害年金受給の有無，入院時入院形態，これまでの通算治療月数，これまでの治療中断の有無，身体合併症の有無，過去の入院回数．
- 主治医による評価として，簡易精神症状評価尺度(Brief Psychiatric Rating Scale：BPRS)，概括的評価尺度(Global Assessment of Functioning：GAF)，リハビリテーションニーズ調査，調査時点でのクロルプロマジン(CP)換算による抗精神病薬服薬量，副作用チェックリスト
- 病棟看護師による評価として，退院困難度尺度，精神科リハビリテーション行動評価尺度(Rehabilitation Evaluation Hall and Baker：REHAB)．
- 本人による自記式調査として，地域生活に対する自己効力感尺度(Self-Efficacy for Community Life Scale：SECL)，利用者満足度調査票(Client Satisfaction Questionnaire：CSQ8-J)，SF健康調査票(MOS Short-Form 36-Item Health Survey：SF-36)，Drug Attitude Inventory Short form(DAI-10)．

以上の評価がどのように関連しているかをみるために因子分析を行ったが，その結果6因子が抽出された．それぞれの因子は，因子1「病棟看護師からみた退院困難要因」，因子2「陰性症状を中心とした周囲との関われなさ」，因子3「敵意・興奮・猜疑心」，因子4「地域生活のセルフエフィカシー」，因子5「身体合併症悪化の可能性」，因子6「副作用による身体症状」である．これらはそれぞれ，だれが，何を評価したかという視点からまとまった6因子と考えられる．このことからわかるのは，いろいろな職種が，いろいろな角度からみていくことで，多様な退院困難要因の全体像を初めてとらえられるのではないか，ということである．

退院支援に関わるスタッフは，医師，看護師は必ず含まれると思うが，その病院や病棟の状況によって，可能な範囲で臨床心理士，作業療法士，ソーシャルワーカーなどの職種に加わってもらって，なぜ退院が困難であるのかを検討するが，それぞれの職種からの視点をよく統合する検討が重要となる．応援を得られない職種については，その職種の視点になって考えてみることもよいと思う．こうした多職種チームでは，医師は皆の意見をよく引き出し，平等に議論できる場を作っていくリーダーシップが求められるが，看護師などのほかの職種がリーダー役である場合でも，それをしっかりバックアップすることが医師には求められる．

2 どのような項目を評価するのか

実際の臨床現場で，上述のような重層的な評価を行うことは実際的でないが，すでに述べたように，多職種チームで，それぞれの視点から退院困難要因を突き合わせて検討することが必要なので，患者の生活背景や経済的状況，精神症状や薬物への反応，生活する力や人付き合いやセルフコントロールの力，家族の状況とどの程度援助が得られるか，患者の意欲や希望や，病気に対する考え方や治療へのアドヒアランス，そして支援する側とどの程度の援助関係が結べているのか，といった項目をおさえておく必要がある．

なお前項で述べた因子分析で得られた6因子のうち，1年後に退院できるかどうかにかかわる因子をみるために，ロジスティック回帰分析を行ったところ，因子3「敵意・興奮・猜疑心」と因子4「地域生活のセルフエフィカシー」が有意な寄与を示した．つまり援助者をはじめ周囲とよい協力関係を築けるのか，本人に意欲と自信があるのかが重要ということになる．この点については重点的に評価し，問題がある場合には個別に心理社会的治療を工夫する必要が出てくる．

退院困難度尺度は，患者の退院困難要因を，総合的に把握するための尺度であり，援助の力点を整理するうえで有用であるので，具体的な使い方について，第2部で紹介したい（⇒57ページ）．

3 環境評価と地域の体制作り

本人がどの程度回復し，どこまで生活する力を発揮できるのかと，どのような生活環境が用意できるかとは，連動している課題である．有機的に両者をつないでいくことが大切なので，そのためには先に述べたように，よく機能している多職種チームであることが望まれる．ソーシャルワーカーが生活環境を準備することと，病棟内での薬物療法や作業療法の目標とが，よく連動していなくては，患者に役立つ結果を生み出すことができないだろう．スタッフの側の連携する力，コミュニケーション能力が求められることになる．

また「今住めるところがない」という評価で終わりではなく，「どうやって住むところを見出すのか」という能動的な課題設定をしていくことが必要である．こうした環境評価や地域の開発についてもほかの項で詳しく触れられている．

4 薬物療法の見直し

先にも述べたように，たとえば幻聴が改善しないためにしばしば被害的となって行動化したり，周りの仲間とのよい人間関係が築けないなど，十分改善しない精神症状が，退院を阻んでいることも多くみられる．系統的に薬物療法を見直していくこと，多剤大量にな

らずに有効な処方を見出していくこと，心理社会的治療や生活環境への支援などと，十分連携しながら治療を進めていくことなどが必要である．薬物療法の工夫については，別項で詳しく触れる．

5 ▎退院コーディネーターによる退院支援プラン作成

これもほかの項で触れられるが，これまで述べてきた評価を踏まえて，退院支援プランを作成し，その遂行をモニターしていく責任をもつ人が必要である．受け持ちなど，患者さんのためにスタッフの機能を束ねる船頭役のいない多職種チームはうまく機能しないし，患者さんにとっては負担が大きい．わが国の医療体制では，受け持ち看護師が退院支援にあたっての船頭役の任にあたることが，マンパワーの点で現実的かもしれないが，それぞれの病院や病棟の状況や慣行や能力や意欲によって，作業療法士，ソーシャルワーカー，心理士，医師などいろいろな職種がその任にあたることができる．大切なのは，責任をもち，チームをつなぎ，絶えず進行状況をモニターすることである．そうした役目を果たす人が，主な目標を退院支援に置くときに，退院コーディネーターとして機能することになる．

退院コーディネーターがうまく機能発揮することを可能にするには，病棟医長や看護師長がそれをバックアップして権威を高めたり，退院について皆が関心をもつ雰囲気を作ったり，定期的な検討会が開ける体制があることなどが必要となる．船頭役となる個人の熱意や努力だけではうまくいかないし，長続きしないことは強調しておきたい．

C 入院して1年以上経っても退院のめどが立たない例

1 ▎退院支援プログラム再検討の時期

これまでの調査でも，入院して1年を超えると，その後は退院する可能性が減ることが分かっている．いわゆる「退院困難な患者」に該当することになる．上記のb-2で述べた評価をもう一度やり直して，退院支援プログラムについて再検討すべき時期といえる．退院困難度尺度を再度つけなおして，何が改善して，何が残っている課題であるのか，カンファレンスで検討するのはよい方法であるし，病棟運営会議で，退院支援の職員側の体制についてよく検討してみることも役立つかもしれない．また地域での自立支援協議会など，退院していくべき地域と連携し，そこでの情報を得たり，関係者とのネットワークの中で，新たな受け皿の方途が見えてくる場合があると思われる．いずれにしても，もう一度さまざまな職種が，多角的な視点から退院可能性について検討するわけである．

2 ▎個別の工夫

よくみられる退院困難と判断される理由を表2に挙げる．

これまでこうした事例で，何とか退院にこぎつけた例はなかっただろうか．それは何が奏功しただろうか．そうした視点からこれまでの事例を見直してみることも勧めたいと思う．第2部では，そうした具体的な症例が出てくるので，参照していただきたい．

表2　一般的に退院困難と判断される理由

- 本人の意欲がない
- 病状が不安定
- 多飲水など薬物療法が十分には期待できない病状
- 日常生活などの生活能力に問題がある
- 通院や服薬などのアドヒアランスが不安
- 身体合併症がある
- 家族の賛同や協力が得られない
- 居住場所の確保ができない
- 経済的基盤，金銭管理
- 自傷行為をはじめとする逸脱行動
- けんかなどの対人関係における問題行動

d　さらに長期化した場合の評価

1　もう一度計画を作る

　前記に準じ，再度退院支援プランを再検討する．評価を進める際には，前項の「入院して1年以上経っても退院のめどが立たない例」と考え方は一緒である．担当スタッフが孤立しないように，病棟全体で，何が退院を阻んでいるのかよく検討して，知恵を出し合うことがまずは大切と思われる．

2　退院支援計画が行き詰まっているとき

　長期入院については，病院や病棟の方針が一番大切だと思われる．退院支援の方針や治療体制があるか．退院準備プログラムなどが病院で実施されていて，目の前で退院していく人たちがいるか．退院して地域でよい生活を送っているモデルがあるか．そうした体制作りである．

　最初の取りかかりとしては，まずは本人に意欲がある，本人の生活する力や病状からして地域の環境がそれなりに準備できる人たちを選んで支援する．その流れで成果がでてきたらより難しい人たちの支援を試みる，というのは現実的な方法である．年齢の高さや，現在の入院期間の長さは，明らかに退院困難度を高めることがわかっている．

　近隣の病院で，長期入院の人の退院支援に成功しているところがあれば見学して，ノウハウを学んでくるのも勧められる．学会や研修会参加などで新たな技術や視点を吸収することもよい．そしてまずはスタッフが意欲と希望をもつことからではないだろうか．

〔池淵恵美〕

C　退院支援プログラムの実施

1　退院支援のためのプログラムに必要な内容

　精神科長期入院患者の退院支援を目的としたプログラムは，患者の退院困難要因に対応している必要がある．

表3 先行研究で取り上げられている長期入院患者の退院を規定している要因

	性別	年齢	治療期間	配偶者の有無	教育年数	経済状況	職業	本人の退院意思	精神症状	抗精神病薬の維持量	コンプライアンス	ADL	社会的機能	家族の受入	薬物乱用	ソーシャルネットワーク	治療環境
黒田, 他 (1984)	○		○	○													
稲井, 他 (1984)						○	○										
浮田, 他 (1988)									○								
橋詰, 他 (1991)	○	○	○	○				○	○	○			○				
崎畑, 他 (1994)	○	○							○			○					
下野, 他 (2004)												○					
Fottrell, et al (1975)			○									○					
Bigelow, et al (1988)	○	○									○	○		○			
Jones (1993)	○	○	○					○	○								
Anderson, et al (1993)									○		○					○	○
Trieman & Leff (1996)	○	○							○	○	○						

精神科長期入院患者の退院困難要因については，国内外の先行研究で検討が行われている[1~11]．それぞれの研究が取り上げている要因について表3に示す．

上記の先行研究で取り上げられている退院困難要因の中で心理社会的なプログラムによる支援が可能なものとしては，本人の退院意思，精神症状，治療および服薬に対するコンプライアンス，ADL，社会的機能（活動性の低下，適切な社会的スキルの表出など），家族の受け入れ，薬物乱用の有無，ソーシャルネットワーク（配偶者以外の親族や親族以外のものとの社会的交流など）が挙げられる．こうした検討を踏まえると精神科長期入院患者の退院支援のためのプログラムには，①精神症状のコントロールや服薬に関する心理教育，②ADLを向上させるための日常生活技能に関する情報提供やトレーニング，③周囲や家族との良好なコミュニケーションを促すための社会生活技能訓練（social skills training：SST）など患者本人のもつ力を維持・向上させるための働きかけや，④家族や地域などと調整をはかることによって安心して退院できるような環境作りを行うソーシャルワークがバランスよく組み込まれていることが必要と考えられる．

こうした要素を含む退院支援のための臨床活動は，これまでも国内外でさまざまな試みがなされている．国内では，谷野呉山病院の「あすなろ会」[12]，東京武蔵野病院のMusashino Hospital Psychiatric Rehabilitation Service[13]，「ささがわプロジェクト」などのoptimal treatment project[14~16]などの活動が成果を挙げてきた．これらのプログラム群はその着想は異なるが，医療機関における医療の提供と居住サービスの調整など環境作りのための活動を独自のネットワークでつないだうえで，直接サービスとして服薬や疾病に関する心理教育や日常生活場面および対人場面において必要なスキルに関するトレーニングを組み合わせて実施している点では共通している．また海外において脱施設化の過程で行われてきた臨床活動を概観すると，国内で行われてきたのとほぼ同様の活動をよりシステマ

ティックに実施してきたのはR. P. Libermanらのグループと考えられる．彼らはintensive care management（ICM：集中的ケアマネジメント）やassertive community treatment（ACT：包括型地域生活支援プログラム）を補完する形で1970年代から活動を始めており，これらの活動から得られた知見をもとに1980年～1990年にかけてUCLA Social and Independent Living Skills Program（以下，SILSプログラム）[17]を開発している．SILSプログラムやその前身のプログラム群は国内のプログラム群と同様に心理教育とSSTを中心とするスキルトレーニングで構成されていた．また，厳密にコントロールされた研究計画による検討の結果，コンプライアンスや社会的機能の改善が期待できることが指摘されている[18,19]．

Kopelowicz, Wallace & Zarate[19]は上記のSILSプログラムのうち，退院支援を目的として薬物自己管理モジュール，症状自己管理モジュール，余暇活動のためのモジュールの各モジュールのエッセンスを再構成して作成された地域生活への再参加プログラムの効果検討を行っている．地域生活への再参加プログラムの参加者は対照群と比べて，プログラムに関連する知識やスキルが有意に改善するともに，退院後の予後に強く関連するとされる退院後の初回診察に予約通りに来る割合が有意に高かったことを報告している．『地域生活への再参加プログラム』の日本語版[20]はすでに作成されており，その効果が報告されている[21]．

以上の検討から，わが国の長期入院患者に対する退院支援のためのプログラムに必要な内容として，少なくとも疾病や服薬に対する心理教育とSSTは必須の要素であるといえよう．

2 退院支援のためのプログラムはどのような教材を用いるべきか

統合失調症をもつ人への心理教育に関する教材は国内でもさまざまなものがある．たとえば，わが国で最初に心理教育に関するガイドラインを体系的にまとめた厚生労働省精神・神経疾患研究委託費13指-2「統合失調症の治療およびリハビリテーションのガイドライン作成とその実証的研究」研究班では国立精神・神経センター国府台病院（現：独立行政法人国立国際医療研究センター）精神科および看護部と協力し『あせらず・のんびり・ゆっくりと　自分の夢・希望への一歩』と題した心理教育テキストを作成している[22]．同テキストは病気の経過と回復までのプロセスや薬との付き合い方，再発予防など統合失調症をもつ人が安定した地域生活を送るうえで，最低限知っておくと望ましいテーマを取り上げ，イラストや読みやすい文字を使いわかりやすく解説している．また，SSTについては先述した『地域生活への再参加プログラム』およびその日本語版[20]でその技法が用いられており，これらのプログラムではビデオ映像，リーダー用マニュアル，参加者用のワークブックという3つのツールを用いている．筆者らのこれまでの経験でも，退院支援のプログラムを実施する場合，少なくとも参加者の手元に学習した内容を残しておけるような参加者用のテキストがあることが望ましいと思われる．またSSTの実施にあたっては，参加者用テキストだけではなく，リーダーが効果的なSSTが実施するための手助けとなるような

マニュアルや練習場面をイメージしやすいような映像があるとよりよいと思われる．

3 プログラムの評価方法

a 既存の評価尺度

これまでに統合失調症をはじめとする精神障害者が地域に退院するために必要な情報を整理し，適切な支援につなげることを目的とした尺度がいくつか作成されている．

1 退院準備性尺度（discharge readiness inventory：DRI）[23]

退院準備性尺度は1972年にHogarty & Ulrichによって作成されたdischarge readiness inventory（DRI）[24]の日本語版である．わが国の患者を対象とした検討によって，評価のカットオフポイントの設定がされている点などにおいて意義深い．

2 REHAB日本語版

REHAB日本語版は行動観察にもとづく他者評価によって退院の可能性，困難さを評価し，さらにその後のリハビリテーションの指針を得るための評価法としてわが国においてもっとも広く普及していると考えられる．海外のデータでは信頼性・妥当性が確認されており，全般的行動合計得点40点をカットオフポイントとして地域に暮らす患者と入院患者を識別可能とされている[25]．また，土川は日本の精神科在院患者185名を対象にREHAB日本語版を実施し，急性期や，住居・家族問題を除いて，日本でも全般的行動合計得点40点以下で退院可能者を抽出可能との報告を行っている[26]．

3 入院患者評価スケール

わが国において開発された入院患者評価スケールは入院患者の退院促進のために患者の状態を包括的に評価する多軸的評価尺度であり，国内のデータ（男性113名，女性113名，合計226名）について前向き調査を行ったうえで信頼性・妥当性が確認され，カットオフポイントも設定されている[27]．評価項目も精神症状の重症度1項目6件法，生活自立度を1項目4件法，社会資源の評価を1項目4件法，退院に対する「レディネス」を5項目4件法で評価するのみとなっており実施が非常に簡便である．この形式は多数の対象者の大まかな傾向を知るためには有用である．

これらの評価尺度はいずれも患者の病状や治療に対する意識（病識）といった医療面での評価だけではなく，ADLや家族との関係など包括的な評価が可能である点が特徴となっている．退院支援のためのプログラムに関してその効果を検討したい場合には，入手しやすさや実施の簡便さなどを考慮して，上記のいずれかの評価尺度を利用することも考えられるが，あとで述べるような限界があり，筆者らは新たな尺度の作成を試みた．

b 評価者について

上記に挙げた尺度が作成される際に想定された主たる評価者は，DRIがソーシャルワーカー，REHAB日本語版が病棟看護師，入院患者評価スケールは医師と心理士，というよ

うに一貫していない[24),25),27)]．こうした評価者のばらつきは，DRI が退院後の環境調整を主とした退院支援を前提にしていたことや，入院患者評価スケールが 1 つの病院の大部分の入院患者の評価を目的として研究ベースで作成されたことなどが原因と考えられる．

現在わが国で退院支援のためのプログラムを実施する場合，主たる実施場所は医療機関で，リハビリテーションの一環として行われることが予想される．このため，プログラムの評価も日常の臨床活動として行なえることが望ましい．

これまでいくつかの研究で日常的な入院患者の評価においては病棟看護師の役割が重要であることが指摘されている．Honigfeld & Klett は精神科における治療の効果検討を行うことを目的に開発された看護師用の病棟行動評価尺度である NOSIE-30（Honigfeld, Gillis RD, & Klett)[28)]のもととなった 80 項目版の NOSIE を作成するにあたって，慢性期の患者は症状が落ち着いており，無気力，無関心であることから，看護師による病棟での患者の観察が治療による変化を測定するために有用であると述べている[29)]．また Blunden, Hodgkiss, Klemperer らは，優れた臨床的判断は病歴と患者の行動から得られるもので医師が患者の行動を把握するために看護師の報告は有用であると述べている[30)]．さらに納谷らは「レジャー，仕事，食事，身辺処理といった日常生活を介して治療的働きかけが行われるため，長期在院者の社会復帰活動を進めるうえで，看護者の観察による患者の行動評価は重要な資料の 1 つである」と述べている[31)]．加えて，Jensen & Morris は看護師が行う評価の信頼性について検討を行っており，7 人の看護師が行った評価は精神科医と心理士が 2 人で行った評価と同等の信頼性があったと述べている[32)]．

医療機関内で退院支援プログラムの効果測定を行う場合，医師，ソーシャルワーカー，作業療法士，臨床心理士などさまざまな職種が評価者となり得るが，医療面だけではなくその人の生活する様子を包括的に評価する視点をもっており，どの医療機関でも一定のマンパワーが確保されている，という点で看護師が評価を行うことは合理的であり，なおかつ普及しやすい方法と考えられる．ただ，看護師が病棟で知りうる範囲の情報はあくまでその人の「医療機関内にいる患者さんとして」の振る舞いに基づいている．このため，家族との関係や入院前の地域での様子など病棟看護師からは見えづらい側面については，家族や他職種からの情報をできるだけ収集して評価を行うことが重要であることを強調しておきたい．

C 「退院困難度尺度」について

先に退院促進や退院支援のためのプログラムを実施する際に使用可能な尺度を紹介したが，これらの尺度にはいくつかの課題もあると考えられる．例えば，退院準備性尺度の原版である DRI は 1960 年代後半の米国の精神科医療を反映しているため，項目内容にわが国の現在の精神科医療の実情にやや合わない部分があり，項目数も 68～72 項目と多く，評価に時間を要する．また REHAB 日本語版は，項目の大部分の評価に Visual Analog Scale (VAS) を利用していることから，評価者は一定の習熟度を要求され，専用のマニュアルやスケールを有料で入手しなければ採点ができないなど実施に際してやや簡便性に欠ける部分がある．加えて，日本語版のカットオフポイントに言及している土川の報告は，実際に

患者が退院したかどうかという事象とREHAB日本語版の関連については検討を行っていないため，退院を予測するかどうかについてはさらに検討の余地があると考えられる．入院患者評価スケールについては，評価項目の選択が専門家の経験則に基づいているため，妥当性の裏付けについてさらに検討が必要と考えられること，評価項目が簡便すぎるために，個々の患者に対する支援の手がかりが得られづらいという点が課題と考えられる．

これらの検討から研究班では，退院支援の主な対象者である統合失調症をもつ長期入院患者について，退院を困難にしている要因を明らかにするために，①実施が比較的簡便で，②国内データを用いた統計的検討によって信頼性および妥当性が確認され，③評価した結果，対象者のその後の支援やリハビリテーションにおいて具体的な指針が得ることができ，④病棟での患者の状態をよく知る看護師による評価，という4点を満たす評価法の開発を目指し，「退院困難度尺度」を新たに開発した[33]．

「退院困難度尺度」は9つの国立病院および公立病院合計18病棟に任意もしくは医療保護による入院中で，文書によって研究参加の同意が得られた統合失調症をもつ人269名(男性159名，女性110名，平均年齢52.09±13.05歳)を対象にした調査をもとに作成された．病棟看護師に対して「あなたの受け持ち患者さんがなぜ退院できないで在院しているのか」という理由に関する自由記述を元に項目を作成し，主因子法バリマックス回転による因子分析を行った結果，8因子27項目が抽出された．因子名は第一因子から順に「病識と治療コンプライアンス」「退院への不安」「問題行動」「ADL」「自閉的行動」「身体合併症」「自殺企図の可能性」「家族からのサポート」と命名された〔それぞれの因子に含まれる項目は「退院困難要因の評価」(⇒69ページ)を参照〕．

本尺度の合計得点は退院の困難さの測定に従来用いられてきたREHAB日本語版の全般的行動合計得点と中程度の相関があり($R=0.45, p<0.01$)，測定から12カ月後の転帰(入院中であったか，地域に退院していたか)を独立変数，退院困難度尺度の合計得点および下位因子を従属変数とするt検定を行ったところ，「退院への不安」「自殺企図の可能性」「家族からのサポート」の3因子を除く5つの因子の因子別合計得点と，尺度合計得点において，2群の平均値の間に有意差がみられた(「病識と治療コンプライアンス」$t=2.874, p<0.05$；「問題行動」$t=4.979, p<0.001$；「ADL」$t=3.646, p<0.001$；「自閉的行動」$t=2.160, p<0.05$；「身体合併症」$t=2.120, p<0.05$；合計得点 $t=4.169, p<0.001$)．

また，病棟看護師9名が17人の対象者について3週間の間隔を空けて2回，退院困難度尺度の評価を行い，再検査信頼性を検討した結果，intraclass correlation coefficient(ICC：級内相関係数)は，第一因子からそれぞれ0.84, 0.75, 0.91, 0.86, 0.60, 0.95, 0.89, 0.68であった．

以上の検討から退院困難度尺度は一定の信頼性・妥当性を有していると考えられた．27項目3件法の質問紙形式で実施が簡便であり，各下位因子の得点を用いてプロフィールを描くことで評価対象となった人への支援のポイントを明らかにすることができることから，退院支援のためのプログラムに関する評価方法として退院困難度尺度を用いることは有用であると考えられる．

先行研究の検討から，わが国の長期入院患者に対する退院支援のためのプログラムに必

要な内容としては，少なくとも疾病や服薬に対する心理教育と SST は必須であると考えられた．また退院支援のプログラムの実施に際しては，少なくとも参加者用のテキストがあることが望ましく，プログラムを実施するためのスタッフ用マニュアルや練習場面をイメージしやすいような映像が整備されているとなおよいと思われた．さらに退院困難度や，退院支援プログラムの効果測定の評価方法については，退院準備性尺度，REHAB 日本語版，入院患者評価スケールといった既存の尺度に加え，これらの尺度の課題点を改善した新たな評価法である退院困難度尺度の利用が有用であると考えられた．

【文献】

1) 黒田研二, 稲福重夫, 辻　美子, 他：精神科入院患者の在院期間と関連する諸因子. 日公衛誌 31：241-249, 1984
2) 稲井徳栄, 中村研一, 宮下　理, 他：長期在院分裂病患者の退院困難性の分析. 社精医 7：333-337, 1984
3) 浮田徹嗣, 熊倉伸宏, 熊谷彰人, 他：長期在院者の退院条件に関する研究　一市立精神病院の在院者の分析から. 社精医 11：87-92, 1988
4) 橋詰　宏, 井上新平, 岡野寿恵, 他：一精神病院における長期入院化しやすい分裂病患者の特徴について. 社精医 14：54-62, 1991
5) 崎畑広昭, 絹川直子, 玉井　光, 他：中・長期入院精神分裂病患者の入院予後. 九州神精医 40：98-107, 1994
6) 下野正健, 藤川尚宏, 吉益光一, 他：精神科病院長期在院者の退院に関連する要因の検討. 精神医 46：403-414, 2004
7) Fottrell E, Peermohamed R, Kothari R：Identification and definition of long-stay mental hospital population. British Medical Journal 4：675-677, 1975
8) Bigelow A, Cutler D, Moore J, et al：Characteristics of state hospital patients who are hard to place. Hospital and Community Psychiatry 39：181-185, 1988
9) Jones D：The TAPS project 11：The selection of patients for reprovision. Br J Psychiatry 162(Suppl 19)：36-39, 1993
10) Anderson J, Dayson D, Wills W, et al：The TAPS Project. 13：Clinical and social outcomes of long-stay psychiatric patients after one year in the community. Br J Psychiatry 162 (Suppl 19)：45-56, 1993
11) Trieman N, Leff J：Difficult to place patients in a psychiatric hospital closure programme：the TAPs project 24. Psychol Med 26：765-774, 1996
12) 岡田真弥子, 門田　晋, 谷野亮爾：社会復帰　当院の地域サポートシステム. 日精病協誌 8：42-48, 1989
13) 野田文隆, 蜂矢英彦：包括医療システムの中のリハビリテーション　精神障害者リハビリテーション「東京武蔵野病院精神科リハビリテーション・サービス」について. 総合リハ 19：29-32, 1991
14) 水野雅文, 村上雅昭, 三浦勇太, 他：地域における包括的サポートプログラム Optimal Treatment Project(OTP) による精神分裂病のリハビリテーションについて. 臨精医 28：1033-1041, 1999
15) 三浦勇太, 根本隆洋, 大久保淳子, 他：地域による包括的家族サポートの実践　精神科病院退院例における OTP (Optimal Treatment Program) の経験. 病・地域精医 42：259-260, 1999
16) 高橋佳代, 稲井友理子, 村上雅昭, 他：Optimal Treatment Project(OTP) を用いた包括的地域精神科ケア　みなとネット 21 の地域生活支援の実際. 病・地域精医 47：229-231, 2004
17) Liberman RP, Wallace CJ, Blackwell G, et al：Innovation in Skills Training for the Seriously Mentally Ill：The UCLA Social and Independent Living Skills Modules. Innovation & Research 2(2)：43-59, 1993
18) Eckman TA, Liberman RP, Phipps CC, et al：Teaching medication management skills to schizophrenic patients. J Clin Psychopharmacol 10：33-38, 1990
19) Kopelowicz A, Wallace CJ, Zarate R：Teaching psychiatric inpatients to re-enter the community：a brief method of improving the continuity of care. Psychiatr Serv 49：1313-1316, 1998
20) Liberman RP：*Social and Independent Living Skills；The Community Re-Entry Program.* Camarillo：Psychiatric Rehabilitation Consultants, 1995〔井上新平(監訳)：地域生活への再参加プログラム；自立生活技能(SILS)プログラム日本語版 5. 安西信雄, 池淵恵美(総監修), 丸善, 1998〕
21) 熊谷直樹, 安西信雄, 池淵恵美：統合失調症圏在院患者に対する「地域生活への再参加プログラム」の無

作為割付効果研究 疾患自己管理の知識の獲得を中心に.精神誌 105:1514-1531, 2003
22) 土屋 徹,坂本明子,内野俊郎(著),伊藤順一郎(監):あせらず・のんびり・ゆっくりと 自分の夢・希望への一歩.地域精神保健福祉機構,2001
23) 井上 顕,西田淳志,西村幸香,他:Discharge Readiness Inventory(DRI)日本語版の作成における信頼性および妥当性の検討.精神医 48:399-404, 2006
24) Hogarty GE, Ulrich R:The Discharge Readiness Inventory. Arch Gen Psychiatry 26:419-426, 1972
25) Baker R, Hall JN:*Users manual for rehabilitation evaluation Hall and Baker*. Aberdeen:Vine Publishing, 1986〔田原明夫,藤 信子,山下俊幸(訳):Rehab-精神科リハビリテーション行動評価尺度.三輪書店,1994〕
26) 土川洋子:精神科病棟における行動評価尺度 Rehab の退院促進群抽出の意義.病・地域精医 43:95-101, 2000
27) 西浦信博,三浦康司:精神科病院における長期入院患者の退院促進プログラム開発に関する研究;入院患者評価スケール開発の試み.日本精神科病院協会雑誌 22:81-88, 2003
28) Honigfeld G, Klett CJ:The Nurses' Observation Scale For Inpatient Evaluation. J Clin Psychol 21:65-71, 1965
29) Honigfeld G, Gillis RD, Klett CJ:NOSIE-30:A Treatment-Sensitivity Ward Behavior Scale. Psychological Report 19:180-182, 1966
30) Blunden J, Hodgkiss A, Klemperer F, et al:The Ward Daily Behavior Scale. Br J Psychiatry 165:87-93, 1994
31) 納谷敦夫,横山淳二,岡田英明,他:慢性分裂病患者の病棟における行動評価;Wing の病棟評価尺度の応用.臨床精神医学 11:1004-1011, 1982
32) Jensen MB, Morris WE:Reliability-Unreliability of Ancillary Psychiatric Evaluation. J Clin Psychol 16:248-252, 1960
33) 安西信雄,池淵恵美,佐藤さやか,他:精神障害をもつ人のための退院困難度尺度作成の試み.日社精医会誌 16(3):229-240, 2008

(佐藤さやか,池淵恵美)

D 薬物療法の工夫

1 薬物療法の実態把握と処方の検討

a 長期在院者の処方

　長期在院者は,入院期間が長い(本章では入院期間1年以上)という共通点を有するだけで,薬物療法の観点から,一括することは難しい.重篤で治療抵抗性のグループもいれば,病状的に大変安定している者も含まれる.薬物療法が必須の者(統合失調症などの精神疾患患者)と薬物療法が必須ではない者(アルコールに関連した問題を有する依存症患者や行動障害をともなう精神発達遅滞の患者など)とに分けることもできる.しかし,長期在院者の多くは,前者(薬物療法が必須の者)であり,そのケースの治療戦略のなかで,薬物療法のウエイトは非常に大きいと考えられる.後者(薬物療法が必須ではない者)では,薬物療法は従属的となり,生活支援や問題解決のための教育・指導が重要となる.
　どの精神科病院にも,長期化を余儀なくされてきた歴史的患者が少なからずおり,医師や看護師の異動スパンのほうがよっぽど早い.新たに担当スタッフとなり,意気揚々とその患者に関わろうとしても,すでにさまざまな治療が試みられたケースであり,新任の(看護師からまだ信頼を受けていない)医師が治療方針を変更しようとすると,病状悪化を警

表4 長期在院者が退院できない最大の理由と頻度，薬物療法・mECTなどの身体的治療による改善可能性

退院できない最大の理由	北病院(2010年10月)の長期在院者59名による頻度 (名，%)		精神科薬物療法による改善可能性	mECTなどの身体的治療による改善可能性
活発な精神病症状による行動	23	39.0	○	○
暴力(もっぱら行動特性による)	4	6.8	△	○
暴力以外の問題行動(金品のたかり，性的逸脱，常同行為など)	6	10.2	×	×
陰性症状・人格荒廃	4	6.8	△	×
施設症・ADL機能低下	3	5.1	×	×
過鎮静・重度の錐体外路症状	0	0.0	○	×
本人の強い退院拒否	2	3.4	×	×
病識欠如などによる治療中断リスク	3	5.1	×	×
医療による管理が必要な身体合併症	2	3.4	×	×
アルコール・薬物のアディクションによる問題行動リスク	1	1.7	×	×
入院前の重大な反社会的行為(地域の反対など)	0	0.0	×	×
家族の強硬な反対	6	10.2	×	×
住居確保困難	4	6.8	×	×
経済的問題(借金，入院費未納など)	1	1.7	×	×

○：改善の可能性が多少なりともある，△：改善の可能性が全くないとはいえない，×：改善の可能性はない

戒した病棟スタッフは賛同しない．日々の対応に振り回されているうちに疲れてしまい，治療意欲が削がれてしまう，ということも起こる．

　長期在院者の現在の処方は，過去の治療状況を反映したものである．したがって担当医は，新たな治療戦略を立てる場合，過去の病歴をあたり，どうしてそのような処方となったのか(薬物療法でなにが目指され，結果，治療反応性はどの程度あったのかなど)，処方経緯を理解することが大切である．問題行動が目立ったケースや重度の統合失調症患者では，抗精神病薬が多剤大量投与され，処方が複雑化したケースも多くなる．このようなケースは，いたずらに多剤大量の処方が講じられたのではなく，治療抵抗例も含まれているであろう．

　一方，長期在院者の中には，長らく症状が安定し，何年間も処方変更は行われず，老人施設などへの入所をただ待っているようなケースもある．

b　長期在院者の退院支援を目指した薬物療法とは

　長期在院者の退院をはばむ理由はさまざまである．長期在院者の退院支援に取り組んできた山梨県立北病院の経験では，長期在院者が退院できない最大の理由は(退院できない理由を複数有しているケースが多いが，便宜上，1つにしたところ)，2010年10月時点の長期在院者59名では表4のようにまとまり，活発な陽性症状(やそれに基づく行動)があることで退院できないとされた例が39.0%と最も多かった．表中，薬物療法により改善が期待できるのは，「活発な精神病症状による行動」「問題行動(もっぱら行動特性による)」「陰性症状・人格荒廃」「過鎮静・重度の錐体外路症状」の4つ(52.5%)であった．しかし，薬だけでは，(いかに薬物療法を工夫したとしても)長期在院者の退院プロセスは進展しないこ

表5　統合失調症の複雑な処方

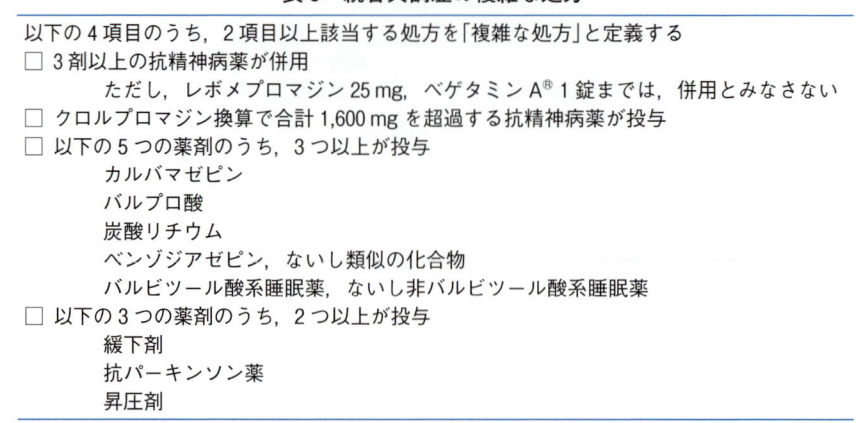

以下の4項目のうち，2項目以上該当する処方を「複雑な処方」と定義する
- ☐ 3剤以上の抗精神病薬が併用
    - ただし，レボメプロマジン25 mg，ベゲタミンA® 1錠までは，併用とみなさない
- ☐ クロルプロマジン換算で合計1,600 mgを超過する抗精神病薬が投与
- ☐ 以下の5つの薬剤のうち，3つ以上が投与
    - カルバマゼピン
    - バルプロ酸
    - 炭酸リチウム
    - ベンゾジアゼピン，ないし類似の化合物
    - バルビツール酸系睡眠薬，ないし非バルビツール酸系睡眠薬
- ☐ 以下の3つの薬剤のうち，2つ以上が投与
    - 緩下剤
    - 抗パーキンソン薬
    - 昇圧剤

とも明らかである．薬物療法が奏功し，症状の安定化がはかられたケースでも，退院プロセスは，それからようやく進展し始めるのであって，退院に周囲の理解や協力が得られ，本人の能力や状況にあった適切な退院先が確保され，退院に漕ぎ着けるまでには，相当の準備期間が必要となる．薬物療法だけで長期在院者の地域移行は行えないのである．

　長期在院者への薬物療法とは，退院プロセスを本格的に稼働するための前提のようなものである．長期在院者の背景は実に多様であり，年齢，家族，本人の性質，病状などにより，退院先も工夫次第で，いろいろと選択できるようになってきた．したがって，薬物療法によるゴールも，寛解を一様に目指すのではなく，退院先の許容状況によって，かなり流動的である．かつて県立北病院に勤務した稲垣医師による重度長期在院者へのコメント「悪いながらも安定している」というあたりが，長期在院者への薬物療法の目指すべき最低水準であるともいえるだろうか．そして長期在院者の地域移行に有効な「退院準備プログラム」などへ導入できるような心理的コンディションの者を一人でも多く増やしていくことが，長期在院者への薬物療法の重要な目標である．長期在院者の退院支援を開始すると，当たり前のことかもしれないが，退院しやすい患者から退院していく．退院支援をさらに進めるためには，それまでは無理とされていたような患者グループにも，もう一度退院可能性を求めてゆくような作業が必要となり，そのような作業が地道に行われていないと，退院支援はたちまち行き詰まってしまうかもしれない．

C　長期在院者にみられる複雑な処方への見解：退院支援の立場から

　新規抗精神病薬の登場により，単剤による薬物療法を心がける医師や医療機関は増加している．しかし，長期在院者への薬物療法では，依然として多剤大量の抗精神病薬が投与されており，（その影に隠れてしまい，問題視される頻度は少ないように思われるが）気分安定薬などの他の向精神薬が複数併用されていたり，下剤や抗パーキンソン薬などの副作用薬が長期併用されているケースも少なくない．

　表5のように「複雑な処方」を定義して，2008年4月に北病院に5年以上入院中の長期在院者52名中，統合失調症45名に対して行われた処方調査では，調査時点で退院のめどが

立っていない33名(73.3%)のうち，複雑な処方とされたケースは13名(39.4%)にのぼった．

抗精神病薬が2剤以上併用されている例では，処方変更[注1]の際，さまざまな仮定のもとに判断を下さなければならない．「複雑な処方」が継続されているようなケースでは，病状改善のためだとしても，スタッフや家族・本人に対して，(例えば，ネットや書物から最新の情報が容易に得られる)今の時代，担当医の肩身は狭いかもしれない．入院長期化により新たな過鎮静や錐体外路系副作用，転倒，イレウスなどの身体合併症リスクは増大するため，治療内容を再検討する機会を積極的にもうけることも必要である．

一方，複雑な処方内容であっても，安定が得られ，退院プロセスが順調に進行しているようなケースでは，処方変更を行わないほうが賢明という場合もある．病状が安定しているケースでは，退院後の生活を見据え，退院プロセスに不都合が生じないかという視点から処方内容を検討し(例えば，老人施設へ入所予定のケースでは，薬価の高い薬剤の使用が制限される場合もある)，処方変更によってどのような利益が得られるのか慎重に判断することが大切となる．処方変更によって長期間安定していたケースが悪化してしまい，回復までに長い期間を要する場合もあるからである．

d 新しい治療法の登場と長期在院者への使用

「新薬」という言葉に医師はあまり期待しないものである．しかし，新しい治療薬や治療手段の登場を冷淡にとらえず(既存の治療により十分な改善が得られていない)長期在院者の治療方針を再考する好機としていくことが大切である．

オランザピンなどの新規抗精神病薬，修正型電気けいれん療法(mECT)，リスペリドン特効注射剤(RLAI)，クロザピンなど，この10年でも，新しい薬剤や治療法が比較的容易に用いられるようになってきた．治療抵抗性のケースへの有効性が示された保険適用外の治療薬もある(これらが，どの医療機関でも使用できるわけではないが…)．ところが，相当期間経過しても，長期在院者の治療内容は案外変化していないともいわれている．病院が治療の場であり，そこによくならない患者がおり，新しい治療薬・手段が登場したのに，どうしてそれらが果敢に試みられないのであろう．「新薬」という言葉に純粋に期待をかける家族や本人のような気持ちで，医師は，患者の治療可能性を考えていただろうか．新しい治療を試みると，よい反応を示す患者はおり，それが長期在院者の退院への突破口となる場合もある．

新しい治療法は，(どんな治療法でもそうであるが)安全が保証されておらず，それまでに作られてきた長期在院者の治療と病状による均衡を脅かす危険な試みとなるかもしれない．どうして，いま，ここで，その治療法を，このケースに，リスクを侵してまで行う必要があるのか．治療開始に先立ち，このような問いに担当医だけでなくスタッフ全員が納

注1：大量投与されている抗精神病薬の投与量を減じることを減量といい，多剤併用されている抗精神病薬の剤数を減じることを処方の単純化というが，本章では，投与量削減のことを「減量」，剤数削減のことを「減剤」と呼び，減量・減剤により一定の基準内にまで処方を単純化することを「処方の単純化」ということにする．

得し，治療へのモチベーションを共有することが大切である．この患者は，退院できるのではないか．そのような熱い思いがスタッフに抱かれることで，長期在院者の治療へのモチベーションは高まり，新しい治療を試みてみようという意欲もかき立てられる．

長期在院者への積極的な退院支援とは，長期在院者に対するスタッフの構えを一変させ，精神科病院を長期在院者の「安住の場」から「治療の場」へと再生させうる精神科治療パラダイムの1つともいえよう．

2 薬物療法の改善

a 長期在院者の処方の点検

薬物療法を再検討する際は，過去の薬物治療歴が大変参考になる．長い病歴を読み解くことは大変な作業となるが，単なる病歴の読了に終わらせず，薬物療法に関しての必要最低限の情報（どのような薬剤が投与され，どの程度の改善が得られたかなど）をその後も活用できるようにわかりやすく取り出し，まとめておくことが有用である．

本ガイドラインでは，過去の病歴などにより薬物治療歴を詳しく調査することを「処方の点検」と呼び，治療方針の変更などの薬物療法の重要な局面では，処方の点検を行うことを推奨している．処方を点検しながら，薬物療法に関する普遍的な資料を作成することが可能である（処方の点検や資料の作成方法は，第2部Ⅳ章（⇒97ページ）を参照）．作成された資料は，普遍性があり，治療方針を検討したり，薬物療法についての情報をほかのスタッフと共有したり，後任の医師へケースを引き継ぐ際にも役立つものとなる．

長期在院者は，現在の担当医自らが作り出したケースより，前医から引き継がれたケースのほうが多く，引き継がれた情報（いわゆる「申し送り」）は，限定的で間違っていることもある．信頼のおける資料は，普遍性のあるものとして，自らが作成したほうがよいであろう．自分が長く関わってきた長期在院者でも，過去の治療歴を正確に記憶することは難しく，あいまいな記憶に頼った判断は行うべきでない．転入院ケースでは，紹介状などによってしか情報が得られず，薬物治療歴が不明の場合もある．どうしても知りたい情報があれば，紹介元に改めて問い合わせることも可能かもしれない．近年，作成後10年を経過した病歴をあっさり処分してしまう病院が増えているようだが，精神疾患は罹病期間が長く，過去の情報が大変有用という場合が少なくない．したがって，病歴は可能な限り保存するべきである．

b 長期在院者の薬物療法の改善のポイント

長期在院者の薬物療法では，改善を目指した薬物療法が改善とはほど遠い結果に終わることもある．微妙な平衡状態により（？）病状が安定している長期在院ケースでは，そのようなことが経験的にスタッフに周知されており，処方変更などの介入をなるべく避けたいという雰囲気が生まれることもあるかもしれない．したがって，薬物療法の改善（つまり，治療内容の点検によって明らかになった問題点解決への具体的対処）は，本当に必要な例

にこそ行うべきものであり，長期在院者に関しては，治療方針変更のリスクを上回る利益が期待される場面で積極的に試みられるべきである．その際，なぜそのような変更がいま必要か，担当医だけでなく，本人，スタッフ，そして家族（本人の回復に関心をもっている家族なら）にも，その趣旨が共有されるべきである．

改善というのは，かなりおこがましい．しかしそのような気概をもって治療に臨むことは大切であろう．

本ガイドラインでは，薬物療法の改善テクニックのうち，比較的一般的で，かつ，慎重を要する「スイッチング方法」と「複雑化した処方への対応」について詳しく解説しておく．

3 スイッチング方法[1〜4]

a スイッチングが必要な状況とは

スイッチングは，治療薬を変更することであり，「切り替え」ともいう．抗精神病薬の多剤併用ケースでは，主剤（投与薬剤中，クロルプロマジン換算投与量が最大の薬剤）の変更をスイッチングという場合もある．スイッチングは，病状改善や副作用軽減のためにとられる一般的方法であるが，治療薬自体を変更しない治療戦略（用量変更や副作用止めの追加投与など）より，病状悪化のリスクが大きく，独特の有害事象を生じうる．しかし，薬剤の特性を考慮したスイッチングがきわめて有効なケースもあり，スイッチングを必要なケースに行うことが大切である．

長期在院者の処方は「複雑な処方」を呈していることも少なくなく，スイッチングを完遂するためには，処方の単純化をはかりながら，計画的にスイッチングすることが大切である．スイッチングをスムーズに進行させるためには，担当医による綿密かつ臨機応変のスイッチング計画が最も大切となる．また，スイッチングの目的や方法・その過程で起こりうる有害事象について本人やスタッフに説明し，スイッチングを関係者の協同作業として行うようにしたほうがよい．近年は，本人や家族から処方変更をリクエストされることもある．そのような場合，どんな変化を期待してのリクエストなのか，スイッチングがその目的にどの程度かなうものかなどをよく話し合い，スイッチングを行う場合には，スイッチングに最適な時期を選んで開始することが大切である．

b スイッチング方法

スイッチングには，「急速置換法」「漸減漸増法」「上乗せ漸減法」と呼ばれる3つの代表的な方法があり，その方法を応用して，スイッチングを行うことが通例である[1]．しかし，代表的な方法に合致しないスイッチングケースは少なくなく，スイッチング手順はもっと普遍的に（可能なら，薬剤毎に）規定することも今後必要と考えられる．

比較的単純と思われるような前薬から後薬（つまり1剤から1剤）へのスイッチングでも，(i)前薬をどのように中止するか（定量中止・漸減中止），(ii)後薬をどのように開始するか（定量開始・漸増開始），(iii)処方変更のプロセス（前薬と後薬の変更のタイミング）の3点

により整理すると，理論的に4種20通りのスイッチング方法があることになる[4]（図2～5）.

置換法（図2）は，前薬を定量中止[注2]，後薬を定量開始する方法であり，3つのスイッチング法，つまり，「①置換1（delay）：後薬開始，その後しばらく観察してから前薬を中止」，「②置換2（no interval）：前薬中止と同時に後薬を開始」，「③置換3（interval）：前薬中止，その後しばらく観察してから後薬を開始」がある．高力価・低用量の薬剤同士のスイッチングでは，これらの方法が一般的であろう．

漸増法（図3）は，前薬を定量中止，後薬を漸増開始する方法であり，5つのスイッチング法，つまり，「④漸増1（delay）：後薬漸増終了後しばらく観察してから前薬を中止」，「⑤漸増2（no delay）：後薬漸増終了と同時に前薬を中止」，「⑥漸増3（crossing）：後薬漸増中に前薬を中止」，「⑦漸増4（no interval）：前薬中止と同時に後薬を漸増開始」，「⑧漸増5（interval）：前薬中止後しばらく観察してから後薬を漸増開始」がある．過鎮静となりやすい後薬，錐体外路系副作用を生じやすいケースでは，後薬を漸増開始したほうがよいであろう．

漸減法（図4）は，前薬を漸減中止，後薬を定量開始する方法であり，5つのスイッチング法，つまり，「⑨漸減1（delay）：後薬開始後しばらく観察してから前薬を漸減中止」，「⑩漸減2（no delay）：後薬開始と同時に前薬を漸減中止」，「⑪漸減3（crossing）：前薬漸減中に後薬を開始」，「⑫漸減4（no interval）：前薬漸減終了と同時に後薬を開始」，「⑬漸減5（interval）：前薬漸減終了後しばらく観察してから後薬を開始」がある．抗コリン離脱などが考えられる前薬や，前薬が長期大量に投与されてきたケースでは，前薬を漸減中止したほうがよいであろう．

漸減漸増法（図5）は，前薬を漸減中止，後薬を漸増開始する方法であり，7つのスイッチング法，つまり，「⑭漸減漸増1（delay）：後薬漸増終了後しばらく観察してから前薬を漸減中止」，「⑮漸減漸増2（no delay）：後薬漸増終了と同時に前薬を漸減中止」，「⑯漸減漸増3（early crossing）：後薬漸増中に前薬を漸減中止」，「⑰漸減漸増4（middle crossing）：後薬漸増開始と同時に前薬を漸減中止」，「⑱漸減漸増5（late crossing）：前薬漸減中に後薬を漸増開始」，「⑲漸減漸増6（no interval）：前薬漸減終了と同時に後薬を漸増開始」，「⑳漸減漸増7（interval）：前薬漸減終了後しばらく観察してから後薬を漸増開始」がある．

これらのスイッチング法は，互いに似ており，区別する必然性がないように思われるかもしれない．しかし，その背景にあるスイッチング戦略はかなり異なっている．似たよう

注2：スイッチング法について本項で用いられた用語のうち，「定量中止」とは，前薬を減量しないで一気に中止することであり，「漸減中止」とは，前薬を減量して中止することである．一方，「定量開始」とは，治療効果が期待できる用量を初回投与時から投与開始することであり，「漸増開始」とは，有効な用量に向けて少量から投与開始することである．

漸減中止は，ある薬剤が長期大量に用いられている場合，あるいは，離脱症状が発現しやすい前薬（例えば，コントミン，レボメプロマジンなどの，抗コリン作用の強い低力価の従来型抗精神病薬）に適用すべきである．漸増開始の最も典型的な例はクロザピンへのスイッチングであり，投与初期に過鎮静や起立性低血圧を生じうるクエチアピンも，少量からの投与開始が一般的と考えられる．しかし，定量開始と漸増開始を事前に決めがたい例もある（例えば，リスペリドン少量で効果があり，増量を要しなかったケース）．

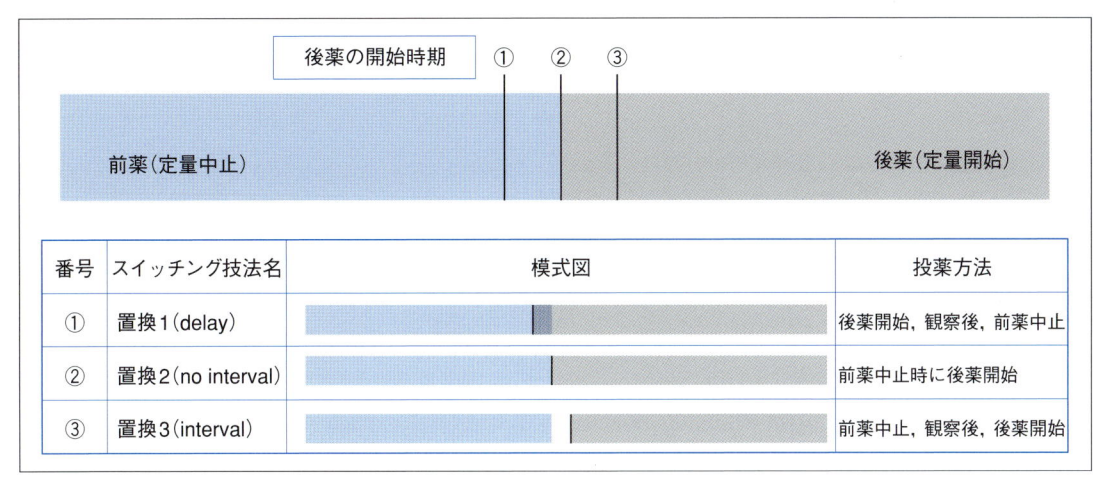

番号	スイッチング技法名	模式図	投薬方法
①	置換1（delay）		後薬開始，観察後，前薬中止
②	置換2（no interval）		前薬中止時に後薬開始
③	置換3（interval）		前薬中止，観察後，後薬開始

図2　置換法（substitution）のバリエーション

番号	スイッチング技法名	模式図	投薬方法
④	漸増1（delay）		後薬漸増終了，観察後，前薬中止
⑤	漸増2（no delay）		後薬漸増終了時に前薬中止
⑥	漸増3（crossing）		後薬漸増中に前薬中止
⑦	漸増4（no interval）		前薬中止時に後薬漸増開始
⑧	漸増5（interval）		前薬中止，観察後，後薬漸増開始

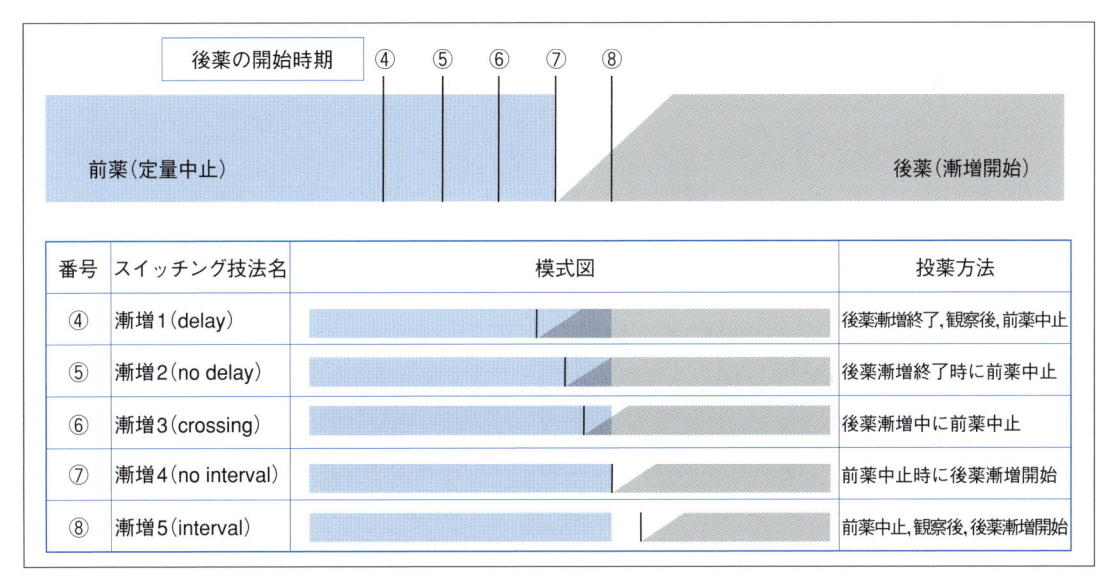

図3　漸増法（ascending switch）のバリエーション

に見える方法が互いにどのような点で異なっているかを理解することで，より緻密なスイッチング計画を立てることができるであろう．例えば，漸増の④⑤⑥は方法論的には大差はないが，病状悪化を回避したいのか（となれば，④のほうがよい），副作用を最小化したいのか（となれば，⑥のほうがよい），あるいは，副作用・病状悪化などいかなるトラブルをも極力避けたいのか（となれば，⑤のほうがよい），ケースの個別性に照らして検討することが臨床上大切になる．

　スイッチングでは，経過中に，症状悪化ないし前薬の離脱，後薬の副作用が生じうることに注意しなければならない．スイッチング前後の薬剤の性質（離脱の起こりやすさ，投与量，投与期間，錐体外路症状（EPS）や過鎮静の起こりやすさ，など）やケースの性質（年齢，精神症状の重症度など）により，4種に大別されるスイッチング法のどの方法が最も適用し

番号	スイッチング技法名	模式図	投薬方法
⑨	漸減1（delay）		後薬開始，観察後，前薬漸減中止
⑩	漸減2（no delay）		後薬開始時に前薬漸減中止
⑪	漸減3（crossing）		前薬漸減中に後薬開始
⑫	漸減4（no interval）		前薬漸減終了時に後薬開始
⑬	漸減5（interval）		前薬漸減終了，観察後，後薬開始

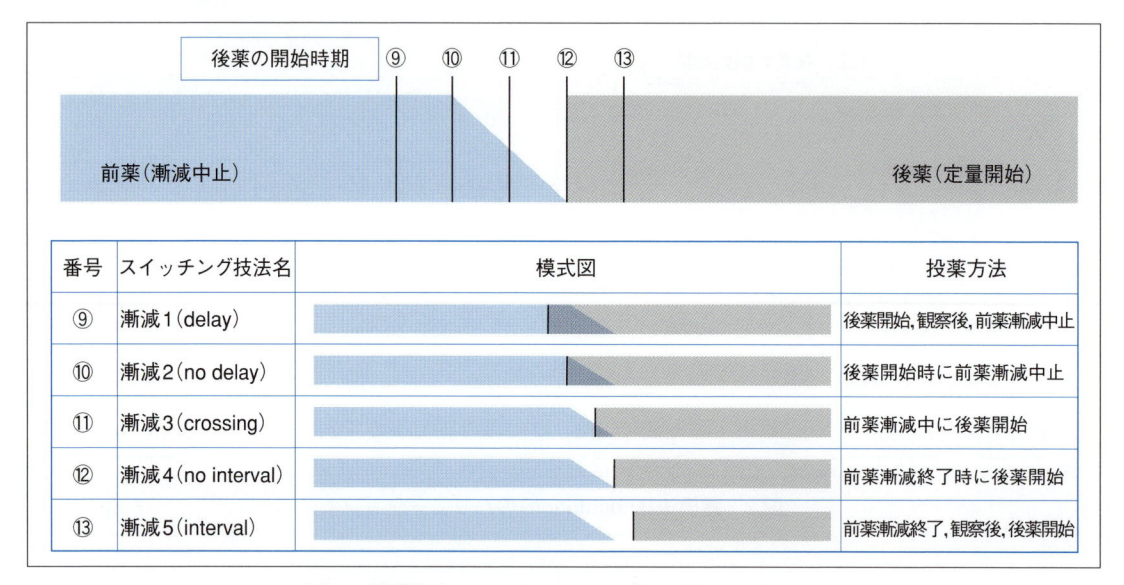

図4　漸減法（descending switch）のバリエーション

番号	スイッチング技法名	模式図	投薬方法
⑭	漸減漸増1（delay）		後薬漸増終了，観察後，前薬漸減中止
⑮	漸減漸増2（no delay）		後薬漸増終了時に前薬漸減中止
⑯	漸減漸増3（early crossing）		後薬漸増中に前薬漸減中止
⑰	漸減漸増4（middle crossing）		後薬漸増開始時に前薬漸減中止
⑱	漸減漸増5（late crossing）		前薬漸減中に後薬漸増開始
⑲	漸減漸増6（no interval）		前薬漸減終了時に後薬漸増開始
⑳	漸減漸増7（interval）		前薬漸減終了，観察後，後薬漸増開始

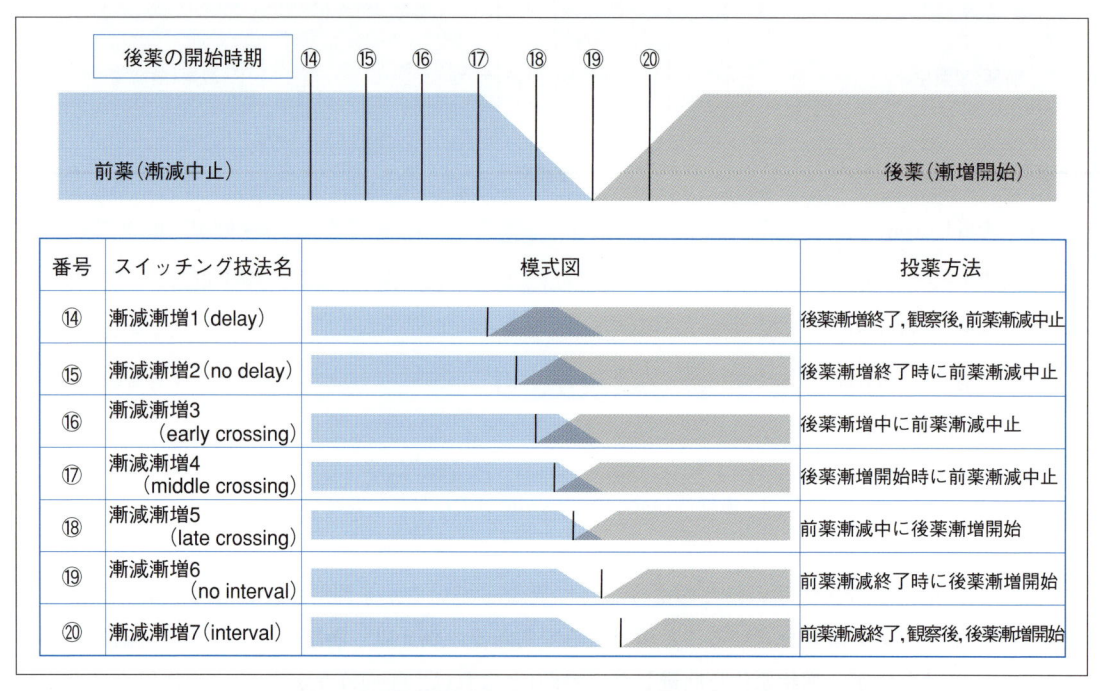

図5　漸減漸増法（cross-titration）のバリエーション

やすいかを決定し，（ある程度予測可能な）経過中に起こりやすい有害事象を警戒しながら，また，実際に生じた事象に対して臨機応変の対応を心がける．

　スイッチングでは，目指すべき処方内容への変薬プロセスを最後まで進行させることも大切である．*in vivo* トライアルであるスイッチングは，ケースの反応性次第で方針変更が必要となる．症状悪化や離脱によりスイッチングは予定通り進行しないこともあるうえ，

表6　単剤および多剤大量ケースへのスイッチング法の選択

前薬	用量	コリン離脱	中止方法	後薬(代表的なスイッチング薬)開始方法と選択しやすいスイッチング法							
				リスペリドン、アリピプラゾール	スイッチング法	オランザピン	スイッチング法	クエチアピン	スイッチング法	クロザピン	スイッチング法
ハロペリドール	3	−	定量中止可能	定量・漸増	②⑦	定量・漸増	①④⑥	漸増	⑥	漸増	⑦
クロルプロマジン	300	++	漸減中止	定量・漸増	⑩⑪⑰⑱	定量・漸増	⑩⑪⑰⑱	漸増	⑰	漸増	⑲
複雑化した処方	多剤大量	+++	漸減中止	定量・漸増	⑯⑰⑱	定量・漸増	⑯⑰⑱	漸増	⑯⑰⑱	漸増	⑱

スイッチング途上で得られた症状安定に本人も医師も満足してしまい，スイッチングが未完のまま全うされないこともある．これは，多剤併用の原因ともなり，好ましい状況とはいえない．スイッチングを未完に終わらせないためには，最終的な処方内容(イメージでよい)をスイッチング開始当初からカルテなどへ書き出しておき，処方変更のゴールをそこに設定することも効果的かもしれない．

C　どのスイッチング法を選択するか

　スイッチング法は，20通りの方法があり，薬剤毎に最適の方法を確認しようとすれば膨大な作業が必要となる．さらに，長期在院者の処方内容は，多剤併用の複雑化した処方も含まれており(複雑化した処方例には，後述する処方整理の原則が適用可能である)，担当医は，現在の処方内容，その処方の継続期間，病状，年齢，身体状況など，スイッチングに影響しうる要因について複合的に思考しながら，時には数学の応用問題を解くようにスイッチングに臨まなければならないであろう．

　典型的な前薬として，ハロペリドール3mg，クロルプロマジン300mg，複雑な処方の3つの場合に関して，臨床場面で選択しやすいスイッチング法を(著者の経験により)，後薬別にまとめてみた(表6)．後薬の開始方法として，定量開始と漸増開始のどちらがよいかは，ケースにより判断すべきであるが，リスペリドン，アリピプラゾール，オランザピンは，定量開始も漸増開始も行える薬剤である．一方，クエチアピンは，少量から漸増するほうが一般的かもしれない．

　クロザピンは，定型的スイッチングが義務づけられた薬剤である(マニュアルにより初回12.5mgより漸増開始と規定)．クロザピン投与対象となる治療抵抗例は，十分量(1日量クロルプロマジン換算600mg以上)の抗精神病薬を2種類以上十分な期間投与しても反応しないことが条件とされている．したがって，前薬がハロペリドール3mgないしクロルプロマジン300mgという用量設定は，クロザピン対象ケースには起こりがたい(ただし，治療不耐性のケースからの導入ではありうる)．しかし，このような処方からクロザピンへスイッチングする場合，表6のように，リスペリドンには，「⑦漸増4(no interval)」，クロルプロマジンには，「⑲漸減漸増6(no interval)」を選択することが多いであろう．クロザピンは，スイッチングにより症状悪化が懸念される場合，4週間に限って前薬との併用が認められているため，前薬が単剤でなく多剤併用の複雑な処方ケースでは「⑱漸減漸

増 5(late crossing)」あたりが選択されるのではなかろうか．

複雑化した処方からのスイッチングでは，後薬にかかわらず，後薬投与前に前処方を切り替え可能な投与量まで漸減したほうがよいケースもあるかもしれない．河合らによる切り替え研究は，精神科病院の長期在院者への処方整理とスイッチングを厳密な方法論で実施した希有な研究であり，その最終報告[5]は，必読の論文である．

d スイッチングにともなう有害事象への一般的対応[2]

スイッチングには有害事象が伴いうる．スイッチングに関連した有害事象について，処方変更後の出現様式，出現時の一般的対応，解決までの所要期間，有害事象回避のコツを表7にまとめた．有害事象の頻度やどのようなケース・状況で起こりやすいかは，不明な点も多く，スイッチング経過中は，スタッフがよく本人の変化を観察し，変化に対して速やかかつ適切な対応を行うことが大切である．

4 複雑化した処方への対応

a 複雑化した処方整理の現状：どのような患者が対象となりうるか

統合失調症ケースへの多剤大量処方が問題視される中，国内では，長い治療経過の中で複雑化し，多剤大量の抗精神病薬が治療に用いられるケースへの介入研究がいくつか行われた（表8には，そのうちの代表的研究を3つ紹介している）．

これらの研究では，最低1年ないし2年以上の入院例が対象となり，抗精神病薬の併用数3剤以上，CP換算投与量1,000 mg以上となるようなケースが多く含まれていたが，研究毎に定められた処方単純化方針にしたがって処方が変更されたところ，いずれの研究でも，50％以上のケースで目標とした処方単純化に成功し，精神症状が開始当初より改善したケースが少なくなかった．処方単純化には，漸減速度を遅めに設定(例えば，低力価薬なら週にCP換算量で25 mg以下)したほうが症状悪化が少なく[6]，多剤併用ケースでは，低力価の併用薬を削減して高力価薬1剤に集約しようとしたケースで脱落例が多い可能性が示唆された[7,8]．また，GAFスコアが低く，長期間(20年以上)，CP換算量で2,000 mgを超えるような大量の抗精神病薬が処方されていた長期在院の重症例など，大量治療が必要かつ有用と判断されるケースが確実におり，処方単純化の対象になりづらいことが示唆された[7]．つまり，長期在院者の処方内容は，病状を反映したものでもあり，一部の患者には一律の処方単純化の原則を適用せず，柔軟に対応する(例えば，ゆっくりとCP換算1,500 mg程度への減量を目指すなど)ことも大切である[5]．

b 「複雑な処方」整理の原則

複雑化した処方を単純化すると，精神症状が改善するケースも少なくなく，処方単純化は，長期在院者に対して試みうる方法である．しかし，臨床場面では，特定の薬剤への切り替えが，処方単純化の強いモチベーションとなっているケースが少なくない．処方整理

表7 スイッチングに伴う有害事象への一般的対応

有害事象	処方変更後の出現の仕方	一般的対応	解決までの所要期間	回避のコツ
抗コリン性離脱	急（48時間以内が多い）	低力価薬剤や抗パーキンソン薬の用量をもとに戻す	数日〜1週間	症状悪化との鑑別が必要．低力価薬剤の減量は，高力価薬剤の減量の後にゆっくり行い，抗パーキンソン薬剤の減量は，低力価薬剤のさらに後に行う
supersensitivity psychosis（抗ドパミン性離脱）	急	前薬の用量をもとに戻す	数日〜1週間	症状悪化との鑑別が必要．抗精神病薬の減量速度はゆっくり行う
離脱ジスキネジア	徐々に	前薬を増量するか，経過観察	数カ月程度	出現は一過性であり，本人や家族には，見込まれる経過についてよく説明する
離脱アカシジア	徐々に	アカシジアへの一般的対応	数週間程度	出現は一過性であり，速やかに対処するとともに，見込まれる経過について説明する
めざめ現象	比較的早期	切り替えの休止，心理社会的支援，鎮静薬などの追加投与	6週間〜3カ月	適切な治療目標の設定と見直し，本人の性急な要求にも揺らがない支援システムを用意しておく
自殺念慮・自殺未遂	一定しない	切り替えの休止・中止，心理社会的支援，鎮静薬などの追加投与	不定	自殺リスク評価も含めた通常よりも頻回の診療，および関係者による注意深い観察・報告（既往のある外来例では入院も検討）を求める
陽性症状の悪化	一定しないが，数日以降	前薬，あるいは，切り替え薬の増量などによる積極的治療	不定	通常よりも頻回の診療．前薬の減量や中止が早過ぎることも原因になりうる
不眠・不安	比較的早期	低力価薬剤やベンゾジアゼピンの就寝前投与	数日	通常よりも頻回の診療．低力価薬剤は就寝前に一括してから漸減する，などの処方変更を工夫する
興奮	突発的	レボメプロマジンなどの低力価薬剤やカルバマゼピンなどの鎮静薬投与	1〜2週間	睡眠・対人交流・外出・金使いなどに対する関係者による注意深い観察・報告を求める
食欲亢進・体重増加	比較的早期	体重増加を予防するための栄養指導を含む総合的対応プログラム	数カ月以上	一部には，猛烈な食欲亢進をきたす例があるが，薬原性かどうかの判断は慎重に行う
糖尿病	定期検査で発見	オランザピン，クエチアピンについては投与中止	即日判断	糖尿病の家族歴のある者には特に注意し，定期検査を実施するとともに，食事や運動について指導する
性欲低下・無月経	比較的早期？	プロラクチン値を低下させる薬剤への変更，ドパミン作動薬投与	不定（数週間以上）	自分から積極的に報告しないうえ，コンプライアンス低下の原因になりやすい．問診で存否を確認する
逆行性射精	比較的早期？	リスク・ベネフィットの判断	不定（数週間以上）	自分から積極的に報告しないうえ，コンプライアンス低下の原因になりやすい．問診で存否を確認する
治療中断・コンプライアンス悪化	一定しない（比較的早期？）	切り替えの再開やもとの処方への復帰を検討	不定	切り替えの計画や意義について本人や家族に再確認し，処方変更による患者の混乱や不安を減らす

表8　国内で行われた多剤大量処方例への処方単純化を目指した介入研究

研究者名	報告年	対象	前薬状況	単純化方針	結果
田辺	2000	2年以上入院，6カ月以上処方固定，抗精神病薬2剤以上併用，重篤な身体合併症なし	平均剤数3.1剤，CP換算投与量1,478 mg	CP換算1,000 mg未満では，主剤以外の薬剤をCP換算等価量で主剤へ置換して減剤，1,000 mg以上では，主剤以外の薬剤を1剤ずつ1〜12週間で漸減中止し減量・減剤（その他の併用向精神薬は継続）．低力価薬剤の減量には，時間をかける	37/48で単純化に成功．37例中，28例で開始時より精神症状が改善．平均剤数1.7剤へ減剤，CP換算投与量652 mgへ減量．多剤併用例で（高力価でなく）低力価薬剤を削減したケースに症状悪化が多かった
村杉ら	2004	2年以上入院，6カ月以上処方固定，抗精神病薬2剤以上併用，重篤な身体合併症なし，比較的精神症状安定	ハロペリドール，クロルプロマジン，レボメプロマジンなどの併用例	CP換算1,000 mg未満では，CP換算等価量で主剤へ置換して単剤化（ほかの併用薬は変更しない），1,000 mg以上では，CP換算600 mgへの減量化（ケースにより減剤も目指した）する	17/32で単純化に成功．脱落例15例中，13例は症状悪化による脱落で，高力価薬への単剤化ケース（低力価薬剤による離脱症状が脱落に関係），CP換算2,000 mg以上などの極端な大量投与から減量を目指したケースに多かった
助川ら	2008	1年以上入院の統合失調症，抗精神病薬3剤以上併用，CP換算1,500 mg以上	3剤以上併用，CP換算1,500 mg以上	週あたり50 mg以下（高力価）ないし25 mg以下（低力価）の減量速度で，6カ月間にCP換算500 mg以上の減量，高力価1剤，低力価1剤への減剤を目指して担当医の判断により処方変更する	コントロール群（20名）に比較して，減量単純化群（19名）は，投与量，剤数が有意に減少，11/19で500 mg以上の減量に成功．減量失敗群は，開始時の精神症状・薬物療法への信頼感が不良で，抗精神病薬総投与量が少ないケースだった．漸減速度は緩やかなほうが症状再燃は少ないことが示唆された

表9　従来の抗精神病薬から新規薬へ切り替える場合の処方変更のポイント

従来の抗精神病薬の副作用（アキネジア，振戦，眠気，倦怠感，抗コリン作用）が問題となっている患者が狙い目
CP換算で300 mg/日以下の処方から切り替えると安全
精神病症状が多く残存している患者の切り替えでは，失敗が多い
高力価薬物，低力価薬物，抗パーキンソン薬の順序で減量，切り替える
低力価抗精神病薬主体の処方の場合には，切り替えは特にゆっくりと後薬の切り替えには，数週から数カ月かける
候補となる後薬を頓用で内服させて，試してみる方法もある

（藤井康男：私の分裂病治療アルゴリズム．熊精協会誌98：4-31，1999より一部改変）

の原則としては，藤井により，リスペリドンへの切り替えに際して考案された要点（**表9**）があり，処方整理の一般的原則として臨床的に有用である[9]．この原則を用いながら，後薬をどのタイミングで投与開始するかは，ケース毎に判断が必要となるが，漸減漸増法の⑯⑰⑱（**図5**）あたりを念頭に置きつつ，前薬の変更はゆっくりと行ったほうがよいであろう．

5　普及方法

長期在院者の薬物療法は，入院を是としている限り，ある種の限界に至りやすい（病状が

変化しうる状況にスタッフが耐えられない，あるいは，薬価のかかる薬剤は使用しないなど）．したがって，長期在院者の薬物療法を改善するためには，病院が長期在院者にどのような方針を選ぶかがとても大切になる．今日の精神科病院は，さまざまな課題をかかえており，長期在院者を地域移行することに慎重な医療機関もあるかもしれない．しかし，病院本来の機能とは，治療の場であり，患者の回復の支援を行う場である．そのことを目指すことが，病院の雰囲気を改善し，スタッフを活気づけることを軽視すべきではなかろう．

　担当医のモチベーションを維持するには，病院が治療を担当スタッフの熱意や個人的資質にまかせないシステム作りも大切である．長期在院者のカンファレンスを定期開催し，担当スタッフの治療意欲を引き出したり，治療内容を査定することも必要である．第2部で紹介されたような薬物療法の点検作業は，担当医でなくとも行える．研修医への教育の一環として行わせたり，薬剤指導の中で薬剤師が行うこともできるかもしれない．

　精神科病院では，多職種が関わるチーム治療が始まっており，医師がほかのスタッフに無理な注文を行うように，薬物療法に関してチームスタッフが医師に気後れせず発言できる雰囲気が必要である．そのような中で行われる活発な議論やスタッフの優れた着眼によって，あきらめられていた長期在院ケースの回復への期待が高まり，新たな治療的試みが開始されることもあるだろう．こうした努力によって，長期在院者の改善を目指した薬物療法は，精神科病院内に普及していくのではないか．精神科病院では，5年以上の長期在院者の年当たり5％削減により地域移行加算が算定できるようになったが，長期在院者のケース会議では，新たな候補者作りのためにも，薬物療法の視点からの検討が含まれるべきである．

【文献】
1) 田島　治：非定型抗精神病薬の現状と切り替えの方法．臨精薬理 7：1483-1494, 2004
2) 宮田量治：スイッチングはコペルニクス的転回なのか？：第二世代抗精神病薬へのスイッチング目的と意義．臨精薬理 9：819-827, 2006
3) 山本暢朋, 稲田俊也, 藤井康男：統合失調症治療における抗精神病薬の切り替えストラテジー．臨精薬理 13：1779-1788, 2010
4) 宮田量治, 三澤史斉, 藤井康男：抗精神病薬切り替えの新しい分類法：過去の切り替え理論との比較, 症例報告への適用による本分類の妥当性・臨床的有用性の検討．投稿中
5) 河合伸念, 山川百合子, 馬場淳臣, 他：抗精神病薬の多剤併用大量療法から非定型薬単剤治療への切り替えの試み（最終報告）．臨精薬理 9：2239-2250, 2006
6) 助川鶴平, 伊藤寿彦, 長谷川恵, 他：抗精神病薬の減量単純化：無作為割付対照比較試験．鳥取臨科研会誌 1：169-181, 2008
7) 田辺　英：精神分裂病慢性例における抗精神病薬多剤併用処方の剤数削減の検討．慶應医学 77：231-239, 2000
8) 村杉謙次, 萩原徹也, 庄田秀志, 他：統合失調症の慢性例における抗精神病薬の単剤化・減量化の試み．臨精薬理 7：557-568, 2004
9) 藤井康男：私の分裂病治療アルゴリズム．熊精協会誌 98：4-31, 1999

〈宮田量治〉

E 病棟での退院支援計画とその実施

1 長期入院患者の退院支援計画

a 長期入院患者の特性

　精神障害者が長期入院に至った過程は，幻覚・妄想により地域生活が困難となり入院治療が開始となったがなかなか症状が安定しないケース，問題行動や迷惑行為などの入院時のエピソードにより地域や家族の受け入れが困難でそのまま入院が継続となり長期化してきたケース，長期入院で幻覚・妄想はあるが，陰性症状により自発性が低下したケースなどさまざまである．

　患者の特性としては，医師や看護師による保護的な環境の中で，「入院生活」以外の人生を考えなくなっている場合が少なくない．したがって，退院に対しての不安が強く，地域生活のイメージができない場合が多い．また，地域生活を営むための生活のスキルに課題があるケースや，病識・病感がなく退院後の治療継続が困難と判断されるケース，長期間の入院により家族が世代交代し患者の退院先や居場所がなく，家族の退院に関する拒絶があるなどの多様な課題を抱えている．そのような特性を理解したうえで，病棟では多職種で多様な問題を検討し，退院支援していく必要がある．

b 長期入院患者が入院している病棟の特性と退院支援を進める際のポイント

　長期入院患者の退院支援を進めていく場合には，病院や病棟の退院支援の考え方などもとらえておく必要がある．患者と同様，「一生病院に入院している」と疑いもせずに治療・ケアしてきた医師や看護師も少なくはない．退院支援を進めていくという方針が出た場合に，やる気を示すスタッフがいる一方で「人生の半分以上入院しているのに今更かわいそう」「○○がない，○○ができないから地域生活は無理」「退院したら問題を起こす」など長期入院患者の退院に対して否定的な意見も聞かれるのが現状であろう．

　退院支援がうまくいくかどうかはスタッフの姿勢が大きく影響するといってもよい．患者をアセスメントし，地域生活をあきらめないことが大切である．長期入院患者が入院している病棟が退院支援を進めていく際に，病棟を変革させていくための多職種における役割を整理する(表10)．

　また，支援計画のコーディネーターは病院・病棟・患者によって誰が行うのがよいか決めてもよいとは考えるが，病棟で最も患者の身近にいる受け持ちの看護師が行うのがマンパワー的にも現実的であろう．

c 長期入院患者の退院支援(図6)

1 ▎退院に対しての患者心理の理解と関係の構築

　退院支援していく際には中心は常に患者であることが望ましい．患者の思いに沿わない

表10 退院支援のための各職種の役割

医師
①精神状態のアセスメントをし，地域生活が可能な（内服しやすい服用方法，薬物の内容など）薬物調整を行う
②患者に退院に対しての方向づけを示す
③精神療法の実施

病棟師長
①「退院支援をしていく」という使命感をもつこととそれをスタッフに発信していくこと
②スタッフが退院支援しやすいように環境整備
　・病院幹部への報告・提言
　・退院支援が可能な人員の確保と勤務表の配慮
　・個別ケアに関してポジティブなフィードバック
③退院支援に興味をもてるようにスタッフを育成
　・研修会・勉強会などの開催や参加を推進
　・まずは興味があるスタッフから退院支援の担当配置
④多職種との連携の調整

病棟看護師
①患者の一番身近にいる看護師が患者の「希望」「不安」などを引き出せるように，患者に興味をもつことで信頼関係を構築
②地域生活を送ることを想定し，患者を多方面（精神状態，生活スキル，対人スキル，得意なことや好きなことなど）からアセスメント
③退院支援計画を立案し，実施・評価する．多職種にフィードバック

ソーシャルワーカー
①患者の希望する退院先や日中の活動場所などの社会資源の情報提供，検討
②患者の日常生活スキルに合わせた退院後の環境調整
③地域とのネットワーク構築

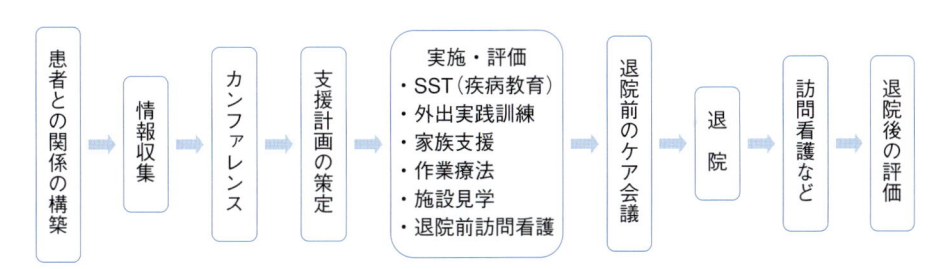

患者との関係の構築 ⇒ 情報収集 ⇒ カンファレンス ⇒ 支援計画の策定 ⇒ 実施・評価 ・SST（疾病教育） ・外出実践訓練 ・家族支援 ・作業療法 ・施設見学 ・退院前訪問看護 ⇒ 退院前のケア会議 ⇒ 退院 ⇒ 訪問看護など ⇒ 退院後の評価

図6　退院支援の流れ

介入は支援ではなく，押しつけになってしまう．長期入院患者に社会復帰に対しての希望を聞くと，「退院なんてとんでもない」「病院から出ることが不安」と退院に対しての不安が強く，地域生活のイメージができない場合が多い．また，言っても無駄であると退院をあきらめてしまっていたケースもある．そのような患者の特性を理解したうえで，得意なことや好きなこと，楽しみにしていることなどから地域生活への興味が導き出せるような介入が，退院支援のはじめの一歩になる．また，入院した頃の病状悪化が恐怖体験となっている場合もある．その際には，苦しみに共感することが関係作りの一歩となるといえよう．

2 ▌多職種によるアセスメント，カンファレンス

入院中の患者はさまざまな職種から医療の提供を受けている．例えば，病棟では無為自閉的なおとなしい患者が作業療法時には集中してすばらしい作品を作り上げていたり，作業場面でしっかりと発言している場面をみることがないだろうか．このように看護師が観

表11　各職種によるアセスメントのポイント

医師	病歴，病状，今後の治療方針
看護師	病識，服薬行動について，ストレス対処，IADL（食生活管理，金銭管理，交通機関の利用など），対人関係，整容，清掃など
精神保健福祉士	家族関係，経済状況，社会資源の活用状況
作業療法士	得意なこと，苦手なこと，作業遂行能力，集中力，持続安定性，態度，運動能力，体力など

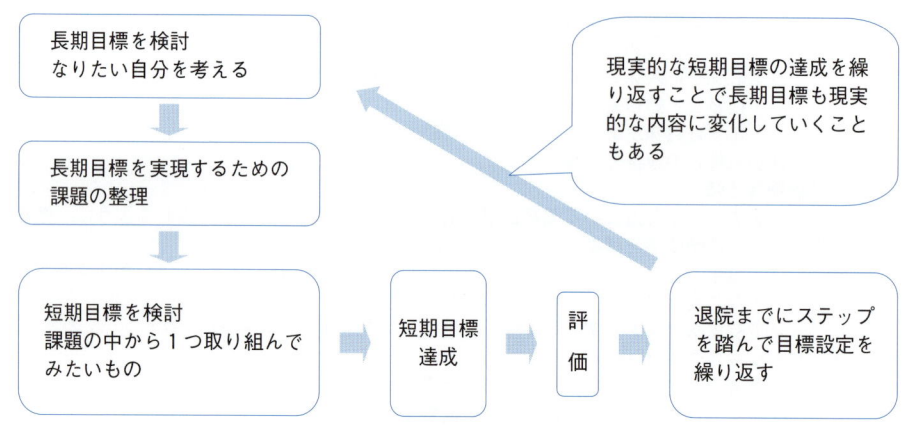

図7　目標の立案と達成の評価

察している日常生活では知り得ないさまざまな能力を作業療法士がとらえていることは多い．また，幻覚・妄想は残存しているが，日常生活を営む能力が高い患者を看護師は観察している．それぞれの専門性の視点で，退院するにあたって現状をアセスメントし，望ましい退院先，支援の方向性，具体的な役割分担などを多職種カンファレンスで決める．カンファレンスで決定したことを具体的な支援計画にしていくことで，各職種が同じ方向を向いた支援ができるため，それぞれの職種が各自で支援するより効果的である．その際には患者の希望を支援するという方向は押さえておく必要がある．

それぞれの職種がアセスメントすべきポイントは**表11**にまとめる．

3 患者とともに作る退院支援計画の立案

カンファレンスでの方針を受けて，多職種チームで実施時期と具体策，役割分担，患者に誰が，どのように伝えていくのかを準備したうえで患者と面接していく．はじめには，患者の退院への思いや心配事を確認し，具体的にどう実現させていくかを検討する．患者の本意に沿わない方針や目標設定は退院支援を進める中で大きな問題となってくることを忘れてはいけない．そのため，常に患者がどうしたいのかに立ち戻る必要がある．

患者とともに行う目標立案から実施・評価について**図7**で確認していただきたい．

4 特定的なプログラムへの参加（疾病教育，退院後の地域生活における対処行動の習得）

長期入院患者の中には，長期間の入院生活の経過の中で今まで疾病教育を受けたことがないケースがある．そのため，病院という保護的な治療環境の場では抗精神病薬を内服するが，「退院したらやめます」「自分は病気ではないので」と発言する病識・病感がない患者

も少なくない．退院後の服薬管理やストレス対処，再発の兆候の自己モニタリングなどは地域生活を送るうえで学習することは今後の地域生活を安心して維持するために必要なことである．

　患者にとってどのような形態がよいかはアセスメントをすべきであるが，患者は一方的に医療者に提供されるよりも，ほかの患者の妄想体験の発言によって「自己の体験は病気によるもの」と自覚できるケースもある．グループダイナミクスを発揮できる集団療法やSSTは効果的介入方法といえる．

　筆者の病院ではLibermanの「地域生活の再参加プログラム」を日本人がより親しみやすい内容にした「退院準備プログラム」を活用している．日本の精神保健福祉の実情に合わせており，SSTでのリーダーの負担を減らすべく工夫してあり，食生活管理，金銭管理，地域生活のイメージ化や実際に体験型のプログラムも盛り込んである．退院に拒否的であった患者が参加したことで漠然とした不安が具体的な心配と目標に変わり退院に前向きに取り組んだり，「今まで感じていたのは妄想や幻聴かもしれない」など病識・病感がもてるなど退院の一歩を踏み出すのに効果がある．実際にプログラムを通してロールプレイや問題解決をしていくことで知識や技術の習得になる．また多職種でのプログラムを実施・評価をすることで今までより注目が増し，無為自閉的に過ごすことの多かった長期入院患者にとってポジティブな評価をされる場となりスタッフとの信頼関係が構築できるといえよう．また，病棟では見ることのなかった患者の能力が観察できたり，表面的には能力が高いと評価していたが，実際は病識がもちにくく介入が困難であったことがわかることもある．スタッフにとってはアセスメントの場であり，支援計画の修正の場でもある．

　また，病棟の看護師は交替制勤務である．さらにSSTなどの心理社会的療法は特定の担当者がプログラムを実施しており，退院支援の対象者の受け持ち看護師やチームの看護師がプログラムに参加しているとは限らない．そのため一部の看護師のみが実際を観察できる．しかし，病棟や地域での生活に活かしていくためには，実際に病棟での宿題の確認や練習が必須といえる．病棟への申し送りとプログラムに関心をもってもらうために，実施しているプログラムの内容や各自の取り組みの状況，課題などを整理し情報発信していくことで，参加している患者に関心をもって接してもらったり，ポジティブフィードバックをしてもらえることは大きな励みになる．

5 ┃退院後の生活の準備，社会資源の検討

　支援計画，退院に向けての教育などが進むと現実的に退院先や生活準備，活用する社会資源の検討する必要がある．社会資源に関しては，ソーシャルワーカーが主体的にマネジメントすることが多いが，日常生活を支援している看護師も一緒に検討することで，患者の持ちうる力を大切にした資源の活用が選択できる．ケースによっては，地域関係者と連携し社会資源を検討することも有効といえる．

　また，生活準備は，イメージをつけるようなプログラムを実際に行った後で一緒に必要な住居，生活必需品などの準備するものを考え，準備する．また，地域生活を送るうえで必要なスキル（公共交通機関の使用，役所への手続き，ATMの使用方法，困ったときの相談の方法など）で自信がないものは実際に外出や外泊をし，練習後に評価すると安心である．

2 家族との調整

　長期入院の患者の場合，入院後，長期間の年月が経過しキーパーソンが交代している．兄弟や姉妹になると病院とのつながりも希薄になっているケースがある．また，入院前の幻覚・妄想状態による迷惑行為や精神運動興奮などで何度もつらい状況を体験しており，「退院させないでほしい」と退院に対して拒否的な反応を示す家族がいる．

　支援するうえで，まず大切なことは家族の今までの苦労やつらかった気持ちを語ってもらう時間を作ることである．その際には共感的・受容的態度で接することが大切である．また，家族の歴史を含めて，現在の支援状況をアセスメントすることが大切である．

　そのうえで，患者の現在の退院への気持ちや現状の生活状況や頑張っていることなどを伝えることが，病状悪化時の印象が強く残っている家族にとっては安心する1つのポイントになる．病院への面会もあまりない家族には，手紙や病棟のニュースなどを送付したり，受け持ち看護師が定期的に生活状況を伝えるなどの工夫が必要となる．

　また，家族会，家族心理教育や家族SSTなどを開催する，または利用を進めてみるなど，実際に家族同士での交流をもつことによって，不安な気持ちが救われたり，違った考え方を学ぶことができるので効果的といえる．

3 他部署との連携

　退院支援を行う際には，病棟の医師や看護師のみではなく，さまざまな職種による多職種チームでの介入をすると多様な意見が聞ける．そのため，多職種の業務状況や連携体制に配慮する必要があるといえる．また，退院後の関係者・関係機関も連携が必要であり，顔の見える関係作りをしていくことが，密な連携体制を構築する近道といえる．

　また，病院の幹部やほかの病棟などにも，退院支援をアピールすることが活動の理解につながるので，退院支援の意義や活動状況・結果など積極的に提言していく必要がある．

〔富沢明美〕

F 退院コーディネートとソーシャルワーク

　長期入院患者の退院・地域移行支援を進める方法に，魔法の杖はない．また，単独のプログラムで劇的に状況が変わり，患者の退院が促されるようなマジックもない．むしろ，薬物療法の改善や，さまざまなグループプログラムや個別のケースワークの組み合わせ，病院内の退院支援システムの構築，居住福祉資源の開発，病院完結ではない地域の関係機関との連携協働などの多様な取り組みにより，初めて実効ある退院・地域移行が果たされる．

　しかし，ソーシャルワーカー(精神保健福祉士，以下PSWと略記)の立場から唯一王道を示すとすれば，それは患者の個別性を大事にしながら，当たり前のソーシャルワークを

きちんと展開することだといえる．その際には，ケアマネジメント（以下，CM と略記）の手法と思考が最も有効である．

　CM は，1960 年代の欧米の脱施設化の流れの中で編み出されてきた．長期在院患者が多数入院していた大規模な精神科病院が廃院になり，地域での基盤整備が遅れたために，行き場を失った退院患者たちが町中にあふれホームレス状態となった．さまざまな日常社会生活上の障害を有し，多様な支援を要する精神障害者たちに，必要なサービスを的確に供給することを目的に編み出されたのが，CM である．

　今，先進国から約半世紀遅れて，わが国で同様の脱施設化が推し進められようとしている．この節では，病院 PSW の立場から，退院・地域移行に向けた調整（コーディネート）業務の原則を，対象，目的，目標，課題，方法，手段，手順に分けて示す．

1　対象

　2005 年患者調査をもとにした「受け入れ条件が整えば退院可能な入院患者」（いわゆる「社会的入院者」）は約 7 万 6 千人とされている．これは精神科全入院患者の 23％にあたる．現状では，「受け入れ条件が整えば退院可能」の判断は主治医の裁量にゆだねられている．客観的な基準がある訳ではなく，長期入院者がイコール社会的入院者ではない．しかし，長期の入院生活を通しての施設症化により，社会生活能力の著しい低下をきたした多数の入院患者が存在するのは事実である．

　目の前の患者の退院可能性を引き出すのは，スタッフの経験と力量に規定された判断と関わり方による．退院意欲が乏しい，病識が不十分，日常社会生活能力が乏しい，家族が協力的でないなどの問題点は，スタッフ側の他罰的な責任転嫁の言い訳ともいえる．患者・家族側の退院阻害要因は，むしろスタッフの取り組み課題を示しており，これまでにどのような取り組みがなされてきたかが問われる．実際に退院支援が取り組まれれば，おのずと患者の退院可能性は浮かび上がってくる．スタッフの先入観で，対象を選定し門戸を狭めるべきではない．したがって，退院支援の対象者としては，シンプルに「すべての 1 年以上の長期入院患者」とすべきであろう．

2　目的

　長期入院患者の脱施設化を展開して行くうえで，目的と目標を明らかにしておく必要がある．両者はしばしば混同されており，支援の組み立てのためにも整理が必要である．

　退院支援の目的は，「退院する」ことではない．「地域移行」し「地域定着」を果たすことである．退院は，重要な目標には違いないが，あくまでも退院・地域移行支援の一プロセスである．主たる目的は，「患者が持てる力を発揮し，地域で定着して，少しでも豊かな生活を実現する」ことである．個別の退院計画を検討していく際にも，個々の患者に沿った目的を考える必要がある．退院のみを目的にした調整では，柔軟な地域移行は果たせず，定住をはかることも難しい．病院スタッフが「退院させる」ことを自己目的化した退院促進は，

多くは頓挫し，回転ドア現象を招く．退院・地域移行支援の CM を進めるうえでは，この目的を中心に組み立てられる必要がある．

3　目標

　目的を達成するための，指標になるものが目標である．目標は，CM の展開により姿を変える．また，目標は時系列に沿って，多様な層を形成している．実現可能性の乏しい遠大な夢とも感じられる大目標から，当面の支援の中心テーマとなる中期目標，個別の課題に即した短期の生活支援目標，クリアできれば事態が大きく好転する達成可能なインパクトゴールなどがある．これらの目標は，ステップアップ式に組み立てられるものではない．本人の語る遠大な夢や希望を軸に，「そのためには，どうすればよいのか」と，より具体的・現実的に身近な目標にブレイクダウンする設定の仕方が，より本人の力を引き出す．できないことを強調するのではなく，身近なできることを軸に，達成可能なリアルな目標を示すことにより，本人の希望とモチベーションを引き出す関わり方が求められる．

　目標は，当事者(患者・家族)と関係者(病院・地域スタッフなど)で共有される必要がある．目標の共有が，チームを束ね，凝集した取り組みを可能とする．患者本人の想いを，支援者側が的確に目標として言語化する必要がある．

4　課題

　課題は，目標の達成を阻害する要因となっている問題点である．しかし，課題イコール問題ではない．問題は，一般的にはネガティブな事柄を示すが，課題は，目的を達成するうえでチャレンジする事柄でもある．リフレーミングすることで，図と地は反転し，目標を見出す契機となる．問題があるからこそ取り組むべき課題が発見され，ポジティブなプランニングが可能となる．

　長期入院患者が退院→地域移行→再定住を果たすには，従来から種々の退院阻害要因の存在が指摘されてきた．以下，要約して列記する．①患者側の要因：帰来先・支援者の喪失，退院意欲・生活技能の低下，病状不安定・病識不十分によるリスクなど．②家族側の要因：両親の高齢化，世帯の代替わり，核家族化，経済的貧困，患者の引き取り困難など．③病院側の要因：乏しいスタッフ配置，職種間の連携不十分，スタッフの意欲減退による不作為，退院に向けてのノウハウやシステムの不在，地域からの病院の孤立など．④地域側の要因：社会復帰施設・グループホームなどの居住福祉施設の不足，法人内完結，ケアマネジャーの不在，アパート確保の困難など．⑤行政側の要因：隔離収容入院志向の法制度，長期入院を経済誘導している診療報酬体系，自治体の障害者支援施策の遅れなど．

　PSW としては，ミクロな①，②の患者・家族への支援が最重要課題ではある．退院を求める病院側が，本人の退院意欲を喚起し，生活能力の向上を目指し，服薬の必要性を含めて病識獲得のための心理教育的アプローチを行ってきたのかということが問われる．一方，メゾレベルの③，④に対しては，病院・地域におけるチームの組織化，退院後の生活支援

体制作りに尽力したかがスタッフに問われる．マクロな⑤の課題についても，身近な自治体レベルで，地域自立支援協議会などを通じてコミュニティケアを拡充するソーシャルアクションが求められる．

5 方法─チームアプローチと地域連携

　目的を実現するために，目標に向けて課題を解決していくやり方が，方法・手段である．手段は，個々の事例に則して具体的な資源・道具・行為を活用する方策をさし，方法は，これら1つひとつの手段を総合して効果的に運用・調整していくやり方を指す．方法としては，病院や地域におけるシステムなどハード面での整備（病院内での地域移行推進室や退院調整担当の設置，地域自立支援協議会における地域移行支援部会の設定など）が必要であるが，ここでは現場スタッフが取り組むべきソフト面の整備について触れる．

a　チームアプローチと退院コーディネーター

　長期入院者の退院支援は，多職種によるアプローチが必須である．異なる職種が連携協働して退院支援にあたるには，効果的なチームのマネジメント（進捗管理）の視点が重要であり，「退院コーディネーター」をチーム内で決めておくことが有効である．コーディネーターは，①退院に向けての全体像を把握し（アセスメント），②患者本人を含めたチームの進捗状況を進行管理し（マネジメント），③各職種へ本人の状況や全体の進捗状況を報告・調整する（コーディネート）役割を担う．チームアプローチをうまく機能させるためのまとめ役であり，退院を目標とした支援チームの調整役といえる．なお，退院コーディネーターは，退院支援の目的を考えれば，患者が退院後生活を営む地域の社会資源に精通し，地域の支援者と顔のわかる関係を築いているPSWが担当するのが望ましい．

b　定期的なカンファレンス

　チームを機能させていくためには，定期的にカンファレンスを開き，入院患者のアセスメントと今後のアプローチを検討することが基本となる．その際，①課題ごとの担当責任者を決め，②次回カンファレンスの予定を決めて再評価を行うことが必要である．病棟スタッフ全員が集まるカンファレンスのほか，患者ごと，プロジェクトごとのチーム会議が多様にフレキシブルに展開される必要がある．

c　ケア会議（個別支援会議）の開催

　患者の退院支援を具体化し，強力に推し進めていくのが「ケア会議」（care meeting）である．ケア会議の主たる特徴として，①過去ではなく未来を討議する，②1回限りでなく繰り返される，③利用者本人の会議出席が原則である，④利用者の自己主導性を尊重する，⑤出席者は一機関で完結しない，などがある．ケア会議を開催する目的は，①本人のリカバリーを促進する，②関係者の目標を共有する，③アセスメントに基づくケアプランの現実的検討をはかる，④ケアプランの策定と実施依頼（リンケージ）をはかる，⑤さまざまな

地域資源への仲介とチーム形成をはかる，などがある．専門職のみのケースカンファレンスと異なり，本人・家族と今後の方針を話し合うケア会議で，ケース理解が深まり，多角的アプローチで支援プランが考えられ共有されていく．当事者の参加により，スタッフ側はポジティブに本人の力（ストレングス）を引き出す発言が増える．特に，退院直前のケア会議は必須である．

d 地域の機関との連携

地域生活に移行した患者にとっては，医療は生活のごく一部でしかない．地域の機関と連携しての地域移行後の支援が重要になる．退院後，どのような機関と連携の可能性があるのか，エコマップを頭で描く必要がある．病院中心の単独の試みには限界があり，精神障害者地域移行・地域定着支援事業との連携をはかる必要もある．退院が最終目標ではないことを前提にする以上，病院完結型の退院支援システムから，地域連携型の地域移行システムに転換をはかる必要がある．病院が地域の機関と連携をとる際には，①病院としての連絡窓口を明確にする，②地域機関と情報や場を共有する，③入院中からの関わりを継続する，④病院職員も「地域」を実際に見る，などがあげられる．病院と地域の距離感を縮め，情報を流通させ，相互にリアルなイメージを共有できるようにすることが肝要といえる．

6　手段―環境課題評価と調整

退院促進モデル病棟で実施された，各種のグループワークなどのプログラムにも，PSWは関与しているが，詳細は第2部Ⅵ章（⇒135ページ）に譲る．ここでは，CM手法に基づくケースワークを展開するうえで活用するツールについて述べる．

a 退院に向けての環境評価と調整

長期入院患者は，情報へアクセスするスキルも環境も十分ではない．支援者側が，本人とともに環境課題について検討し，確実に調整することが求められる．長期入院患者が退院し地域で安定した生活を送るためには，本人の状態に応じた，無理のない暮らしができる生活環境を準備する必要がある．本人の潜在的生活力の熟成を前提としつつも，なお足りない部分をサービスなどの環境調整で補う必要がある．①本人の希望を確認し，②本人の生活力をアセスメントし，③地域移行後の生活のイメージをもつ，の3点を通して，退院先などの目標を支援チームと患者が共有し，必要なサービスを調整していく．

b 「退院環境評価票」の提案

実際の退院に向けては，環境に起因する阻害ファクターが多数あり，調整にかなりの労力と時間を要する．本研究班の「退院環境評価票」（図8～10）は，患者個体の能力的問題点ではなく「環境」に焦点を当てたスケールである．地域への再定住を可能とする調整ニーズと取り組み課題を明らかにする．最低限の10項目（①住居，②経済，③食事，④家族，⑤

第Ⅲ章 退院支援ガイドライン／F．退院コーディネートとソーシャルワーク

退院環境評価票 Ver.3.1	氏名	評価日
Discharge Enviroment Check (DEC) Ver.3	目標	

A. 地域移行の必須環境条件

1 住居 housing
退院先の目途が立たない／帰る場所がない ——— 退院先は確定している／手続きもすべて済んでいる
0 ——— 5 ——— 10

2 経済 economy
滞納入院費や借金もあり／生活が全く成り立たない ——— 生活していくには十分かまたは／最低限の生活費は確保
0 ——— 5 ——— 10

3 食事 meals
単身では食事調達ができず／食生活が維持できない ——— 食事の調達は問題なく／調達可能な環境にある
0 ——— 5 ——— 10

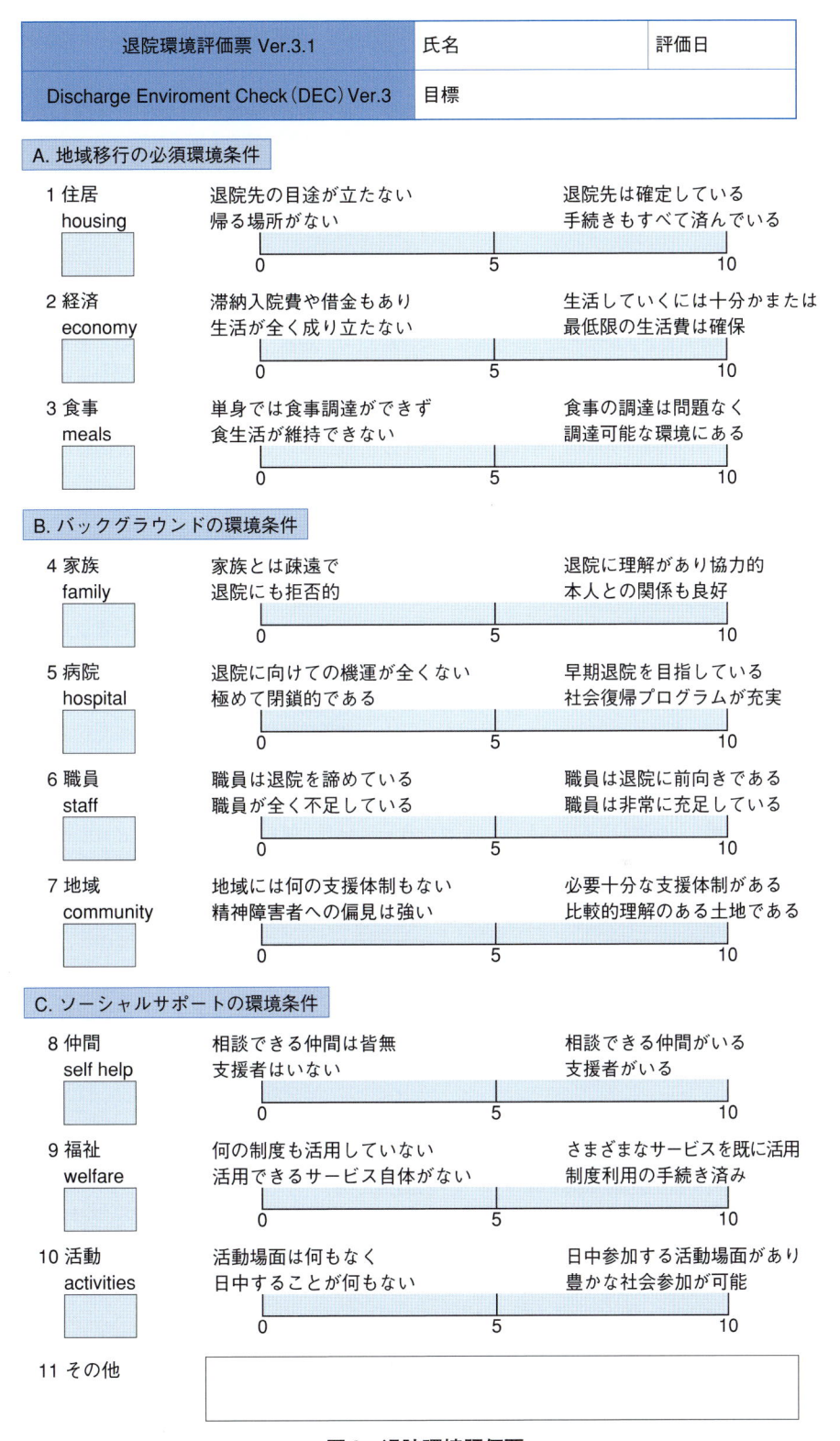

B. バックグラウンドの環境条件

4 家族 family
家族とは疎遠で／退院にも拒否的 ——— 退院に理解があり協力的／本人との関係も良好
0 ——— 5 ——— 10

5 病院 hospital
退院に向けての機運が全くない／極めて閉鎖的である ——— 早期退院を目指している／社会復帰プログラムが充実
0 ——— 5 ——— 10

6 職員 staff
職員は退院を諦めている／職員が全く不足している ——— 職員は退院に前向きである／職員は非常に充足している
0 ——— 5 ——— 10

7 地域 community
地域には何の支援体制もない／精神障害者への偏見は強い ——— 必要十分な支援体制がある／比較的理解のある土地である
0 ——— 5 ——— 10

C. ソーシャルサポートの環境条件

8 仲間 self help
相談できる仲間は皆無／支援者はいない ——— 相談できる仲間がいる／支援者がいる
0 ——— 5 ——— 10

9 福祉 welfare
何の制度も活用していない／活用できるサービス自体がない ——— さまざまなサービスを既に活用／制度利用の手続き済み
0 ——— 5 ——— 10

10 活動 activities
活動場面は何もなく／日中することが何もない ——— 日中参加する活動場面があり／豊かな社会参加が可能
0 ——— 5 ——— 10

11 その他

図8　退院環境評価票

退院して地域に移行するには最悪な環境 (0点)	退院後地域移行を果たす最良な環境 (10点)
1. 住居　housing	
退院先はまったくめどが立っておらず，いま病院を退院しても帰る場所がない．病院で入院している以外に，生活の場所がない．退院先確保に向けて具体的な取り組み・環境調整がまったく開始されていない．すべてはこれから．	既に退院先が確定しており，生活を移行するにあたり必要な事務手続きも完了している．いつでも退院ができる状態であり，あとは退院日を決めるだけ．社会復帰施設などの入所日が既に確定している段階を含む．調整すべき課題はもう見当たらない．
2. 経済　economy	
退院に向けて経済的問題の調整がなされていない．退院後の生活を支える経済的基盤のめどがまったく立たない．滞納入院費や消費者金融などの借金もあり，今後解決をはかるべき課題が山積みである．	退院後，生活をしていくには最低限必要な所得はある．少なくとも生活保護基準相当の生活費は確保されており，調整していく課題はない．本人が適切な金銭管理ができるか否かは，ここでは問わない．
3. 食事　meals	
退院したら食生活の維持は不可能．自炊はおろか食事の調達は困難で，退院後は栄養上の失調をきたすおそれが大きい．自分では適切な食生活の維持が困難なため，なんらかの支援体制が必要だが，調整は手つかずのままである．	退院後の食事調達はまったく問題がない．必要な食事は調達可能な環境にあり，十分で必要な量の食事をとることが可能．本人が自ら調理して自炊できるか否かは，ここでは問わない．
4. 家族　family	
退院を支援してくれる家族は全くいない．家族はいるが，連絡は極めて疎遠で，援助協力は得られない．交流は密接であっても，過干渉でネガティブな感情表出が高い．疾病・障害についての理解も乏しく，本人の退院についても拒否的である．	自宅への退院受入を家族も希望している．退院後の患者と適切な距離を保ちながら，生活を支援してくれる家族がいる．退院についても理解があり極めて協力的．本人との関係も極めて良好で信頼関係が築かれている．家族関係で調整すべき課題は見当たらない．
5. 仲間　self help	
相談できるインフォーマルな支援者が地域には全くいない．患者同士の親しい仲間もまるでいない．心配事や困ったときに支援してくれる人が皆無で，極めてストレスフルな状況に陥ることが想定される．	生活上の相談を気楽にできるインフォーマルな支援者がいる．親しく何でも相談できる患者同士の仲間がいる．セルフヘルプグループに参加している．さまざまな問題が生じても容易に解決がはかれる支援関係が形成されている．
6. 福祉　welfare	
地域で生活していくために必要な制度は全く活用していない．情報も不十分で様々な福祉制度にも全くアクセスしていない．精神障害者の利用できる福祉サービスは皆無であり，本人が希望しても利用できない．	在宅生活を支えるさまざまな制度を既に活用している．あるいは既に説明を十分に受け納得したうえで，利用できる制度・サービス活用の手続きを済ませている．退院後に調整すべき課題は見当たらない．

(つづく)

図9　退院環境評価票：評価の基準（目安）

各項目の左側の記載は，「様々な環境条件が未調整で，このままでは退院しても再定住が難しく，環境要因が再入院の引き金になりかねない，最悪の環境の基準」(0点) を示している．
右側の記載は，「退院後に普通の社会生活を維持し，地域への移行と再定住を確かなものとする，現状では最良で十分と考えられる環境の基準」(10点) を示している．

仲間，⑥福祉，⑦病院，⑧職員，⑨地域，⑩活動）と，⑪特記事項からなる．各項目10点，計100点満点で評価する．評価の基準は，「REHAB」同様の直感的なアナログスケール設定であり，各項目ごとに評価の基準（目安）を明示している．信頼性・妥当性の検証がなされていないが，大雑把に環境を評価し，簡便に情報を共有する指標としては活用できる．

7. 病院　hospital	
本人が入院している病棟には，全く退院に向けての機運や雰囲気がない．長期在院患者が多数おり，退院して地域に再定住する患者は極めてまれである．病棟の構造は完全閉鎖病棟となっており，自由に外出することもできない．	本人が入院している病棟は，早期の退院と社会復帰に向けた病棟と位置づけられている．患者は退院するのが当たり前であり，そのための種々のプログラムが用意されている．病棟の構造は完全開放病棟であり，患者は常に自由に地域社会に出ることができる．

8. 職員　staff	
職員は，患者達の退院に向けての意欲を失っており，患者への働きかけを何もしていない．チーム内で定期的なカンファレンスは行われておらず，日々のルーティン業務が漫然と組まれている．職員側に退院へ向けてのノウハウが全くない．医師や看護職員は充足しておらず，ソーシャルワーカーなどのスタッフもいない．	職員は，患者達の早期退院と社会参加に意欲を持ち，熱心な働きかけを行っている．チーム内の定期的なカンファレンスや，当事者や地域機関の職員を含めたケア会議を頻繁に開催しており，個々の患者の支援方針が熱心に討議されている．病棟専任のソーシャルワーカーや，作業療法士・心理療法士らのスタッフが充足している．

9. 地域　community	
患者が退院していく地域は，精神障害者のノーマライゼーションにとって極めて排他的で劣悪な地域である．精神障害者の社会参加を促進するような組織・施設・支援者は皆無であり，退院してくる患者を受け入れる余地は全くない．	退院を想定している地域は，長期在院患者の再定住に理想的な地域といえる．精神障害者の社会参加を促進する多様な組織・施設・サービス・支援者が存在し，退院後の患者の生活にさまざまなサポートを期待できる．

10. 活動　actvities	
日中活動できるような場面はどこにもない．他者に出会い時間を共有できるような場所はない．退院したら，どこにも出かけず地域で孤立して生活することが予想される．	人に出会い社会参加をはかる活動場面が，退院後の本人の生活にある．既にそのような活動場面に参加し，退院後も継続して参加することが決まっている．日中の過ごし方については何も心配することがない．

11　特記事項
（上記の項目に関わる特記事項，あるいは，本人に関わる特殊な環境条件，地域移行をはかるうえでの阻害要因などあれば，この欄に自由に記述して下さい）

図 9　退院環境評価票：評価の基準（目安）（つづき）

C 「退院準備チェックリスト」による具体的検討

　本研究班では，退院をコーディネートする際に必要最低限の環境調整を確実に行えるために，検討すべき環境面での調整課題をリストアップした『退院準備チェックリスト』を作成した（⇒140 ページ）．スタッフ側の，調整すべき課題の進行管理表・備忘録として使用し，チーム内で情報を共有するためのツールである．以下，同リストの内容に沿って，具体的な環境評価の方法と環境調整課題の考え方を示す．

1 住まい

　欧米の脱施設化は「まず住居」（housing first）施策が基本である．本人の希望や生活能力と照らし合わせ，どのような居住形態が望ましいのかを見定める．種々の施設利用に際しては事前見学を要するが，グループでの施設見学会などから始める．保証人の有無，不動産業者めぐりの手順などを確認する．住環境の整備（地域生活をスタートする際の必要物品の購入，光熱水関係などのライフライン環境の手続き）などが漏れなく遂行できるよう，研究班では『生活準備チェックリスト』（⇒143 ページ）を作成し活用している．

退院環境評価のまとめ			
氏名	年齢	担当者	入院日
退院目標			退院予定

退院環境の評価

評価環境項目	住居	経済	食事	家族	仲間	福祉	病院	職員	地域	活動	総合点
評価日	10	10	10	10	10	10	10	10	10	10	100
1											
2											
3											
4											
5											

退院環境の変化

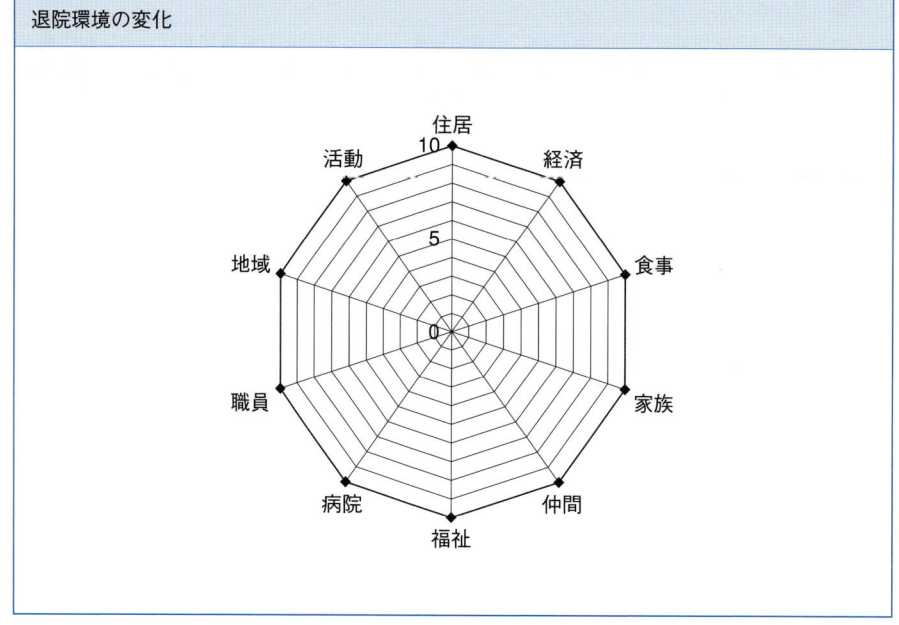

特記事項

図10　退院環境評価のまとめ用紙

2 ▎お金

本人の経済状況を確認し，収入源と所得の総額，収入と支出のバランス，債務の状況などを確認のうえ，地域生活を可能にする収入の確保をはかる．本人の金銭管理能力を踏まえ，地域権利擁護事業（日常生活自立支援事業）などの活用を検討する．

3 ▎食事

本人のスキルと照らし合わせ，退院後の食事供給を考える．本人が調理できなくても，弁当の購入，食事提供が可能な通所施設，配食サービスの利用など，食料調達が可能であればよい．

4 ▎活動・仲間・ネットワーク

日中や余暇をどのように過ごすか，本人とともに考える．フォーマルな活動場面だけではなく，インフォーマルな仲間との関係も視野に入れる．退院後の生活の広がりのきっかけにもなり，地域で孤立しがちな退院後の危機を予防する．

5 ▎医療

本人の症状管理スキルを踏まえたうえで，訪問看護などのアウトリーチ・サービスの必要性を検討し，医療サービスが適切に継続されるよう調整を行う．

7　手順―個別のケアマネジメント

通常 CM では，①インテーク（もしくは「エンゲージリング」）から始まり，②アセスメント，③プランニング，④ソーシャルワーク・インターベンション，⑤モニタリング，⑥エバリュエーションといった手順が示されている．しかし，長期在院精神障害者の退院・地域移行を進める際には，これら定式的な展開がなされることは少ない．むしろ本人の病状や状況変化に合わせ，②～④が繰り返し臨機応変に取り組まれる．地域移行に向けての取り組みは，アセスメントとアプローチの絶え間ない繰り返しであるともいえる．

したがって，上記の方法・手段を用いた手順については，個別の事例ごとの展開により異なる．日常的な生活場面面接を通し，カンファレンスでチームで課題を共有し，患者・家族・関係機関に働きかけ，課題をひとつずつ地道にクリアし，患者自身が希望を見出せるように調整していく．そのために，あらゆる資源を総動員する．また，精神障害者地域移行・地域定着支援事業の受託事業所と積極的に連携をはかり，地域移行推進員やピアサポーターの支援と協働していく．個別性と自己主導性の原則を大事にしながら，患者自身の時熟を待つ．PSW がなすべきことを，きちんと展開することが，唯一の手順である．

退院支援にあたっては，「○○が（でき）ないから退院できない」という不足・欠陥を強調するスタッフ側の考え方を改める必要がある．環境条件と個人のありようは密接不可分であり，状況の中の個人という視点でのアプローチが求められる．患者個人にもっぱら変容を求めるのではなく，個人が変わりうる環境条件を具体的に提示し，無理のないコンセンサスを得ていくことが重要である．それぞれの患者の多様な障害を前提としたうえで，退

院という大きな目標を掲げ「患者が地域移行するためには何が必要か」という視点から考えることが大切である．支援者側の先入観・支援観こそ，長期入院患者にとって，一番の退院阻害要因になりかねない．スタッフ自身が自らの「施設症」から脱却し，患者本人の力をベースに，退院促進要因を探っていく姿勢が求められる．それぞれの現場で，退院支援の対象・目的・目標・課題・方法・手段・手順をチームで共有できれば，大きく事態は変わってくるはずである．精神障害者の社会復帰の促進を目的に国家資格化された，PSWの果たすべき役割は極めて大きい．

（古屋龍太）

G 家族との関わり方

　長期入院患者の退院支援では，家族との関わりが外せない．もちろん，患者が任意入院で，近しい家族がなく，退院先がグループホームなどの社会復帰施設が想定され，そのための決定を患者と治療者とで決定できるような場合は家族の問題は検討しなくてよいが，そうでない場合，活動を進めていくうえでの家族との適切な関わりが求められる．

1 患者受け入れに対する家族の態度の評価

a 長期入院と家族について

　さまざまな研究が，入院長期化と家族の意向との関連性を示している．因果関係はともかく，入院が長期化すると家族の受け入れが悪くなり，家庭以外の退院先を探さざるを得なくなることが多いのは事実である．入院のきっかけが，患者の家族に対する暴力であったり，家族が制御しきれない患者の問題行動であったりした場合には，家族の態度はより慎重，あるいは受け入れ困難になりがちである．さらに入院長期化とともに家族の受け入れが悪くなるのは，親世代が亡くなり引き受ける者がいなくなるといった状況からくることもある．
　それでも実際には，家族のもとへと退院していくケースも多い．また社会復帰施設や単身アパートに退院する場合でも，家族の理解と有形無形の支援があるとないとでは大きな違いがある．いずれにしても家族の関わりは非常に重要である．

b 退院困難パターンに見る家族評価

　班研究[1,2]においても退院困難パターンが検討された．退院困難度尺度6因子と家族に関する4項目（「家族が本人との同居を拒否している」など）の計7変数によるクラスター分析の結果，5クラスターが取り出され，そのうちの1つが「家族との問題が突出しているグループ」であった．このクラスターは全体の16％程度で，半数以上が在院1年以上の長期入院患者であった．このことは，家族の受け入れが悪いために退院困難をきたしている患

者が一定程度いることを示しており，臨床的な印象と合致している．

C 特定的な家族評価

　家族が協力的か拒否的かといった判断は，普段の臨床の中でも十分できるものであるが，より詳細に家族の患者に対する態度を評価ためのツールを利用することも考えられる．そのようなツールは数多いが，家族心理教育の観点からは，家族感情表出(family expressed emotion：EE)の評価がよく用いられる．これは，Camberwell家族面接(Camberwell family interview：CFI)，あるいはfive minutes speech sample(FMSS)と呼ばれる家族面接から得た情報を分析するもので，家族が表出する感情の中から批判的コメント，敵意，情緒的巻き込まれすぎ，暖かみ，肯定的コメントの5種類を抽出，定量化する．面接と分析には特別なトレーニングが必要なために広く臨床で用いられてはいないが，家族介入に際しての有力な指針が得られる．実際にどのように応用が可能かについては第2部で詳述する．

　家族面接のかわりに批判的コメントを測定するための20項目の自記式評価の家族評価スケール(Family Assessment Scale：FAS)も利用できる．FASは簡便に使えて便利である．特に批判的な態度が強い家族は心理教育の効果が大きいので，退院後の経過を見据えてFASは利用価値が高い．

2　家族との接触を強める：退院支援を進めることへの理解を深める

　具体的な退院支援を始めるにあたっては，まず病院の計画を家族に知らせ理解を得る必要がある．しかし，いきなり退院支援の方針を結論的に伝えることは賢明ではない．例えば，日頃から家族と病院スタッフとの接触があり，治療方針や経過が理解されているような場合であれば，退院支援の方針を伝えてもさほどのギャップはないかもしれない．しかし，そのような接触がない，あるいはほとんどない場合は，病院の意向をいきなり伝えると，逆に不信感が強まるようなことになるかもしれない．

　そういった懸念がある場合には，例えば家族懇談会のような場を設け，長年にわたる家族の苦労などを十分に受けとめる作業をまず行うことが必要である．懇談会には，病院側は多職種チームで臨むのがよいだろう．家族が抱える困難や問題は多様である．症状や薬関係のことは医師が対応する必要があり，経済的な問題の場合は精神保健福祉士の対応を要する．日常生活面での詳細な問題に対しては，看護師が最もよく家族の疑問に答えられるかもしれない．多職種で対応することは，家族に対する信頼感と安心感をもたらす効果もある．以上のような家族との作業を経たうえで，退院支援活動についての方針の理解をはかることが求められる．

　ある程度退院支援活動の方針の理解が得られても，さらに個別に理解を深めてもらうことも必要である．そのためには個人面接の場を設け，退院に際しての具体的な不安を少しずつ解消することが必要である．対応する職種は，病院によっても異なるが，普通は家族が抱える問題の種類によって決めるのがよいだろう．このような個別面接により不安の解消をはかっていく作業は，退院まで，あるいは退院後も継続していく必要があるかもしれな

い．そのような相談の場が保障されていることが，家族に多大な安心感を与え，退院支援がやりやすくなる．

3 構造的なプログラムの持ち方

a 家族心理教育

家族心理教育は，広く疾患の情報提供を行い，疾患特有の問題行動などへの対処技能を獲得してもらい，家族と共同して治療にあたろうとするもので，急性期，慢性期の別なく広く用いられる．数家族が同時に参加する場合と単家族で行う場合があり，それぞれ患者を同席させる場合とさせない場合がある．最も多いのは，家族のみを対象としてグループで行うもので，家族教室などと称されることもある．そこでは，疾患に対する知識を獲得し，患者の示す問題に適切に対処する方策を身につけてもらうことを目標とする．家族心理教育が進展すれば，家族同士で体験を共有し情緒的つながりを形成したり，孤立感・偏見をもたれている感情に対応するための社会的ネットワークを作ったりもできる．家族心理教育はシリーズ形式で開催し，最低数カ月は続ける必要がある．

b 家族会

家族の自主的な組織に対して系統的に支援することで，家族の持つ治療力を高めることができる．専門家の協力を得て情報提供や対処技能の向上を目指したり，家族同士で相談に乗ったり指導したりする活動が有益である．

c その他の工夫

患者が参加する治療的プログラムに，家族の参加を促すことも考えられる．家族は，自分の目で患者の回復程度を観察でき，退院後の生活の問題点がイメージできる．そしてスタッフとの相談がより具体的に進むようになり，孤立感からの解放や安心感を得ることもできる．退院後の生活の中で家族の役割が明確になっていく場合もある．退院支援のための病院での会議に家族を参加させるかどうかは議論があるかもしれないが，一考の余地はある．家族が退院支援の活動に関わっていく中で，その自律と責任が期待できる．

4 退院支援における家族の役割を明確化する

計画を進めていくにしたがって，退院支援における家族の役割を徐々に明確化していく必要がある．第一に重要なのは，退院先の選択で，家庭か別の場所かについて早期に合意を得ておく必要がある．家庭以外の場所が選択される場合には，家族がどのように支援するかを煮つめておくことも重要である．例えば単身アパートへの退院が考えられるには保証人となってもらえるかどうかなどである．

地域生活に移行する場合には障害者手帳の申請，障害年金の申請などの諸制度の利用が

考えられる．その際に家族に動いてもらえるかどうかも重要な課題である．さらに，退院後の生活支援で何をしてもらえるかも順次話し合う必要がある．病院受診への付き添いの有無，経済的支援などについて，ある程度話し合っておく必要があるだろう．

【文献】

1) 安西信雄：精神科在院患者の地域移行, 定着, 再入院防止のための技術開発と普及に関する研究. 平成15-17年度総括研究報告書(厚生労働省精神・神経疾患研究委託費), 2006
2) 安西信雄：精神科在院患者の地域移行, 定着, 再入院防止のための技術開発と普及に関する研究. 平成18-20年度総括研究報告書(厚生労働省精神・神経疾患研究委託費), 2009

（井上新平，執筆協力：喜井　大，洲脇　充，山崎　浩）

第2部

ガイドラインに基づく退院支援の実践

I 治療体制作り

1 管理者を含めての認知と支援：全病院体制の構築

a 経営者・管理者の理解

　退院促進は，少数のスタッフや限られた部門に任せられるような仕事ではなく，全病院的な取り組みである．例えば班研究[注1)]を分担した山梨県立北病院は，退院促進は病院管理部門が統括する業務であるという認識で活動を進め，その業務内容を，方針徹底，成果追求，フィードバック，経営安定の4つにまとめた[1)]．方針徹底は「病院長の方針を関係者に徹底し，退院促進の雰囲気をつくる」，成果追求は「長期在院者の退院へ向けた担当スタッフの取り組みを公的に支援する」，フィードバックは「退院成果を公的に顕彰するとともに，発生した問題に対処する」，経営安定は「ベッド稼働率を安定化し，病院の経営安定を目指す」である．同病院の試みは，第2部Ⅸ-Fで紹介されるので参照してほしい(⇒236頁)．

　経営者や管理者が，病床削減計画などの機構改革に連動して長期入院患者の退院支援に取り組む場合は，文字通り病院が一体となった活動が展開できる．このような活動は，欧米で展開された脱施設化政策[注2)]に類似している．すなわち政府が公的病院の病床削減と地域ケアへの移行を政策的に決めて進めるもので，昨今の国立病院機構の集約とも通じるような運動である．

　その一例として，病院の機能分化に取り組んだ太宰府病院の活動が挙げられる(**例1**)．活動の特徴は，日常生活機能の訓練後に単身アパート退院をはかり，次第に老人施設やグループホームなどの施設退院を増やしていったこと，新病棟建設を同時に進める中で患者や家族が退院を実感として受け止めるようになったことなどがあり，スタッフが退院困難と予想したケースも結構退院したということである[2)]．

注1) 以後本文に出てくる班研究の成果についての詳細は，文献1)および「安西信雄：精神科在院患者の地域移行，定着，再入院防止のための技術開発と普及に関する研究　平成15-17年度総括研究報告書(厚生労働省精神・神経疾患研究委託費)」を参照してほしい．

注2) 公的精神病院での入院治療の縮小と地域ケアの拡大を目標とした政策．動機として，巨大化した精神科病院の現状と長期入院の弊害に対する批判，抗精神病薬の開発，患者の市民権の強調，治療に対する理想主義，精神保健の財政問題などが存在した．この政策により地域精神医療は一挙に進展し本書で紹介されるさまざまな治療技法が開発されたが，一方，急激な病床減少は，ホームレスの発生などの問題ももたらした．地域ケアへの財政投入や地域受入の壁への対処が当面する課題となっている．

> **例1　太宰府病院における病床削減計画で取り組まれた退院支援**
>
> 　福岡県立太宰府病院では，1985年以降病床削減に取り組み，500床あった定床を1999年には300床に減らした．また同時期の在院患者は472人から166人に減少した．1985年当時，入院期間が10年以上の患者は307人いたが，1989年以降年々減少し，1999年3月時点で44人となった．
> 　この間，1985年にリハビリ委員会を立ち上げ長期在院者の現状調査を行うとともに，一人暮らしのための日常生活訓練を開始し，生活能力のある単身者と訓練により生活能力を獲得した患者を中心にアパート退院を進めた．彼らには訪問看護を開始した．1989年に空いた病棟(60床)をデイケアに転換した．1992年福岡県精神科緊急医療システムの受け皿として保護室増設．同時に県立病院改革計画の策定により対応困難事例への医療を担う基本方針が決定された．1994年以降高齢化した長期入院患者の退院(特別養護老人ホーム，知的障害者施設)，1998年には民間精神科病院への転院が進んだ．この間グループホームと援護寮への退院者も数多く出た．
> 　以上の中で，看護職員は177名から130名に減り，作業療法士，PSW，臨床心理士は逆に微増した．

　経営者は，当然のことながら退院支援がもたらす経営面への影響に強い関心を示す．退院支援のための個々のプログラムの保険診療上の位置づけ，退院者が大勢出て空きベッドができることの影響，退院者が利用する外来やデイケアの医療費シミュレーションなどである．

　退院支援のための診療活動としては，①特定的なプログラム，②訪問などアウトリーチ活動，③家族との関わりなどがあり，それぞれ現在の保険診療でカバーできるものである．特定的なプログラムは作業療法，入院生活技能訓練療法，入院集団精神療法として，訪問などアウトリーチは精神科退院前訪問指導料として，家族との関わりは，場合によって入院精神療法や精神科退院指導料として請求可能である．

　長期入院患者がある程度退院し，病床利用や外来・入院のバランスの変化が起こることに関しては，やや長期的な視点からの分析が必要のようである．マクロな分析として，例えば，平成18年度日本精神科病院協会総合調査報告と平成16年度精神保健福祉資料を用い医業収入の変化をみた中原らの研究がある[3]．彼らは，病床数246床の仮想的精神科病院で，①長期入院重視プラス外来軽視型(長期入院患者に依存し外来は重視しない)，②長期入院重視型(長期入院患者に依存し外来は従来どおり)，③ベースケース(前記資料から求められる新規入院数，退院率などを変化させないシミュレーション)，④退院促進型(長期入院の退院促進はするが外来は従来どおり)，⑤退院促進プラス外来重視型(長期入院患者の退院促進とともに外来も重視)，⑥長期入院患者完全依存型(長期入院患者を退院させず，新規外来患者はとらない)の6つの異なる経営方針で，向こう36カ月の推計を行った．その結果，在院患者数はすべてのタイプで減少し，最も減少が大きいのは⑥の長期入院患者完全依存型であり，次いで④＝⑤＞③＞①＝②の順に減少幅が大きかった．一方外来患者は⑥を除き増加したが，増加幅は⑤＞②＝③＝④＞①の順であった．さらに医業収入は⑥以外が増加し，増加幅は⑤＞②＝③＝④＞①の順で外来患者の推移と同じであった．す

なわち最も医業収入を増加させる経営方針は「退院促進プラス外来重視型」経営であった．ただし，このタイプがうまくいくためには退院促進と外来獲得を同時に実施することが必要とされる．新規外来患者の増加には，自助努力，地域との連携，その他病院評価など多様な要因が関わるので，ある種の決意が必要であろう（**例2**に，ある病院長の決意[4]を紹介した．）

例2　ある病院長の決意

　経営者としては「帰る家もない，数十年にも及ぶ長期入院患者の退院には退院先となる住居のほか，再燃，再発を防止し，さらなるリハビリを続けていくためのデイケアやデイナイトケアの通所や訪問看護が不可欠となる．（中略）それをなすには人件費，建築費と多大なお金がかかる．しかし，このシステムを利用することで，たとえ長期入院患者を退院させても入院費の2/3程度は確保できる．（中略）そのベッドに新たな入院患者が入院すれば，その分はまさに増収となる．また，たとえ入院が必要な患者がいても，長期入院患者で病床が埋められていれば，引き受けることもできない．とすれば，長期入院患者の退院促進とともに，新規入院患者の開拓にも努めよう．よって，院外治療構造を整備するだけでなく，院内治療構造の整備，つまり病棟の機能分化も進めよう．そして，ほかの病院では入院治療が敬遠されるアルコール依存や境界例や思春期の患者も引き受けることができるようなスタッフの養成と治療システム作りに努めよう…．

　このようなことが実現すれば，医療上も経営上も改善し，古くなった病棟を改築し，新たな精神医療を展開する資金もできるのではないか．

（堀川公平：長期入院患者の退院支援こそが精神科病院を救う．日精協誌 21(5)：62-70, 2002 より）

---

b　病院内外への周知

　長期入院患者の退院支援は，病院の決意でスタートする．決意の前提としては，退院支援活動の目標，計画，実施組織，評価などがきちんと決定していることが必要であり，そのための話し合いが十分なされる必要がある．

　以上の内容が決まれば，その活動の存在を病院内外に知らせて，活動への理解をはかる．そして，プログラムの進行に連れて理解が浸透していく．情報伝達の手段としては掲示板や回覧文書など病院の事情に応じて選択する．

　家族や地域諸機関への連絡も重要である．プログラムの中には家族が対象になるものもあり，地域での実習的な体験を組み込むこともあるからである．

　情報が広く行きわたれば，中心的に関わるスタッフの励みになり，また責任感を高めることにも資するだろう．班研究で取り組まれた例をもとに作成した周知文書の簡単な例を示す（**例3**）．

> **例3　退院支援プログラム院内広報の例**
>
> 　　　　　　　　　　　　　　　　　　　　　　　　　　　　平成△年○月□日
> 　　　　　　　　　「退院支援プログラム」開始のお知らせ
> 　　　　　　　　　　　　　　　　　　　　　　　　　　　　院長　　○○○○
>
> 　このたび当院では，下記の要領により「退院支援プログラム」に取り組むことになりました．つきましては，患者様，ご家族様，病院職員，および近隣地域，関係諸機関のご理解，ご協力を賜りたく，ご通知いたします．
>
> **目標**
> 　当院に長期間入院しておられる患者様の退院を進め，退院後は在宅・地域生活が安定して継続できるように支援し，その後の再発・再入院を防ぐことを目標としたプログラムです．
>
> **計画**
> 　入院が長期化している原因を「退院困難度尺度」という調査票などを用いて明らかにします．次いで「退院準備プログラム」をシリーズで行います．これはグループ療法の1種で，社会生活技能訓練などを行います．並行して退院先を検討し，福祉事務所など必要な機関と連絡を取り合います．全体の流れは退院支援委員会（委員長：退院コーディネーター）が常にチェックします．「退院支援プログラム」は，○月から開始し，おおよそ半年間取り組みます．この間に退院が実現しない場合も引き続き支援を続けます．
>
> 　このプログラムについてのお尋ねは＊＊＊＊＊＊＊＊にお願いいたします．

2　治療チームの編成

a　多職種チームアプローチ

　多くの退院支援のプロジェクトは，多職種が参加したチームによって進められている[5]．一般に，地域ケアにおいて多職種参加のチームアプローチがよいとされる理由は，地域生活を送るうえではさまざまな事象の解決が求められるので，疾患に関することは医師，日常生活面は看護師，職業的なことは作業療法士，経済生活面は精神保健福祉士といったように，生活の場にある患者に必要とされる局面が多様であるからである．しかし，これと同様なことは入院生活を送る患者の場合にいえるので，多職種チームアプローチが一般的に好ましいものである．実際の退院支援活動においては，患者評価に関わるスタッフは臨床心理士，特定的なプログラムは医師・看護師・精神保健福祉士・作業療法士・臨床心理士などオールキャスト，退院決定と実施は医師・看護師・精神保健福祉士，地域への働きかけは精神保健福祉士といったような役割分担も求められている．全体が統一的に動くためにも，個々ばらばらに動くのではなく，コーディネーターの役割が重要であろう．

　班研究のモデル実践は国立精神・神経センター武蔵病院（現：国立精神・神経医療研究センター病院）社会復帰病棟をベースに行われた．そのメンバー構成と役割を示した（**表12**）．

表12　国立精神・神経センター武蔵病院でとったチーム編成

職種	役割
精神科医	精神症状評価
看護師	「退院準備プログラム」担当，退院後訪問看護
作業療法士	「退院支援プログラム」担当
精神保健福祉士	退院困難度尺度，家族・地域調整，退院後訪問看護
臨床心理士	退院困難度尺度
退職看護師	退院後訪問看護

退院支援コーディネーターは病棟師長が担当した．

　病院によっては，このように大勢のスタッフを揃えることはできないかもしれない．要は，職種や経験をもとに，全病院的な視点からの配置を考えていけば，適切なチーム編成が可能であろう．

　チームの中心は退院コーディネーターである．コーディネーターには，当然のことながら強い統率力が求められる．どの職種，どの個人が適当かは一概には言えない．武蔵病院（当時）のように社会復帰病棟をベースとした支援を行った場合，病棟師長が適当かもしれない．場合によれば病棟担当医師，あるいは相談室長が適当かもしれない．病院それぞれの実情に応じて最も適当な人材を配置すべきであろう．

b　意義，目標などについて関係者間で認識の統一

　多職種によるチーム編成を組む場合には，特に目標を明確にしておくことが重要であり，できる限り文章化されるべきである．退院支援の取り組みを研究の形で進める場合は，計画書の中に目標が書かれるだろう．診療の一環として取り組まれる場合でも文章化し，チームメンバーに共有されるべきである．

　もちろん，目標は大きくみれば長期入院患者の退院であるが，その中でもある程度特定化しておくとさらに意識が共有されるように思われる．特定化は，それぞれの病院の事情により異なってくる．一例として，社会復帰病棟入院患者の退院促進に取り組んだ松沢病院では，「地域生活への再参加モジュールを用いて患者の疾病自己管理能力を高める方策を検証する」ことを目標とした[6]．また社会復帰病棟の入院患者の退院促進に取り組んだ東京武蔵野病院では，「利用可能な心理社会的方策をフルに使って患者の地域定着を図る」とした[5]．目標の共有により，スタッフ間の意識の統一がなされ効果を挙げることができるだろう．

3　エビデンスの確立した方策の使用：特定的なプログラムの導入

　長期入院の患者が退院するためには種々のハードルがある．多くの患者は，退院への動機づけが乏しく，受動的に入院継続を希望している．彼らに退院に向けての活動を進めようとすると，時に強い抵抗にあう．また地域で生活するためのさまざまなスキルや対処能力が乏しかったり欠如していたりする．対人的には，要求を適切に伝えられない，相手の要望に適切に対応できないといった状態のために，対人関係を閉じたり，逆に過剰な対人

接触を求めたりする．

　日常生活では，金銭管理や食行動がうまくできない．銀行・役所など地域の必須機関をうまく利用できない．仕事の面では，集中力が続かない，注意が散漫である，作業に時間がかかる，正確性に欠けるなどの問題を抱えている．さらには，服薬の必要性の認識に乏しく医療者から期待されるような服薬行動ができないという重要な問題もある．そのためにせっかく退院に至っても，わずかな間に精神症状の増悪をきたし再入院を余儀なくされる状態になる．そこで長期入院の患者の退院を成功させるためには，退院への動機を高め，必要な技能や対処能力を獲得し，退院後は地域生活に定着するという包括的なプログラムが求められる．

　班研究で開発された「退院準備プログラム」は，長期入院患者の退院のために特化した包括的なプログラムである．これは，退院促進や諸技能の獲得においてすでに効果が証明されている「自立生活技能プログラム　地域生活への再参加プログラム」[7]に改良を加え，長期入院患者の退院支援のために開発されたものである．その効果についてのエビデンスやプログラムの詳しい説明は本書のほかの箇所に譲り，ここではプログラムの概略を説明する．

　プログラムの目的は，①病気の性質や薬物療法など医学的情報を得て理解する，②退院後の生活で求められる対人スキルや食生活・金銭管理に関するスキルを獲得することで，これをグループベースで進めながら具体的に退院時期や退院先を検討し，地域へのソフトランディングがはかれるように作成されている．

　用いられる手法は，社会生活技能訓練（SST）と心理教育で，特定の技能領域が学べる学習パッケージ（モジュール）の形式になっている．主には服薬自己管理，症状自己管理，余暇活動，食生活管理，金銭管理などの領域を学習する．

　グループセッションは全17回で構成される．主なセッションには，①自分がどのような症状をもち服薬がどのように役立っているか，退院までにどこまでよくなっている必要があるかを学習するセッション（セッション3, 4），②食生活・金銭管理・余暇活動など退院後の生活に必要な知識とスキル獲得を目指すセッション（同5, 6, 7, 8, 11），③薬物の効果と副作用を学び自身の反応について検証するセッション（同9, 10, 12, 13），④再発の早期徴候，早期発見，対処法について学ぶセッション（同14, 15, 16）などがある．プログラムには実践編があり，社会復帰施設や役所などの見学，食事や金銭管理の練習ができるようになっている．

　セッションはリーダー（職種を問わない）が進め，ほかのスタッフが補助する．補助スタッフの数は，参加する患者の重症度によって異なり，時に患者1人にスタッフ1人が必要となる場合もある．進行のスピードは患者の理解度によって調整する．通常1回1セッションのペースで進めることができる．

　教材としてビデオと患者用ワークブックを用いる．リーダーは，リーダー用マニュアルに沿って進める．セッションの進行はほぼ定型的で，前回セッションの振り返りと宿題の確認，ビデオを用いての質疑応答，ワークブックへの記入，宿題の設定からなる．ロールプレイや問題解決法が入るセッションもある．

患者は，ビデオを見たあと質問に答え(例：薬はどのようなことに効果があると言っていましたか？)，ワークブックに記入する(例：自分が飲んでいる薬に○をつける)．再発対策では，ワークブックに「注意サインチェックリスト」や「注意サイン評価記録用紙」があり，症状悪化に先行する状態を認知し，日々その有無をチェックして早期発見に努める．また宿題が設定される．その内容によっては，ほかのスタッフの理解と支援も必要である(例：自分の薬のことで聞いてみたい3つの質問を書き出し，実際に担当医に尋ねる事を次回までの宿題とする)．

効果の評価は，プログラム前後に行うテスト(20項目，記載式．例：あなたの心の病気にとって一番大切な薬を1つ挙げてください．その作用は何ですか)とセッション毎に行う習熟度チェックリストがある．後者はスタッフがつけるもので，「集中できていた」「積極的に発言していた」などをチェックするものである．効果評価としては，その他一般に用いられる精神症状評価や技能評価などを利用してもよい．

強いエビデンスを有する心理社会的治療法はSST以外の手法もあり，それらを用いた退院支援の試みも多くみられる．前記東京武蔵野病院では，東京武蔵野病院精神科リハビリテーションサービス(MPRS)により長期入院患者の退院促進を試みた[5]．MPRSの特徴は利用可能な心理社会的方策をフルに使ったことで，SST，家族教室，服薬教室など9つの病棟プログラム，院内作業療法，および地域へのリエゾン的援助(例：住居開拓，職業リハビリテーション)など全般的に取り組んだ．結果，地域滞在期間の増加を果たすことができた．

矢吹病院では，入院作業療法と援助付き雇用を組み合わせて予後改善をはかった[8]．入院作業療法は週6日施行し，援助付き雇用を引き受ける職場を確保した後に社宅やアパートなどに退院した．結果，社会適応状態の改善，地域在住期間の延長，再入院回数の減少が得られた．

あさかホスピタルでは，ささがわプロジェクトにより病棟閉鎖による長期入院患者の退院をはかった[9]．用いた主な方策は統合型精神科地域治療プログラム(optimal treatment project：OTP)である．OTPは，「地域に発生したあらゆる精神障害・精神疾患に対して，エビデンスに基づいた専門的医療・保健・福祉サービスを，各地域の特性に合った形で速やかに効率よく提供するプログラム」で，治療プログラムとして生物学的治療と心理社会的治療を統合的に提供する．ささがわプロジェクトでは最適薬物療法，包括型地域生活支援プログラム(ACT)，心理教育，ストレス管理，SST，援助付き雇用，持続残遺精神病性・非精神病性症状と行動障害のための特定的な認知行動療法を用いて取り組んだ．追跡調査の結果，2年後時点で77％が持続的に安定し，前後比較で精神症状の改善や全般性機能の改善がみられた．

以上はエビデンスレベルの高い手法を用いた治療の試みの報告であるが，そのほかにも種々の方法を用い退院支援の報告があり，金銭自己管理[10]や服薬指導・服薬自己管理[11,12]などが試みられている．

4　スタッフの教育と研修

　退院支援に関わるスタッフの動機づけや力量の向上は非常に重要で，プログラムの成否を担っているといっても過言ではない．

　班研究で用いたSSTについての研修機会は豊富である．SST普及協会は全国に支部をめぐらし，各支部では年1～2回の研修会を開催している．また，ACT，援助付き雇用，家族心理教育なども研究会や学会などで研修の機会を設けている．さらに国立精神・神経センター精神保健研究所(当時)は，退院促進研究の成果を踏まえ「社会復帰リハビリテーション研修」を行っている(現在は休止中)．

　使用する心理社会的治療について事前にトレーニングする例についての報告は少ない．前述のささがわプロジェクトでは，関係するすべてのスタッフに対して，すべての治療戦略についてのトレーニングが行われ，加えてスタッフ10人がカリフォルニアにあるビレッジISAの見学を行ったことを報告している．

　なお，事前研修とは離れるが，「退院準備プログラム」にはリーダーの資格が以下のように書かれている．

　このプログラムを行うスタッフは，看護，ソーシャルワーク，精神医学，教育学，心理学，リハビリテーション学などの領域における修士，博士などの高度の専門的な資格は必ずしも必要ありません．退院準備プログラムは，誰にでも簡易に実施でき，効果をあげられます．リーダーにとって必要なのは，以下のような事柄です．
- 熱意，温かさ，忍耐
- 個々の参加者の要求を察知する能力
- 精神疾患を長い期間わずらっている人のケアに当たった経験
- 個々の参加者を尊重する気持ち
- 参加者が正しい返答ができるように励ましたり，彼らの努力やちょっとした上達のきざしに心からの賞賛をおくれること
- リーダー用マニュアルに書かれた指示を，一貫して守れること(以下省略)

　熱意，察知力，経験，共感や尊重，わずかな進歩への気づきと賞賛といった事項は，このプログラムに限らず，すべての手法に共通する基本的な必要事項であろう．

5　計画・実行・評価の体制

a　専門組織の立ち上げとスタッフの配置

　退院支援を計画，実行，評価するための専門組織を作ることにより，効果的に活動を進めることができる．このような組織として，先に退院支援委員会と退院コーディネーターについて記した．そのほかに報告されている例を若干紹介する．

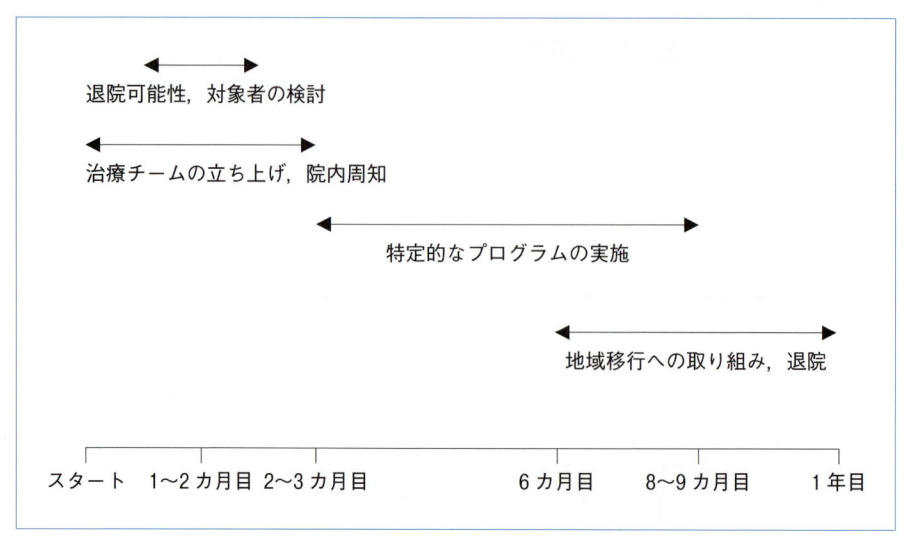

図11 退院支援スケジュールの例示

　駒木野病院では，長期入院者の退院促進と地域生活支援，病院と地域の相互連携体制のさらなる強化，病院経営の安定化を目的に退院支援委員会が作られた．委員長には副院長がつき，事務長，看護部長，ソーシャルワーカー(2人)，事務担当者，看護師(3人)で構成された．開放病棟入院患者全員を対象に退院可能性を検討し，個別支援を行った．その過程で解決困難な問題が生じたときに委員会が対応した．委員会は毎月開催し進行状況をチェックした[13]．

　光愛病院では，「ケースワーカー＋積極的な看護層」による生活支援室を設け長期在院者の退院促進を組織的に開始した．スタッフの一部は後に生活支援センターに移りさらに地域にNPO法人が作られ地域生活をサポートした[14]．

　このような組織のあり方は病院の事情が色濃く反映するが，退院促進のための専門組織と専任スタッフが置かれることによるメリットは非常に大きいと思われる．

b　全体のスケジュール

　退院支援の活動は，時間的には無限定であるが，病院として取り組むときはある程度のスケジュールを決めておくと効果を生み出しやすい[15]．

　班研究では国立精神・神経センター病院(当時)をはじめ多くの病院で取り組んだが，そのスケジュールの流れはおおよそ図11のようであった．時間軸についてもおおよその目安である．対象者の選定に1～2カ月，特定的なプログラムの実施は1クール3～4カ月，退院への調整が6カ月程度，というのが実際に要した時間であった．

　特定的なプログラムの実施には，一定期間にわたってプログラムのための時間と場所を確保する必要がある．この間は，ほかのプログラムと同様に週間スケジュールとして位置づける必要がある．同様に，退院コーディネーターを中心とした検討会を定期的にもち，すべての対象者の状況について検討し方針を出していく．検討会に患者や家族を参加させ

表 13　社会復帰施設を持たない医療機関における地域連携の工夫

①保健師と顔見知りになる．近況連絡やお礼状は（返事がなくとも）送る．
②ユーザーの了承があれば，地域の顔役や民生委員と退院前に連絡をとり，ケア会議に参加してもらい，早期に見守りの仲間に取り込む．
③福祉事務所（現在であれば介護保険の事業所）とは，PSW や訪問看護師が交渉窓口になり，知り合いを作る．名前を知ると親しみがわく．
④精神障害者小規模作業所は，利用の有無にかかわらずスタッフを通じて情報を交換する．
⑤院内の行事はできるだけオープンにし，来る来ないにかかわらず連絡することを基本とする．
⑥福祉ケースワーカーは，初心者であれば柔軟性があり，病院としてユーザーとしてはここまで働いてほしいと言いやすく，また初期のインプリンティングができる．その際，ケースワーカーが抱える問題の相談に乗るようにすると，親しくなれる．

（樋口典子：生活に戻る―社会復帰施設を持たない医療機関での退院援助．治療の聲 5：57-64, 2003 より）

るかどうか，あるいは社会復帰施設や保健所からの参加を求めるかどうかは個別に判断されるべきである．

　治療活動のスケジュール化という意味では，最近精神科においてもクリニカルパス（以下，パスと記載）が試みられている．一例として，急性期治療病棟に入院してくる全患者にパスを試みた北林ら[16]は，パス導入以前との比較ではないが，その運用は早期退院率の改善に役立った．退院促進には社会的マネジメントが必要であると報告した．パスに関しては批判的意見もあり，澤[17]は，無理に時間軸を設定すると逆に必要のないケースで入院期間の延長が起きかねない，あるいはバリアンスのために現実的でないと論じている．長期入院患者のパスの適応については今後の課題である．

6　退院後の支援体制

　患者退院後の治療体制では，地域との連携のあり方と急性増悪時の介入方法を検討しておく必要がある．

　地域との連携では，住居支援，職業支援，日常生活支援をどの機関と組んでいくのかを決め，協力のあり方を，ケースを通して具体的に作っていくことが重要である．住居支援で連携を組む相手としてはグループホーム・援護寮などの社会復帰施設，市町村，不動産業者などがある．職業支援では，作業所，授産施設などの社会復帰施設，障害者職業リハビリセンター，職業安定所などがある．生活支援では地域生活支援センター，保健所・福祉事務所などがある．社会復帰施設を持たない医療機関で退院援助を試みている樋口は，地域ネットワークの進め方について興味深いアドバイスをしている（表 13）[18]．

　これらのサービス機関との個別的な連携は重要であるが，時に縦割り行政的な壁にぶつかることがあるかもしれない．ACT はそのような欠点を補う活動である．個々の患者ごとにどのようなサービスが必要かを計画し，時間とともにスタッフの連続性も追求する．再入院にも関わり患者・家族のニーズが高い活動である．

　再発時の対応では，まず，退院前から再発の早期発見，早期対応を準備しておく必要がある．特定的なプログラムである退院準備プログラムは，この点の学習を重視している．退院後は，訪問看護や ACT のようなアウトリーチ活動が重要であろう．この活動は病院

とともに，独立した訪問看護ステーションや自治体職員（保健師）なども担うことができる．機関同士の話し合いによりそれぞれの役割分担を決めておくべきである．

【文献】

1) 宮田量治：長期在院者の退院促進における病院管理部門の役割．安西信雄：精神科在院患者の地域移行，定着，再入院防止のための技術開発と普及に関する研究　平成18-20年度総括研究報告書（厚生労働省精神・神経疾患研究委託費），pp 71-79，2009
2) 末次基洋，古賀享子，伊東志津子：福岡県太宰府病院における退院促進の経過について（続報）．九州神精医 45：190-196，1999
3) 中原直博，小林　慎，稲垣　中：システムダイナミクスによる精神科病院経営シミュレーション．社保旬報 2346：18-22，2008
4) 堀川公平：長期入院患者の退院支援こそが精神科病院を救う．日精協誌 21(5)：62-70，2002
5) 林　直樹，前田恵子，寺田久子，他：東京武蔵野病院精神科リハビリテーションサービス（MPRS）：10年目の予後調査（第1報）―地域滞在期間から見る MPRS の効果．精医研集 41：59-64，2005
6) 熊谷直樹，安西信雄，池淵恵美：統合失調症圏在院患者に対する「地域生活への再参加プログラム」の無作為割付効果研究―疾患自己管理の知識の獲得を中心に．精神誌 105：1514-1531，2003
7) Liberman RP：Social and Independent Living Skills(SILS)Program. Schizophrenia and Psychiatric Rehabilitation Consultants, CA, 1995〔井上新平（監訳）：地域生活への再参加プログラム．丸善，1998〕
8) Oka M, Otsuka K, Yokoyama N, et al：An evaluation of a hybrid occupational therapy and supported employment program in Japan for persons with schizophrenia. Am J Occup Ther 58：466-475, 2004
9) Ryu Y, Mizuno M, Sakuma K, et al：Deinstitutionalization of long-stay patients with schizophrenia：the 2-year social and clinical outcome of a comprehensive intervention program in Japan. Aust N Z J Psychiatry 40：462-470, 2006
10) 田辺有里子，伊関敏男，飯塚文香，他：精神科病棟における金銭自己管理の現状．岩手看会誌 1：41-47，2007
11) 前城廣美：閉鎖病棟長期入院患者の退院への関り　服薬継続への支援．日精看会誌 50：414-417，2007
12) 柏谷真喜子，佐藤公子，須藤朝美，他：A 公立病院における社会的入院患者の日常生活技能の実態．精神看護 37：45-47，2006
13) 山口多希代：単科の精神科病院における退院支援・地域生活支援の取り組み．月刊福祉 March 2004：76-78，2004
14) 物江克男：光愛病院の変化から見る＜開放＞への問いかけ．Psychiatry 33：55-61，2004
15) 宮部真弥子，門田　晋，谷野亮爾：地域ケア―富山県谷野呉山病院の実践　チーム医療による長期入院患者の退院支援と地域生活支援．最新精神医 8：361-366，2003
16) 北林百合之介，神谷　輝，西岡八重子，他：精神科急性期治療病棟の運用実態について　クリニカルパスを用いて．日精協誌 24：81-92，2005
17) 澤　温：クリニカルパスの限界　精神科領域で使えるか．日精協誌 22：13-17，2003
18) 樋口典子：生活に戻る―社会復帰施設を持たない医療機関での退院援助．治療の聲 5：57-64，2003

（井上新平，執筆協力：喜井　大，洲脇　充，山崎　浩）

II 退院困難要因の評価

1 退院困難度尺度による退院困難患者のグループ分け

　病棟看護師がつける退院困難度尺度は，患者が抱える退院困難要因を整理し，退院と地域生活を実現するためにはどのような関わりが必要か示すうえで役立つ．尺度を図12に示す．

　図12をつけて図13に記入すると，どのような退院困難要因があるかを整理できる．これは「第1部Ⅲ-B．退院困難の評価法：基本的な考え方」(⇒13ページ)で述べた，「退院促進研究班」(2003年度より6年間行われた，精神神経疾患委託費研究・安西班)で行った調査の中で，退院困難度尺度についてクラスター分析を行った結果得られたものである．図13および図14の上部に示されているが，それぞれクラスター1(複合的な困難要因群)，クラスター2(病識と服薬および自閉的行動困難群)，クラスター3(困難要因軽度群)，クラスター4(不安および自閉的行動困難群)，クラスター5(病識と服薬・不安・問題行動困難群)となっている．

　それぞれのクラスターの人たちが評価後6カ月までに通常の入院治療によって，どの程度退院できたかを表14に示した．クラスター3の人たちは退院困難要因が比較的小さく，長期入院の人であってもその後退院する率が高いといえる．退院準備プログラムに参加することによって，クラスター2では病識や服薬が改善することにより，クラスター4では不安が減り自閉性が改善することで，退院する率が高まることがわかる．一方でクラスター1と5は，合併症の問題，逸脱行動の問題など，それだけでも地域生活が困難な要因があったり，またさまざまな困難要因が複合的にあったりするので，訪問やケア付き住居など，綿密な地域ケアや外来医療サービスが整えられることが，退院の条件となってくる．これはわが国の精神医療体制や福祉制度につきつけられた大きな問題ではあるが，現場で知恵を絞っていくべき課題でもある．

　なお，いずれのクラスターも，家族の非協力や拒否などによる退院困難要因の程度はそれぞれ高いので，家族のサポートがいずれにしても大切であることがわかる．入院初期の段階から，家族心理教育を行うなど，家族への知識の提供と専門家からのサポートを行い，その後は家族会の紹介など，相互の連携により力を合わせていくことができるようにしていくべきと思われる．

　退院困難度尺度を用いるうえでの，大切な留意点について触れたい．退院困難要因の評価の基本的な考え方でも述べたように，患者が抱える困難と環境の側からみた地域生活を支える力とは連動している．退院困難度尺度は，患者が抱える退院困難度についての評価であるので，これをよくすることのみを考える単眼視的なとらえ方ではなく，同時に周囲の環境や家族との連携を考えていく複眼視的なとらえ方を，受け持ちも，治療チームも，

退院困難度尺度(8因子版)

氏　名：＿＿＿＿＿＿＿＿＿＿＿＿殿　（ID：＿＿＿＿＿＿＿＿＿）　記入日：＿＿＿＿年＿＿月＿＿日
記入者：＿＿＿＿＿＿＿＿＿＿＿＿　対象者担当月数：約＿＿＿＿＿＿カ月

	あてはまらない	ややあてはまる	非常にあてはまる

病識と治療コンプライアンス　＿＿＿＿点÷12　パーセンタイル値＿＿＿＿
1) 服薬の必要性を自覚していない　[0　1　2]
2) 促されないと適切な服薬行動をとることができない　[0　1　2]
3) 治療という枠組み全体を否定し，その必要性を自覚していない(治療必要性の自覚)　[0　1　2]
4) 薬物の副作用のために，あるいはそれを気にするあまり，処方どおりに服薬しない　[0　1　2]
5) 自分の病気についての知識や理解に乏しい(病識欠如)　[0　1　2]
6) これまでに通院中断や怠薬の履歴がある　[0　1　2]

退院への不安　＿＿＿＿点÷6　パーセンタイル値＿＿＿＿
7) 退院後に一人で過ごすことへの不安を表現にしたり，訴えたりする　[0　1　2]
8) 退院後の日常家事，身づくろいなどのセルフケアへの不安を表現したり，訴えたりする　[0　1　2]
9) 退院後の症状悪化への不安を表現にしたり，訴えたりする　[0　1　2]

ADL　＿＿＿＿点÷10　パーセンタイル値＿＿＿＿
10) 金銭管理ができない　[0　1　2]
11) 身なりを整えることができない　[0　1　2]
12) 自炊または食物の購入が困難　[0　1　2]
13) 大小便の始末ができない　[0　1　2]
14) すすんで入浴できない　[0　1　2]

問題行動　＿＿＿＿点÷8　パーセンタイル値＿＿＿＿
15) 口論や暴力がある　[0　1　2]
16) ささいなことで怒ったり，いらいらして抑えられなくなる　[0　1　2]
17) 無断離院以外の逸脱行為(病棟内の生活規則違反など)がある　[0　1　2]
18) 自傷，他害，触法，非行以外の迷惑行為を繰り返している　[0　1　2]

自閉的行動　＿＿＿＿点÷8　パーセンタイル値＿＿＿＿
19) 自分から人に話しかけられない　[0　1　2]
20) 集団行動に参加できない　[0　1　2]
21) 悩み事やわからないことを人に相談できない　[0　1　2]
22) 余暇時間は横になっていることが多い　[0　1　2]

身体合併症　＿＿＿＿点÷4　パーセンタイル値＿＿＿＿
23) 現在身体合併症があり自己管理ができない　[0　1　2]
24) 現在身体合併症がおさまっているが，退院すると再発の可能性がある　[0　1　2]

自殺企図の可能性　＿＿＿＿点÷4　パーセンタイル値＿＿＿＿
25) 希死念慮がある　[0　1　2]
26) これまでに自傷行為または，自殺企図がある(大量服薬やリストカットなど)　[0　1　2]

家族からのサポート　＿＿＿＿点÷6　パーセンタイル値＿＿＿＿
27) 家族が本人の同居を拒否している　[0　1　2]
28) 家族はいるが本人へのサポートがない　[0　1　2]
29) 本人が家族のサポートを拒否している　[0　1　2]
(注：ご家族がいない場合は，項目27～29は「あてはまらない」に○をしてください)

図12　退院困難度尺度

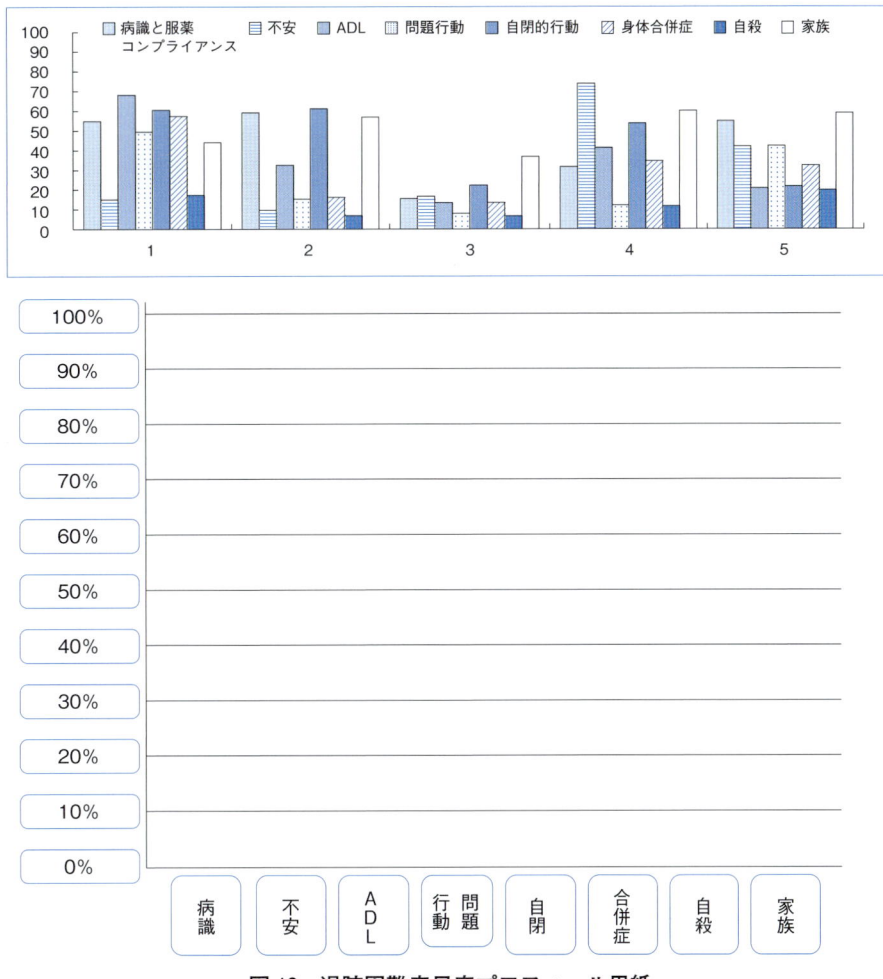

図13 退院困難度尺度プロフィール用紙

そして患者や家族もしていくことが必要である．「患者の妄想がよくならないから，退院は無理」という考え方は，こう着状態に陥りやすい．妄想で起こる障害をどうカバーできるのかが追求されると，結果的に本人の負担が減り，安全感が生まれて，それが患者の妄想にもよい影響をもたらす可能性がある．1つの原因（症状が悪い，家族が協力的でない，地域にアパートが少ないなど）で，退院困難を理解しようとすると，こう着状態になりやすく，ダイナミックな援助がうまくできなくなると思われる．

2 退院準備プログラムが有効なグループ

精神神経疾患委託費研究・退院促進班では，研究に参加した7施設で，研究期間中に，別項で詳しく述べられている退院準備プログラムが行われた．退院準備プログラム実施者は150名（参加群，平均年齢49.5±11.1，在院月数平均92.9±120.3）であった．そのうちプログラム実施1年後までの退院者は75名，入院継続は75名であった．一方，通常の入院治

	病識	不安	ADL	問題行動	自閉的	身体合併	自殺	家族
C1 複合的問題	54.33	14.83	67.8	49.5	60.13	57.5	16.75	44.5
C2 病識・服薬	59	9.5	32.3	15	60.75	15.75	6.5	57.1
C3 軽度	15.42	16.5	13.4	8.25	22.38	13.75	6.75	37
C4 不安・自閉	31.75	74	41.4	12.25	53.75	35	11.75	60.8
C5 問題行動	56	42.67	20.8	43	22	33	20	60

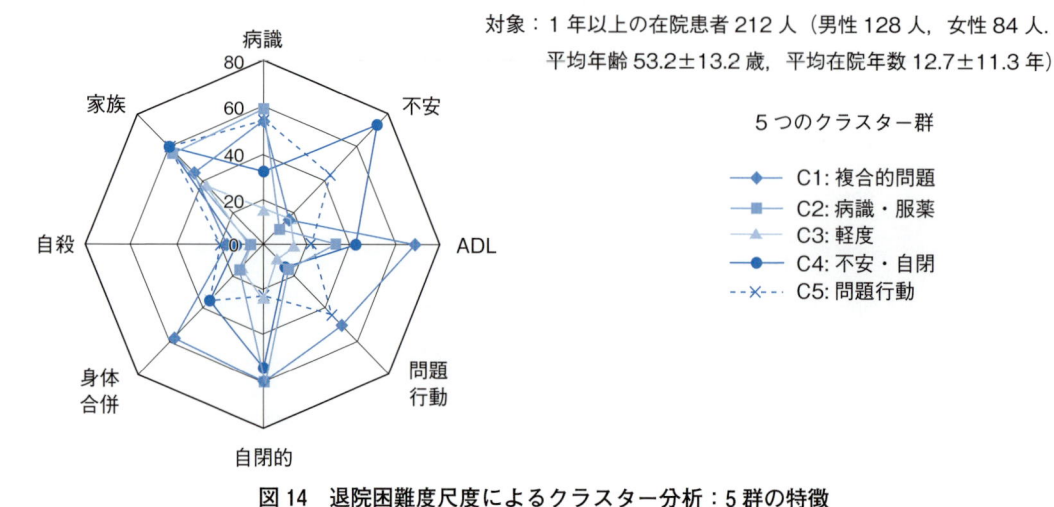

対象：1年以上の在院患者212人（男性128人，女性84人．平均年齢53.2±13.2歳，平均在院年数12.7±11.3年）

5つのクラスター群
- C1: 複合的問題
- C2: 病識・服薬
- C3: 軽度
- C4: 不安・自閉
- C5: 問題行動

図14　退院困難度尺度によるクラスター分析：5群の特徴

表14　退院困難度尺度の類型別の退院可能性

クラスターごとの退院数	退院準備プログラム参加者			非参加者		
	n	退院	クラスター毎%	n	退院	クラスター毎%
クラスター1	1	0	0.0	13	0	0.0
クラスター2	5	2	40.0	16	2	12.5
クラスター3	12	5	41.7	33	11	33.3
クラスター4	7	2	28.6	20	2	10.0
クラスター5	3	0	0.0	13	1	7.7
合計	28	9	32.1	95	16	16.8

療を行っていた204名(非参加群)においては，退院57名，入院144名であったため，χ^2検定を行ったところ，プログラム参加群のほうが有意に退院者が多い結果であった(χ^2値17.1，$p<0.05$，表15)．

　次に上記の対象者のうち，退院の困難度が増す在院1年以上の人に的を絞ると，参加群108名のうち，退院48名，入院継続60名であり，非参加群150名のうち，退院26名，入院継続121名であり，やはり参加群のほうが有意に退院が多かった($p<0.01$，表15)．これをさらに退院困難要因別に検討すると，クラスター2およびクラスター3で，参加群のほうが有意に退院したものが多く，クラスター5では参加群に退院が多い傾向が示された．すなわち，クラスター2(病識と服薬および自閉的行動困難群)，クラスター3(退院困難要因軽度群)，

表15 退院準備プログラム参加者(在院1年以上)の1年後転帰

	参加群 $n=108$	非参加群 $n=150$	t値
平均年齢	50.25（11.27）	53.95（13.46）	−2.331 ＊
在院月数	126.86（126.53）	154.41（136.93）	−1.645

	参加群	非参加群	χ^2値
入院継続	60	121	17.146 ＊＊
退院	48	26	

※非参加群3名に欠損値あり

クラスター別にみた退院数(退院困難度尺度評価を行っていたもののみ)

	参加群			非参加群			χ^2値
	n	退院	入院継続	n	退院	入院継続	
クラスター1	3	0	3	17	1	16	n.s.
クラスター2	8	4	4	27	2	25	7.882 ＊＊
クラスター3	27	16	11	43	15	28	3.994 ＊
クラスター4	15	5	10	35	5	30	n.s.
クラスター5	10	4	6	25	3	22	3.500 †
合計	63	29	34	147	26	121	18.328 ＊＊

†$p<.10$, ＊$p<.05$, ＊＊$p<.01$

およびクラスター5(病識と服薬・不安・問題行動困難群)においては，退院準備プログラムの効果が期待できることになる．これはこのプログラムでは服薬および症状自己対処スキルの獲得を大きな目的の1つとしているからだと思われる．

一方で，クラスター1(複合的な困難要因群)およびクラスター4(不安および自閉的行動困難群)については，プログラムの効果が示されなかった．先に述べたように，それぞれの困難要因に応じて，地域で迎える力を整備していく必要性が高いものと考えられる．

3 退院困難度尺度による評価例

a クラスターごとの症例の経過と評価結果

1 クラスター1(複合的な困難要因群)

<事例1>
- Aさん：60歳代後半・女性・統合失調症・入院期間5年
- 臨床像：強固な妄想が残存しており，入院中も度々服薬を拒む．アパートで単身生活をしていたが，過去に5回入退院を繰り返している．いずれも服薬中断によるもので，近隣への迷惑行為，自殺企図歴もある．関節リウマチがあり歩行も不安定であることから，院外へ出ることはない．本人も身体的な面での不安が強く，退院には消極的である．
- 家族：家族は兄一人．今までの本人の経過と現在の本人の年齢から，入院継続を希

望している．
● 退院困難度尺度プロフィール（図15）
　病識と服薬：7
　不安：3
　ADL：7
　問題行動：5
　対人関係：2
　身体合併症：4
　自殺：1
　家族：4
● 経過
　病識がなく院内でも服薬拒否があること，本人も家族も退院の

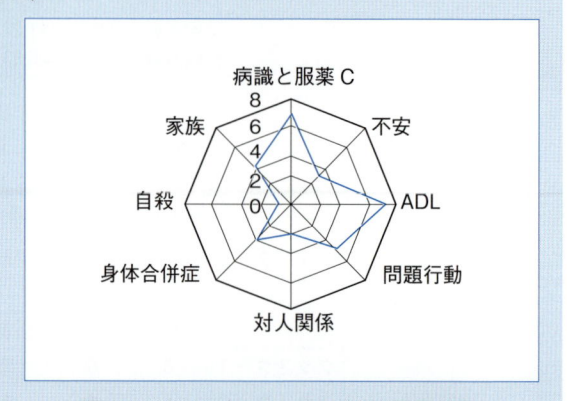

図15　Aさん（クラスター1）の評価結果

希望がないこと，高齢でありかつ身体的な面で見守りの必要性が高いことから，支援者側の退院に向けての介入ポイントが見出せずに経過する．年齢も高いことから，保護的な環境での生活が望ましいとの判断となり，精神科病院での療養を継続中である．

なお，残念ながら複合的な困難要因群で地域移行を果たした方は今のところいない．これは，精神障害者への対応ができる入居施設のほとんどが利用期限を区切っていること，身体面でのサポート機能が備わっていないことなど，適切なケアサポートを受けられる施設がない現状に起因したものである．例えば，24時間ケア付きの永住型グループホームなど，地域ケアの進んでいる欧米諸国で工夫されている，困難要因の高い人のためのハイサポートの住居プログラムがあれば，退院可能であると思われる．特に高齢の方や身体困難要因の高い方は，このようなサポートが必要である．わが国における長期入院者のうち，クラスター1に属する人も一定割合は含まれると考えられるため，このような方々の地域生活を実現させるためには，制度面での整備が求められる．

2　クラスター2（病識と服薬および自閉的行動困難群）

＜事例2＞
● Bさん：40歳代前半・男性・統合失調症・入院期間3年
● 臨床像：過去に5度の入院歴あり，すべて非自発的入院で，警察や民間救急の介入も経験している．根強い妄想があり，「自分が入院している理由がわからない」と職員に食ってかかることが過去に何度もあり，職員と良好な関係性を維持するのが難しい．自分なりの好きなことはできるが，他患との交流はほとんどみられない．
● 家族：要介護状態の母と弟がいる．「本人が自分の意思で薬を飲んでくれさえすればいいんだけれど，それができないようでは，退院は無理ですね」と語る．

● 退院困難度尺度プロフィール（図 16）
病識と服薬：7
不安：0
ADL：2
問題行動：0
対人関係：4
身体合併症：0
自殺：0
家族：1

● 経過
　退院準備プログラムをきっかけとし，地域生活移行に向けての関わりがスタートする．プログラムによって病識が劇的によくなったとはいえないが，服薬への意思が表明されたこと，また，プログラム内での宿題のやりとりなどの過程で職員との関係性がある程度構築され，退院後の生活・支援体制について一緒に考えることができるようになったことが退院への展開に大きな役割を果たした．以上の変化から，家族も退院に同意，訪問看護やデイケアなどのサービスを活用し，関わり開始から約 2 年後，単身アパート生活を開始することができた．

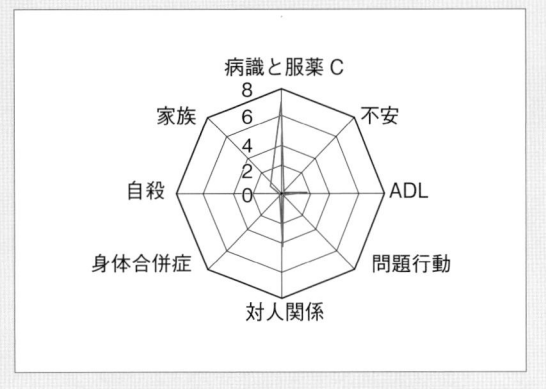

図 16　B さん（クラスター 2）の評価結果

3 ┃クラスター 3（困難要因軽度群）

＜事例 3＞
● C さん：60 歳代後半・男性・統合失調症・入院期間 6 年
● 臨床像：今回の入院は 2 回目．人生に自暴自棄になり「もう，どうなってもいい」と怠薬し，幻聴が活発化．苦しさから逃れるため自宅に火をつけ，措置入院となった．入院後はすぐに落ち着き，自分の病気への理解もあった．院内の友人を誘って外出するなど，生活を楽しむ能力も持っている．若くはないことから，職員の見守りのある環境である救護施設を申し込んでいたが，待機期間が年単位で，本人は「施設ではなく一人暮らしをしたい」との希望を持つようになっていた．
● 家族：両親兄弟ともにおらず，親戚付き合いをしていたおじがいる．本人の今後を案じてくれてはいるが，積極的サポートを望むことは難しい．
● 退院困難度尺度プロフィール（図 17）
病識と服薬：1
不安：0
ADL：1
問題行動：0
対人関係：0

身体合併症：2
自殺：1
家族：4

●経過
退院準備プログラムに参加．もともと病識のある方ではあったこともあり，プログラムの進行とともに，退院に向けての準備も具体的に展開していった．
60代後半という年齢で，スタッフ側には「この年齢で単身生活をスタートさせるのはどうなのか」との心配の声も聞かれたが，本人の強い希望もあり，また，もともと単身生活を長く経験していた実績もあることから，地域生活支援センターなどの協力を得つつ，関わり開始から4カ月後，アパート単身生活へと移行することができた．

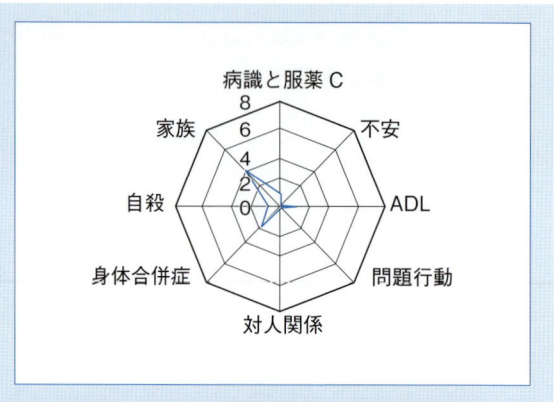

図17　Cさん（クラスター3）の評価結果

4　クラスター4（不安および自閉的行動困難群）

＜事例4＞
● Dさん：50歳代後半・女性・統合失調症・入院期間30年
● 臨床像：普段は目立たないが根強い被害妄想があり，また，自分の思い通りにならないことを被害的に解釈する．喫茶店や映画など自分の好きなことはできるが，病院のプログラムには一切拒否的．追跡妄想もあり，「病院は安全」と固く信じているため，病院以外での生活には強い不安があり，退院の話題が出るたびに不穏状態となる．
● 家族：姉が一人．「いまさら退院なんて無理．食事を作ることすらできないでしょ．」と，退院には反対．
● 退院困難度尺度プロフィール（図18）
病識と服薬：4
不安：5
ADL：1
問題行動：3
対人関係：4
身体合併症：2
自殺：1
家族：4

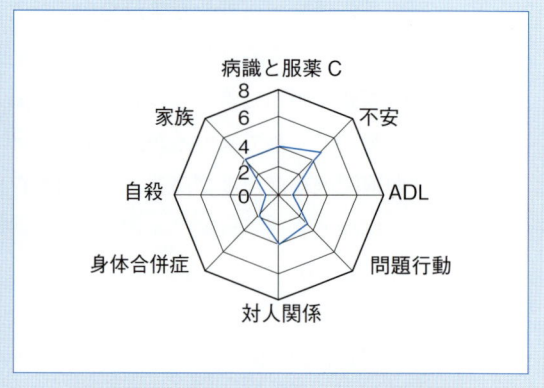

図18　Dさん（クラスター4）の評価結果

●経過

　ソーシャルワーカーのことを「退院させる人」と認識しており，挨拶すら回避する状態からのスタートであった．その後，病棟の仲間が続々と退院するのを目の当たりにし，少しずつ退院をテーマにする面接が可能になってくる．関わりの開始から1年半後，退院準備プログラムへの参加が実現．主治医から「入院している以上，治療が必要だ」と本人に説明し，しぶしぶの参加であったが，終了時の感想の場面では「参加してよかった」と涙ぐむ場面もみられた．地域の退院促進事業とも連携し，ピアサポーターとともに退院に向けての準備を始める．退院の話が具体化するにつれ，約束をドタキャンしたり，主治医に対して被害的になったりするなど，「揺れ」がたびたびみられた．「強く背中を押す役割」と「やさしく受け止める役割」を職種間で分担し，本人を後押しすることをあきらめずに続ける．退院準備プログラム参加から3年後，精神科グループホームへ退院となった．

5 クラスター5（病識と服薬・不安・問題行動困難群）

＜事例5＞

- ●Eさん：60歳後半・男性・統合失調症・入院期間35年
- ●臨床像：電波体験が強く「みんなのは妄想だけれど，自分のは本当なんだ」と主張する．「自分は病気ではない」という反面，「病院は安いし，安全だから，ずっとここにいたい」と．また，外出先でアルコールを摂取したり，他患へ暴言・暴力をはたらくなど，問題行動がたびたびみられ，そのたびに主治医による指導が繰り返されていた．
- ●家族：姉と弟がいる．「本人の好きにさせれば」と，積極的サポートは期待できない状況．
- ●退院困難度尺度プロフィール（図19）

　病識と服薬：8
　不安：3
　ADL：0
　問題行動：2
　対人関係：0
　身体合併症：2
　自殺：0
　家族：3

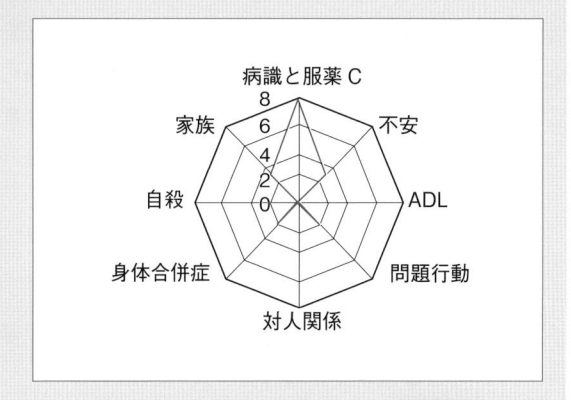

図19　Eさん（クラスター5）の評価結果

●経過

　退院準備プログラム参加により，退院に向けての関わりをスタートする．プログラム内で妄想の内容に触れると，「自分のこの体験は，絶対に妄想

ではない」と、頑なさは変わらなかった。一方、眠れないことが続くと精神状態が悪化するなど、その他の部分での症状理解はできていった。症状チェックリストへの記入も順調に展開し、服薬自己管理も行えるようになる。「自分は年だし、スタッフに見守ってもらえる環境がいい」と希望し、参加から1年半後、養護老人ホームへと退院した。

b 退院準備プログラムが有効であった症例

　研究班での解析では、クラスター4(不安および自閉的行動困難群)についてはプログラムの効果が示されないという結果であった。しかし、実際の臨床場面での経験では、本人の不安が強いケースでも、プログラムに参加することでどんどんと本人が変わっていくという実感がある。先の事例のDさんもそうであるが、プログラムを3カ月間参加し続けることで得られる本人の達成感は自信へつながるものである。ただし、これらの群の人々は極度の不安を持っているため、退院の話が進むにつれ「症状の揺れ」が生じてしまう。そのときにスタッフがどう受け止められるのかが肝になるのではないだろうか。本人の不安が強い場合は、退院までにはとても時間がかかる(当院の経験では3年、4年とかかる方もいる)ことを前提に、本人の可能性を信じて、根気強く、粘り強く関わりを継続していく必要があるだろう。退院準備プログラムは、地域生活の実現という「大きな波」を乗りこえるための、貴重な「さざ波」を起こす役割を果たしているのである。

　退院準備プログラムを効果的に実施するためには、プログラムを軸にし、主治医、看護師、作業療法士、ソーシャルワーカーら各職種が適切なタイミングで的確な対応・介入がはかれることが肝心である。そのために、毎セッション終了後のアフター・ミーティングでのアセスメントと課題整理などの情報を、病棟やセッションに参加していなかった担当スタッフへ確実に伝達することが求められる。特に看護スタッフは交替制勤務であり、情報伝達の面での工夫が必要となる。また、受け持ち看護師だけではなく、病棟スタッフ全体での課題を共有することも大切である。例えば、本人のプログラムの参加を強化していきたい場合、受け持ち看護師だけが「頑張っているね」と称賛するよりも、病棟のスタッフがかわるがわる労うことで得られる効果の方が高くなるだろう。なお、退院準備プログラムを運営する際のポイントは、第2部Ⅲ章(⇒81ページ)で詳しく触れているので、そちらを参考にされたい。

<事例6>
- Fさん：60歳代前半・男性・統合失調症・入院期間43年
- 退院先：精神科グループホーム
- クラスター4(不安および自閉的行動困難群)
- 臨床像：陰性症状が強く、身の回りのことはできるが、他患との交流も乏しく、病棟のプログラムや作業療法には「自分は無能ですから」「対人関係のトラブルがある」

(実際はトラブルは全くない)と言って，消極的な態度．買い物は得意で，いろんなところを歩き回り，安くていいものを探して購入してくることができる．

● **家族**：母(認知症)，姉，妹がいる．「もう40年以上も病院にいるんです．いまさらかわいそうですよ．」と退院には反対．

● **退院困難度尺度プロフィール**

(図20)

病識と服薬：3
不安：8
ADL：3
問題行動：0
対人関係：2
身体合併症：0
自殺：0
家族：5

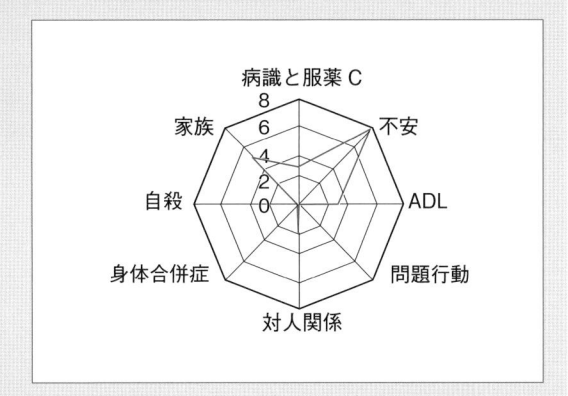

図20　Fさん(クラスター4)の評価結果

● **プログラムの効果**

①退院先についての本人の気持ちの変化

　プログラム参加前は「自分は養老院ぐらいにしか行けない」と述べていたが，現実的な退院先候補の見学をくり返すことで，プログラム終了時点では「福祉ホームあたりを考えてみます」と言うことができるようになった．

②家族の気持ちの変化

　プログラムの参加の様子を職員から家族へ定期的に連絡をすることで，本人の頑張りが伝わり，退院についての話題を一緒に考えていくことができるようになっていった．

③「仲間意識」の芽生え

　グループホームへのお試し外泊時に，あまりの不安で震えが止まらずに帰棟するということがあった．スタッフは，本人がもう退院したくないと言い出すのではないかと案じていたが，本人から「みんなも頑張っているし，もう一度やってみます」と再チャレンジの意志が述べられた．グループ全体で退院に向けてがんばるという構造が，本人に勇気を与えたものと考えられた．

④本人の自信度のアップ

　「自分は無能」が本人の口癖で，そもそも自尊心がとても低い方であった．プログラム参加前には「地域生活への自己効力感尺度」の点数が77点であったが，終了後には136点と2倍近くになっていた．口には出さないが，地域生活に向けての自信がついてきたことが示された．実際，グループ内で自分の意見を言えるようになったり，声の大きさも少しずつ大きくなったりと，スタッフの目から見るとどんどんと変化していく様子がうかがえた．

●**支援者に求められること**

　以上のような変化を「ささいなもの」と受け止める方もいるかもしれない．しかし，小さな変化を見逃さずタイミングよく適切な関わりをしていくことで大きな変化につながっていく．たとえば，今まで無表情だった方の口角が少し上がった，これだけでも立派な変化である．本人の変化の可能性は支援者次第である部分もあることを念頭におき，日々の支援に臨む姿勢を大切にして欲しい．

（伊藤明美，佐藤さやか，池淵恵美）

III 退院支援プログラムの実施

1 これまで国内で実施されてきた退院促進活動と今後必要と思われるプログラム

わが国では，これまでも多くの医療機関，地域の支援機関などによって退院促進活動が実施されており，さまざまな成果が上がっている．ここでは，心理社会的な支援方法を用いて行われており，なおかつ論文などで報告されている退院促進活動を中心に「医療機関独自の取り組み」「海外の臨床活動や先行研究を参考とした取り組み」「行政を中心とした取り組み」に分類し，項目ごとに活動の例を紹介する．

a 医療機関独自の取り組み

富山県にある私立の精神科病院である谷野呉山病院は病院独自の臨床活動として，長期在院の統合失調症患者に対する社会復帰活動を行ってきた．わが国の精神科リハビリテーションや地域精神医療における先駆的存在といえる病院である．岡田ら[1]によれば，同院では外来診療所を軸として，本格的な地域移行の準備段階としての住居である「ハーフウェイハウス」，デイケア，作業所などを配置し，患者はそれぞれのニーズにあったサービスを選択して地域生活が送れるようなシステムが作られている．このような住居確保と複数の支援サービスをネットワーク化するシステムの利用が進む過程で，谷野呉山病院では病院独自の社会復帰プログラムも実践している．このプログラムは1993年に実施された「あすなろ会」と名づけられたプログラムである．岡田ら[1]によれば，「あすなろ会」は，①調理や買い物の指導，②金銭感覚の養成，③社会生活に関しての経験，④退院後の生活に関するミーティング，の4点を主なテーマとして設定し，週1回，全12回で行うプログラムとなっている．岡田ら[1]は，これら住居確保・地域での支援システム・院内の社会復帰プログラムなどの活動を総括し，その意義として，退院できる患者の層が広がったことと入院患者の退院への意欲を向上させ，疾病そのものの治療効果が向上したことの2点を挙げている．

大阪府にある私立の精神科病院であるさわ病院は，1986年より社会復帰活動に取り組んでいる[2]．さわ病院における活動も家族や地域の受け入れの悪さから，病院が独自に住居確保→退院した人の地域生活を支えるための訪問看護など支援システムの構築，という流れになっており，これは谷野呉山病院のケースとほぼ同様である．ただ，さわ病院において特徴的なのは，患者の地域生活の受け皿として開拓していった住居種別の多彩さである．澤[3]は，こうした患者一人ひとりのニーズに合わせて，大阪府豊中市という大都市の中で機能の違う複数の住居を開拓していった過程を紹介し，これらの過程を「ゲリラ的共同住宅の展開」と呼んでいる．またこれらの社会復帰活動の効果として澤[4]は平均在院日数の減少や10年以上入院していた患者の退院数の増加を報告している．

b 海外の臨床活動や先行研究を参考とした取り組み

　野田ら[5]は東京都にある東京武蔵野病院で1989年から実施された「東京武蔵野病院精神科リハビリテーションサービス」(Musashino Hospital Psychiatric Rehabilitation Service：MPRS)について紹介している．MPRSはイギリスのケンブリッジ市やカナダのバンクーバー市の精神保健サービスからアイデアを得て始まったものであり，①短期入院，早期退院，②再発・再入院の予防，③地域生活での安定，の3つを目標として設定している．具体的には，①多職種によるカンファレンスでの治療方針の決定，②地域精神科看護師の設置，③病棟看護師と地域保健師の共同訪問看護，④東京都障害者職業センターとの協力体制の確立，⑤患者が医師面接を自由に要求できる制度の立ち上げ，⑥定時処方箋のコピーを患者全員に持たせ，薬物治療に関してあらゆる質問に応じられる制度の立ち上げ，⑦生活に関する決定はできる限り患者本人が行い，スタッフはアドバイザーに徹する関わり，に取り組んだ．またこうした治療の枠組み・システムのあり方に関する取り組みのほかにも，患者への直接の関わりとして服薬に関する心理教育や社会生活技能訓練(social skills training：SST)，住居の確保なども行った．野田ら[5]は，これらの取り組みのうち，①〜④によってそれまで退院困難と思われていた患者の退院可能性を掘り起こすことができ，⑤〜⑦によって患者自身に主体的に治療に参加するという機運が生まれ，患者の無気力や受動性が日々変化していったと述べている．また，林ら[6]はMPRSの活動の成果として入院期間の短縮を報告している．

　水野ら[7]はoptimal treatment project(OTP)を用いた統合失調症を持つ人の地域生活支援のあり方を紹介している．OTPとは「統合失調症の治療における効果的で効率のよい臨床プログラムを発展させ，統合失調症に対する早期介入と，統合失調症の諸症状の解消あるいは生活障害やハンディキャップの解消に至るまでの，各時点各状況において最も適切な治療を提供することを目指すリハビリテーション・プログラム」である．具体的には①患者・介護者双方についての生物医学的・心理社会的両面からの持続的・包括的なアセスメント，②服薬管理や早期警告サインについての教育や訓練を伴った理想的用量の抗精神病薬の処方，③患者や援助者に対しての，精神障害の病態・生理や治療についての心理教育，④地域社会で生活する際のストレスへの対処の助けとなるような問題解決能力の強化，⑤社会生活技能訓練(SST)の実施，⑥解決されていない個別の問題，たとえば陽性・陰性症状，不安，抑うつ気分，怒りの管理，睡眠障害などに対する，特異的な生物医学的・心理社会的治療戦略，⑦多職種からなるチームに全家族員を統合し，各ケースに至適なプログラムを展開する，といった視点や方法を用いた支援を行う．三浦ら[8]や高橋ら[9]はOTPを用いることによって，患者自身のコミュニケーション能力や問題解決能力の向上が期待できるだけでなく，家族に「積極的傾聴(active listening)」という技法を教示することによって，地域生活において患者と家族との間に起こりがちな葛藤を回避できることを報告している．

C 行政を中心とした取り組み

1 精神障害者を対象としたケアマネジメント

　黒田[10]によれば，ケアマネジメントとは，地域で生活する障害者や高齢者を支援する方法として1970年代以降，世界的に発展しているものであり，利用者のニーズに沿って，そのニーズを充足あるいは解決するために，必要な社会資源の活用を援助に組み込みながら，継続的に支援する一連の過程および機能を意味している．1998年には厚生労働省研究班の活動を元に精神障害者を対象としたケアガイドライン[11]が策定されている．本ガイドラインでは，ケアマネジメントを①ケアマネジメントの導入，②アセスメント，③ケア計画の作成，④ケア計画の実施，⑤実施効果の評価，⑥終了と事後評価，の6つの段階の過程として示している．さらに，黒田[10]はこれらの過程を経てケアマネジメントを実施する際に含まれるべき機能として，①相談と助言(counseling)，②援助を利用者の生活の場に出かけて行うこと(out-reach)，③利用者の代弁と権利擁護(advocacy)，④エンパワーメント(empowerment)，⑤必要な社会資源の動員，開発や制度化への働きかけ(social action)を挙げている．

　これらのケアマネジメントは上述の精神障害者ケアガイドラインに基づいて同年より国による試行事業が開始された．しかし今日までに，高齢者を対象としたケアマネジメントのように全国のすべての地域で実施できる体制とはなっておらず，今後も普及のための努力が必要である．

2 包括型地域生活支援プログラム(assertive community treatment：ACT)

　ACTは，わが国では包括型地域生活支援プログラムなどと呼ばれるケアマネジメントの発展的な一形態である．坂下[12]によればACTでは①多職種によるチームアプローチ，②スタッフ1名に対して利用者は10～12人にとどめる，③チーム全体がすべての利用者の情報について共有したうえで，ケアを分担して担当する，④利用者が生活している場面での相談・支援を原則とする，⑤必要な保健・医療・福祉サービスの大部分を，チームが責任をもって直接提供することで，サービスの統合性をはかる，⑥1日24時間，365日対応で危機介入にも応じる，⑦サービスの期限を原則として設けない，⑧必要なときに，必要な場所で，必要なサービスを提供する，という柔軟な対応を行う，といった包括的なサービスが実施される．2004～2007年にかけては，厚生労働省研究班によって無作為割付試験(RCT)のデザインでわが国の患者を対象とした効果検討が行われている．この結果，入院日数の低減に一定の成果を挙げ，総コストは対照群とほぼ同等ながら入院費を抑制することで対照群に比してよい費用対効果を示すことが示唆されている[13]．現在は，上記の研究が実施された千葉県市川地域をはじめ，京都，仙台，岡山などいくつかの地域で臨床活動の一環として実施され，定着しつつある．以上のように，ACTは今後，わが国が地域精神保健システムを構築していくにあたり非常に有効な技法の1つである．ただ先に述べたように，ACTは従来の精神科訪問看護などと比較してより多くのマンパワーと濃厚な直接サービスを特徴としている．これは，対象者としてかなり重症なケースを想定しているためである．英米の脱施設化の歴史を見ると，地域精神保健センターにおける心理社会的な

サポートや集中的ケースマネジメント(intensive case management model：ICM)といった手法では対応しきれなかったケースへのサービスとしてACTが開発され，発展してきた経緯がある．わが国においてもすべての精神障害者にACTを提供するという体制というよりは，重症度の程度によっていくつかの支援段階を設定し，最も重症で手厚い支援が必要な人にACTを提供する，という体制が現実的ではないかと思われる．

3 ▎大阪府における社会的入院解消研究事業

大阪府の社会的入院解消研究事業は，1999年に行われた大阪府精神保健福祉審議会の答申を受けて事業化された取り組みである．この取り組みで特徴的な点は「退院促進事業」において専従の「支援職員」が，マンツーマンで入院中の対象者が作業所などへ外出する際に同伴し，病院と地域社会資源とのつなぎ役をとるといった支援を行ったことである．大島[14]によれば「支援職員」は地域生活支援センターに配置された職員が担当し，退院から地域定着まで6カ月にわたって支援することになっている．具体的な支援としては①事前面接，②外出支援，③情報提供，④退院後のフォロー，⑤関係機関調整などを行うが，これらの支援はいずれも「病院から地域に出す」支援ではなく「地域から病院に迎えに行く」支援であった．米田[15]は，入院患者と地域の機関に相談できる関係作りができた，長期入院患者の退院に対する不安が軽減された，退院への意欲が促進された，といった効果があったと述べている．また2000～2001年の2年間に66人に対して支援を行った結果，35人(53.0％)が退院したことを報告している．大島[14]によれば，この大阪府の事業は全国に拡大しており，今後地域で地域生活支援センターを基盤に，医療と連携して行うケアマネジメントのモデルになりうる取り組みと考えられる．

d 今後，わが国の退院促進活動に必要と思われるプログラム

以上のように，国内の既存の退院促進活動を概観すると，民間病院独自の取り組みや海外の先行研究を参考に行われた病院単位の取り組みは，いずれも住居確保などの居住サービスと患者に直接働きかけて状態の変化を促すSSTや心理教育などの直接サービスが備わっており，この両者の間を取り持つ連携サービスが連絡調整を行うことによって，患者を中心とした支援のネットワークが構築されていた．ただ，ここで実施されている連携サービスは同じ法人内の連絡調整にとどまるなど，事情の異なる地域や施設を超えて実施するには困難も多いと思われた．こうした取り組みののちに，やや遅れる形で国や自治体による取り組みが始まっている．国や自治体の取り組みは，地域や施設を超えても実施可能な標準的な支援方法を示すことができる，という点がメリットであるが，これまでのところACTを除くと住居確保などの居住サービスとケアマネジメントなどの連携サービスが主となっており，直接サービスの部分がやや手薄な印象がある．また，国や自治体による取り組みの中で，唯一地域における直接サービスの提供を前提としているACTは，必要とされるマンパワーやサービスの濃厚さの点で対象者がある程度限られることが考えられた．

つまりわが国においては，①全国で実施可能である，②直接サービスを用いている，③ACTと比べてより広い対象者に提供できる，といった条件を満たす退院促進のあり方を

示した研究・臨床活動はほとんどないといってよく，こうしたプログラムを開発することが必要と考えられた．

2 精神障害をもつ人のための退院準備プログラム

a 「地域生活への再参加プログラム」の改訂

英米の脱施設化の過程で行われてきた臨床活動を概観すると，直接サービスを用いた退院支援のためのプログラムをシステマティックに実施してきた研究グループの1つとしてUCLAのLibermanらのグループが挙げられる．彼らはICMやACTを補完する形で1970年代から活動をはじめており，これらの活動から得られた知見をもとに1980～1990年にかけてUCLA Social and Independent Living Skills Program（社会での自立生活プログラム．以下，SILSプログラム）[16]を開発している．SILSプログラムやその前身のプログラム群は心理教育とSSTを中心とするスキルトレーニングで構成されており，厳密にコントロールされた研究計画によって治療コンプライアンスや社会的機能の改善が期待できることが示唆されている[17,18]．

わが国では，熊谷ら[19]がSILSプログラムの中でも退院支援に特化したプログラムである地域生活への再参加プログラム[20]の日本語版についてRCTデザインによる効果検討を行っている．この結果，同プログラムはわが国の対象者において，疾病に関する知識や社会的活動性，言語に関する要因の向上に効果があることを報告している．

これらのことから，退院支援のための直接サービスとして全国の病院で標準的に実施可能なプログラムを開発する際に，同プログラムを土台とすることは意義あることと考えられる．

ただ，当然のことながら地域生活への再参加プログラムは米国の精神保健医療福祉の制度や環境を前提としている．例えば米国の精神科における入院期間は1週間程度のことが多く，プログラムはこの短い入院期間の中で実施されることが前提になっている．地域生活への再参加プログラムの日本語版は基本的に原版の使用ツールや実施方法を踏襲しているが，本研究やわが国の退院促進の対象者が長期入院患者であることを考えるとこれまで国内で行われてきたプログラム群などを参考により使いやすいものに改訂する必要がある．

そこで厚生労働省精神・神経疾患研究委託費「精神科在院患者の地域移行，定着，再入院防止のための技術開発と普及に関する研究」（略称「退院促進研究班」，主任研究者：安西信雄）では，地域生活への再参加プログラムを現在のわが国の長期入院患者のもつ退院に関連する要因に対応する形式や内容に改訂した．主な改訂点は下記のとおりである．

1 長期入院患者の利用を前提とした改訂

米国における地域生活への再参加プログラムの対象者は1週間程度の入院であるため，入院によって食生活や金銭管理などのスキルが落ちてしまうことはない．しかしわが国の入院患者は長期におよぶ入院によって日常生活に関するスキルも低下しがちである．そこ

で谷野呉山病院の「あすなろ会」を参考に，地域生活を送るうえで非常に重要な食生活管理（栄養摂取に関するごく基本的な考え方，レトルト食品と電子レンジで調理する方法）と金銭管理（1ヵ月単位で自分で小遣いを管理する方法）に関するセッションを新たに開発し追加した．

　また，地域生活のイメージを持ってもらい，少しでも慣れてもらうことを目的としてグループホームや作業所，地域生活支援センター，市役所，図書館，100円ショップなど入院中は縁がないが，地域生活をするうえでは頻繁に利用するであろう施設を実際に訪れ，利用の練習などを行うセッションを追加した．

　さらに，地域生活への不安感を和らげるため，同じ病棟からすでに退院し現在地域で生活している「先輩患者さん」を病院に招き，現在の生活での楽しみや工夫，地域生活に対する心配事など参加者がなんでもインタビューできるセッションを追加した．

2 ▌わが国の精神保健医療福祉の現状を踏まえた改訂

　地域生活への再参加プログラムでは地域生活のための社会資源として「教会」「YMCA」など日本の精神科医療保健福祉の現場にはなじみのない施設が挙げられており，これが地域生活への再参加プログラムでもそのまま使われていた．このため，該当する表現をすべて見直し，新たに日本における社会資源（グループホーム，作業所，職親）や制度（自立支援法など）の説明を追加した．

　また，ビデオ映像に出てくるグループ実施場所が応接室のような部屋であったり，診察場面で医師と患者が肩を抱き合ったり，それぞれの俳優がオーバーアクションであったり，といった日本の精神保健医療福祉の現場となじみのない場所や個人の反応がビデオ映像の中に数多くみられた．このため，シナリオの骨格は維持しつつわが国の診察室や病棟などの雰囲気を模した場所で日本人俳優によってビデオ映像を撮り直した．

　さらに，同プログラムは，米国の入院期間がおおむね1週間以内であり1日に2セッションなど短期間に頻回なセッションを実施することから，毎回のセッションに宿題は設けられていなかった．しかしわが国の医療機関において1つのプログラムを定期的に実施する場合，1週間に1〜2度の実施がもっとも現実的と考えられた．このため，セッションの間に対象者やスタッフのモチベーションが下がらないよう毎回のセッション後に「宿題」として取り組むべき課題を設定した．

3 ▌プログラムツールの使いやすさを向上させるための改訂

　地域生活への再参加プログラムのリーダー用マニュアルはセッション実施時の要点のみが記述されており，グループに不慣れなスタッフがマニュアルのみでセッションを実施することは困難であった．このため，セッション中の発言内容を自然な話し言葉を用いたせりふとして記述し，グループ運営に慣れないスタッフでもマニュアルを読めばリーダーが担当できるよう改訂した．

　また，参加者用ワークブックは翻訳書のようなテキストベースの体裁であり，特に50歳代以降の中高年の参加者には親しみが持ちづらいのではないかと推察された．そこで文字を大きくし，イラストを多く取り入れるなどユーザーフレンドリーな体裁になるよう改訂した．

表 16　退院準備プログラムの目次

病院内で実施するセッション（合計 17 回）	
1．プログラムの導入	10．薬の効果を評価する
2．地域生活のオリエンテーション（その 1）	11．ストレスへの対処法
3．慢性の精神障害の症状と薬の効果	12．薬の問題点を解決する
4．退院準備	13．薬の副作用を解決する
5．地域生活のオリエンテーション（その 2）	14．再発の注意サインを見きわめる
6．毎日のスケジュールの立て方	15．注意サインを監視する
7．食生活の管理	16．緊急時の対応策を地域で実践する
8．金銭の管理	17．全体のまとめと修了式
9．薬は再発を予防する	
病院内・外で実施する「実践編」（合計 7 回）	
1．居住施設を見に行ってみよう	5．金銭管理の練習をしてみよう
2．役所を見に行ってみよう	6．近くの公共施設に行ってみよう
3．通所施設を見に行ってみよう	7．生活必需品を準備してみよう
4．自分で食事を準備してみよう	

さらに，ビデオ映像でもポイントとなる事柄を字幕で表示するなど，見ている参加者がわかりやすく，最後まで集中して参加できるよう改訂した．

以上の改訂を行った新たなプログラムを「精神障害をもつ人のための退院準備プログラム」（以下，退院準備プログラム）[21]とした．退院準備プログラムの目次を**表 16**に示す．

b　退院準備プログラムを実施した際の効果

このように改訂したプログラムの効果については，厚生労働省精神・神経疾患研究委託費退院促進研究班によってさまざまな検討が行われている．前項（第 2 部Ⅱ．退院困難要因の評価）の「2．退院準備プログラムが有効なグループ」（⇒71 ページ）でも研究に参加した 7 施設に研究実施期間中に入院していたものの中では，プログラムに参加したもののほうが，しなかったものよりも退院した割合が有意に多かったことを報告した．ただ，この検討はプログラムに参加したものとしなかったものの年齢や入院期間などをマッチングさせておらず，より確実に効果を確かめるためには，これらの要因を釣り合わせたうえで検討を行うことが必要と考えられた．

そこで同研究班では下記のように RCT による検討を行った．

1　分析 1
①対象

厚生労働省精神・神経疾患研究委託費退院促進研究班に参加した全国 7 カ所の病院（国立病院 5 病院，民間病院 2 病院）に研究実施期間（2004〜2008 年）に入院していた統合失調症患者で研究参加に対し，文書によって参加の同意が得られたもの男性 50 名，女性 33 名，合計 83 名（平均年齢：56.64 ± 12.13 歳，平均在院月数：152.02 ± 134.65 か月）であった．これらの対象者は無作為割り付けによって退院準備プログラム参加群（以下参加群，43 名）と対照群（40 名）に群分けされた．

②方法

最初に 2 つの群の等質性の検討を行うため，群を独立変数，年齢，在院月数，精神症状

表17 退院困難要因5因子に含まれる項目(概要)

因子名	項目が含まれていたもとの尺度名	項目内容(注1)
病棟看護師から見た退院困難要因	退院困難度尺度	服薬の必要性を自覚していない 治療という枠組み全体を否定し,その必要性を自覚していない(治療必要性の自覚) 場にふさわしい行動がとれない 本人にとっての現実的な課題に取り組もうとしない 他人に対して思いやりに欠けるところがある 悩み事や分からないことを人に相談できない 人の話を最後まで聞けない 自力では生活のリズムが保てない 身なりを整えることができない 金銭管理ができない 集団行動に参加できない 自炊または食物の購入が困難 多飲・過食・拒食・飲酒など健康を損なう行動がある 家族はいるが本人へのサポートがない ほか
陰性症状など周囲との関われなさ	BPRS[*1]	情動的引きこもり 情動の平板化 概念の統合失調 運動減退 奇妙な態度 不自然な思考内容 ほか
敵意・興奮・猜疑心	BPRS	敵意 興奮 猜疑心 誇大性 ほか
セルフエフィカシー	SECL[*2]	約束どおり病院へ通う 規則的な生活を送る 日中,職場・デイケア・作業所・仲間との集まりの場所に出かける 処方された薬をきちんと飲む 病気が悪くなりかけたら,病院へ行く 悩み事や心配事を,友人や家族に相談する ほか
身体合併症	退院困難度尺度	現在身体合併症がおさまっているが,退院すると再発の可能性がある 現在身体合併症があり自己管理ができない

[*1] BPRS：Brief Psychiatric Rating Scale(簡易精神症状評価尺度)[22]
[*2] SECL：Self-Efficacy for Community Life Scale(自己効力感尺度)[24]
注1：因子の内容をイメージしやすい項目を抜粋した
注2：上記の退院困難要因は，退院促進研究班において回帰分析など多様な分析を実施するため，既存の臨床評価尺度の項目をあえて同時に因子分析にかけて抽出したものである．読者が臨床現場でプログラムの効果検討を行う際には，上記の因子よりももとの臨床評価尺度(退院困難度尺度，BPRS，SECL など)をそのまま使用することをお勧めする

を従属変数としたt検定を行った．その後，プログラムの効果検討を行うため，群と時期を独立変数，退院促進研究班の検討によって明らかとなった退院困難要因5因子(「看護師からみた退院困難要因」「陰性症状など周囲との関われなさ」「敵意・興奮・猜疑心」「セルフエフィカシー」「身体合併症」)を従属変数として二元配置分散分析を実施した．従属変数と

表18 分析1(研究参加者すべてが分析対象)の群と時期における分析対象者の退院困難要因5因子の平均値,標準偏差およびF値

($n=76$)[1]		対照群 ($n=38$)	参加群 ($n=38$)	F値		
				時期	群	交互作用
看護師からみた退院困難要因[2]	プレテスト	11.55(7.80)	12.62(7.58)	2.417	0.052	2.711
	ポストテスト	11.63(7.13)	9.86(7.97)			
陰性症状など周囲との関われなさ	プレテスト	75.82(15.84)	79.89(16.42)	0.420	0.314	1.844
	ポストテスト	78.79(18.19)	78.84(18.67)			
敵意・興奮・猜疑心[3]	プレテスト	10.21(4.20)	9.38(4.47)	5.628*	0.555	0.235
	ポストテスト	9.26(3.17)	8.76(4.07)			
セルフエフィカシー[4]	プレテスト	39.22(13.72)	41.89(9.81)	0.661	2.151	0.775
	ポストテスト	39.14(13.39)	43.95(11.27)			
身体合併症	プレテスト	1.08(1.32)	1.00(1.29)	1.660	0.370	0.305
	ポストテスト	0.97(1.48)	0.74(1.03)			

カッコ内は標準偏差 *$p<.05$
1) 7名がドロップアウト
2) 対照群($n=38$),参加群($n=37$),3) 対照群($n=34$),参加群($n=37$),4) 対照群($n=37$),参加群($n=37$)
注:セルフエフィカシー得点は高い値が,それ以外の因子は低い値が望ましい

なっている5因子は退院促進研究班の評価に用いてきた既存の臨床評価尺度〔精神症状を測定する簡易精神症状評価尺度(Brief Psychiatric Rating Scale:BPRS)[22],病棟での行動評価をもとに看護師が退院の困難度を測定する退院困難度尺度[23],統合失調症患者の地域生活に対する自己効力感尺度(Self-Efficacy for Community Life Scale:SECL)[24]など〕に含まれる各項目のうち,1年以上入院している長期在院患者の1年後の退院転帰によって有意差があった項目のみを集めて因子分析した結果,抽出された因子である.項目内容の概要を表17に示す.なお,プログラム実施期間中に83名のうち7名がドロップアウトしたため,介入後データが欠損していた.このため欠損値のあるケースは除外して分析を実施した.

③結果

参加群と対照群の等質性を確認するため,群を独立変数,年齢,在院月数,精神症状を従属変数としたt検定を行った結果,いずれの従属変数にも有意差はなかった(年齢:$t=0.622$, $n.s.$, 在院月数:$t=0.442$, $n.s.$, 精神症状:$t=0.122$, $n.s.$).

次に群を独立変数,時期と退院困難要因5因子の因子別合計得点を従属変数として二元配置の分散分析を実施した.この結果,「敵意・興奮・猜疑心」において時期の主効果が有意であった.その他の変数に有意差はなかった(表18).

④考察

本分析の結果,「看護師からみた退院困難要因」や「陰性症状など周囲との関われなさ」の因子において参加群に改善がみられたが,統計的な有意差には至らなかった.これは対象者の年齢層による影響が考えられた.本分析の対象者の平均年齢は56.64±12.13歳であったが,ばらつきの指標である標準偏差がやや大きく,対象者には60歳代のものも多く含まれていた.これらの年代は,一般的に記憶力や注意力などの認知機能もより若い層と比べて低下しており,退院準備の際には本人に知識やスキルの習得を促すことよりも退院先などの受け皿を調整する環境調整が重要と考えられた.

表19 分析2（研究参加者のうち60歳以下のものが分析対象）の群と時期における分析対象者の退院困難要因5因子の平均値，標準偏差およびF値

(n=47)[1]		対照群 (n=25)	参加群 (n=22)	F値		
				時期	群	交互作用
看護師からみた退院困難要因	プレテスト	10.12(6.87)	13.55(6.25)	2.804	0.270	6.166*
	ポストテスト	10.96(6.27)	9.23(7.03)			
陰性症状など周囲との関われなさ	プレテスト	75.64(16.93)	85.59(16.28)	0.610	1.488	4.768*
	ポストテスト	77.92(19.25)	80.77(22.31)			
敵意・興奮・猜疑心[2]	プレテスト	11.00(4.40)	9.11(4.01)	4.869*	3.102†	1.325
	ポストテスト	9.58(3.30)	8.57(3.57)			
セルフエフィカシー[3]	プレテスト	36.83(13.87)	42.48(8.27)	3.926†	4.553*	1.395
	ポストテスト	37.83(14.80)	46.43(8.35)			
身体合併症	プレテスト	0.92(1.15)	0.86(1.13)	1.854	0.057	0.008
	ポストテスト	0.72(1.28)	0.64(0.95)			

カッコ内は標準偏差　　　　　　　　　　　　　　　　　　　　　　　†p<.10，*p<.05
1) 5名がドロップアウト
2) 対照群(n=22)，参加群(n=22)，3) 対照群(n=24)，参加群(n=21)
注：セルフエフィカシー得点は高い値が，それ以外の因子は低い値が望ましい

2 分析2

①対象

分析1の結果を踏まえて，同分析の対象者から60歳以下のものを抽出し，対象者とした．内訳は男性34名，女性18名，合計52名（平均年齢：49.37±8.80歳，平均在院月数：123.67±97.61か月）であった．これらの対象者をあらかじめ振り分けられていた群に従って群分けし（参加群26名と対照群26名），分析を実施した．

②方法

分析方法は分析1と同様であった．なお，本分析においてもドロップアウトのために介入後データの欠損していた5ケースを除外して分析を実施した．

③結果

参加群と対照群の等質性を確認するため，群を独立変数，年齢，在院月数，精神症状を従属変数としたt検定を行った結果，いずれの従属変数にも有意差はなかった（年齢：$t=0.928$, $n.s.$，在院月数：$t=1.144$, $n.s.$，精神症状：$t=0.205$, $n.s.$）．

次に群を独立変数，時期と退院困難要因5因子の因子別合計得点を従属変数として二元配置の分散分析を実施した．この結果，「看護師からみた退院困難要因」と「陰性症状など周囲との関われなさ」において交互作用が有意であった．また「敵意・興奮・猜疑心」において時期の主効果が有意であり，群の主効果に有意傾向がみられた．さらに「セルフエフィカシー」において時期の主効果に有意傾向がみられ，群の主効果が有意であった．「身体合併症」には両群間に有意差はなかった（表19）．

④考察

対象者を60歳以下の者に限って分析した結果，分析1ではみられなかった「看護師からみた退院困難要因」および「陰性症状など周囲との関われなさ」において交互作用が認められた．これは参加群にのみこれら2つの因子に大きな改善があったことを示唆している．これらの因子はあらかじめ退院促進研究班で実施された追跡調査によって退院に強く関連

することが示唆されており，退院準備プログラムに参加することで，これらの因子が改善し，ひいては退院に結び付くことが考えられた．

3 ▌退院準備プログラムの効果検討に関するまとめ

　無作為割り付け統制研究において，対象者の年齢層が異なる2種類の方法で効果検討を行った．

　研究に参加したものすべてを分析対象とした分析1ではプログラムによる改善効果が必ずしも十分示されなかったが，これは幅広い年齢層の対象者をひとくくりにして分析したことが影響したと考えられた．このため，60歳以下の者に絞って上記と同様の解析を行ったところ，分析2の結果に述べた改善効果が得られた．

　これらの結果から，セルフエフィカシーで示される地域生活への自信や知識度など，学習活動を主とした介入による効果が得られるか否かは，参加者の年齢にも依存していることが推定される．本人の地域生活の力を高めることに力点が置かれる学習プログラムである退院準備プログラムにおいては，50歳代までの人が主に適用になると考えられる．一方，60歳代の人にはこうしたプログラムへの参加を促し，本人のもつ不安やイメージのなさにアプローチしつつ，退院への機運が高まった際には環境調整などを実施し，タイムリーに退院へのコーディネートをしていく必要があると思われた．

C 退院準備プログラムの実施方法と実施上のコツ

1 ▌退院準備プログラムの実施方法

●プログラムで使用するツール，実施頻度，実施時間

　退院準備プログラムは地域生活への再参加プログラムと同様，心理教育やSSTの手法とビデオ映像，リーダー用マニュアル，参加者用のワークブックという3つのツールを用いて実施する．プログラムで仕様するツールのそれぞれの内容や使い方，役割を以下に示す．

【ビデオ映像】俳優が演じる統合失調症，重症うつ，双極性障害をもつ4人の患者がグループリーダーである看護師と各回のテーマに沿って対話や質疑応答する様子が収録されている．プログラムセッションはこのビデオ映像を見ながら進められ，実際のグループの中でもビデオ映像に出てきた話題についてやりとりを行う．参加者の理解が十分でない場合や学習内容の定着をはかりたい場合には，ビデオ映像を巻き戻したり，一時停止したりすることで，漫然と映像を眺めるだけにならないような工夫がスタッフ側に求められる．治療やリハビリテーションについて統合失調症，重症うつ，双極性障害といった精神疾患をもつ人の多くが感じるであろうテーマを取り上げており，実際のグループにおけるエンパワーメントやディスカッションのきっかけとしての役割をもっている．

【リーダー用マニュアル】改訂の項でも述べたように，リーダーがセッション中に参加者に伝えるべきポイントをせりふの形で記載しているので，リーダーはマニュアルを読み進めることでセッションを運営することができる．セッション前の準備やセッション後の参加者へのフォローについても詳細に説明されている．グループワークやSST，心理教育などに不慣れなスタッフであってもプログラムを運営できるように工夫されている．

【参加者用ワークブック】ビデオ映像で学んだ知識やスキルについてわかりやすくまとめられている．また，例えば「退院までのよくしたい症状」や「退院後の1日のスケジュール」などについて参加者が支援者とともに考えて，書き込めるようになっている．さらに再発時の前駆症状や薬の飲み心地についてのセルフモニタリング用紙である「注意サイン評価記録用紙」や「自己評価用紙」なども付属している．ワークブックはセッション中に行ったことの定着をはかり，参加者の退院準備プログラムやプログラム終了後の治療やリハビリテーションへの主体的な参加を促す役割をもっている．

標準的な実施回数は病院内でのグループセッション17回，病院内のセッションで得た知識やスキルの実践と地域生活へのイメージを膨らませるための外出プログラムを兼ねた「退院準備プログラム実践編」（以下，実践編）7回，合計24回である．1週間に1～2回のセッション実施，1回のセッションは60～90分が標準的な実施方法となっている．1グループの参加者は8～10名を想定しており，少なくとも2名のスタッフでセッションを進めることがリーダー用マニュアルで推奨されている．

●参加者の選び方

退院準備プログラムは長期あるいは再発性の精神障害をもつ人のために作られており，特に統合失調症，双極性感情障害，反復性うつ病をもつ人の参加が想定されている．しかし，プログラムで取り上げている話題の中でも症状と薬物治療についての議論は，診断を問わずに利用できる．また，幻覚や妄想などの症状があったとしても大声で叫ぶ，威嚇するなどの行為でグループの学習を妨げることがなければ，参加対象として検討すべきである．

グループの構成について，プログラムはグループで実施されるため，可能な限り機能や能力が近い参加者を集めることが治療効果の点からも望ましい．参加者の主要な基準は，以下の通りである．

- 学習方法の説明が理解できること
- 数分間注意が払えて，指示に対応できること
- グループに耐えられること

また，参加者を選ぶ際には，スタッフ側の「この人は退院できる」「退院すべき」といった想いだけではなく，参加者自身の想いやニーズについてもアセスメントが必要である．周囲が退院を強く進めても参加者本人が強い拒否を示す場合には，すぐにプログラムに参加して有効な活動を行うことは難しい．こうした場合には小さなことでもよいので，参加者の持つ希望やニーズ（「時間を気にせずにテレビを観たい」「もっと家族と会いたい」など）を取り上げ，こうした事柄を実現させるための一プロセスとしてプログラムへの参加や退院があるのだ，という説明を時間をかけて行うことが効果的な場合がある．

2 退院準備プログラムの実施上のコツ

●管理部門からの援助

退院準備プログラムを実施するだけでなく，病棟やリハビリテーション部門において長く続けていこうと考えるとき，一定の病床利用率を保つことを意識しているベッドコントロールの責任者や病院管理者との事前の相談や連携が必須である．こうした相談なしにプ

ログラムを実施すると，せっかく運営スタッフが労力を払って立ち上げたプログラムが長続きしない．退院準備プログラムが成功するかどうかは管理者のはっきりとした委任があるかどうかにかかっている．

　管理部門からの支援は，具体的には次の3点で示される．
- リーダーにはプログラムの実施とその準備に専念できる時間を与えること
- 退院準備プログラムのようなリハビリテーションプログラムの重要性を強調した文書が作成されていること
- 相互の努力によって問題解決をはかっていくという姿勢で，リーダーを直接賞賛し励ますこと

　実際にプログラムを運営するリーダー達にとって，自分たちの努力がむやみに空床を増やすものではなく，効果的な医療サービスの提供として評価されることは非常に重要である．

　なお，退院準備プログラムは入院生活技能訓練として診療報酬を請求することができる．

●運営スタッフ以外の治療スタッフからの協力

　退院準備プログラムで提供する知識やスキルが参加者の中でしっかりと定着し，参加者が安定した地域生活に踏み出せる状態を作りだすためには，運営スタッフ以外の治療スタッフのプログラムへの協力が不可欠である．治療スタッフ全体がプログラムや参加者に関する情報を共有することで，プログラムとそれ以外に提供されるケアや治療が結びつき，退院に向けてより効果的な関わりを行うことができる．

　こうした情報共有を行うためには，運営スタッフ側からの申し送りだけではなく，運営スタッフ以外の治療スタッフがプログラムと参加者に関する情報に常に関心を払い，これらの情報を踏まえて参加者をサポートすることが必要である．具体的なサポートのあり方としては下記のようなものが挙げられる．

●参加者のプログラムに対するモチベーションの維持

　参加者がプログラムに継続して参加するためには，参加者に関わる治療スタッフ全員からの賞賛や励ましが常に必要である．これらを行うことにより，参加者はプログラムに対して興味や関心を持続することができ，欠席や中断を防ぐことができる．セッションを終えた参加者が病棟のあちらこちらから「今日もよく参加されましたね」「応援していますよ」とほめ言葉や励ましの言葉をかけられるような状況が作れることが望ましい．

●セッションごとに出される宿題を実施するための支援

　退院準備プログラムでは毎回必ず宿題が設定されている．セッションで提供された知識やスキルを定着させる第一歩として宿題の実施は非常に重要であるが，参加者が一人だけで自主的に宿題を実施することは困難な場合も多い．特にプログラムが始まったばかりの時期には治療スタッフの手厚い支援が必要である．参加者が支援を依頼してくるのを待つのではなく「今日の宿題はなんでしたか」「宿題について手伝うことはありませんか」と治療スタッフから声かけを行うことが望ましい．

●「退院までの目標」を達成するための支援

　退院準備プログラムでは，毎回の宿題のほかにプログラム全体を通して取り組む「退院

までの目標」を設定することになっている．この目標を達成するためにはプログラムセッション内の支援だけでは不十分であり，プログラムと並行して個別の関わりが必要となる．

例えば「1人で食事を準備できるようになりたい」といった目標が設定されている場合，看護師が退院後の1日のスケジュールの中で買い物や調理をどのように組み込むか一緒に考える，栄養士が栄養指導を行う，作業療法士が調理のプログラムに参加を促す，精神保健福祉士が地域の見学を行う際にスーパーにも立ち寄る，といったようにそれぞれの職種が「退院までの目標」とリンクしたケアや支援を行えることが理想的である．このようにそれぞれの職種の支援計画(看護職であれば看護計画)をプログラムとリンクさせることで，各職種も負担が増えることなくプログラムに関わることができる．

d ほかの支援方法との連携の重要性

ここまで述べてきたように，退院準備プログラムは国内外の先行研究によってその効果が示唆された地域生活への再参加プログラムをはじめ，効果的と考えられる退院支援のための諸活動を参考に開発されており，退院促進研究班における検討でも一定の成果を上げている．しかし，本プログラムはあくまでリハビリテーションプログラムの1つであり，いうまでもなく，プログラムに参加しさえすれば誰もが簡単に退院できる訳ではない．退院促進研究班では本プログラムは退院促進活動の最初の一歩，きっかけになるものであり，プログラム以外の支援方法と並行して実施されることが望ましいと考えている．

退院準備プログラムは心理教育やSSTなどを用いて，参加者自身の地域生活に必要な力を高めることを目的としたプログラムである．プログラムで培われた参加者自身の力を地域で発揮してもらうには，退院後の支援体制作りなど環境調整も非常に重要で，ケアマネジメントや地域資源との連携が退院促進活動には必須といえる．こうした支援と退院準備プログラムがいわば車の両輪のように機能して初めて，多くの参加者の退院に結びつくことを改めて強調しておきたい．

本項ではこれまで国内で実施されてきた退院促進活動を概観した．また，こうした活動を踏まえて開発された「精神障害をもつ人の退院準備プログラム」についてその効果や実施方法について詳述した．

わが国の退院促進活動を改めて振り返ると，その萌芽として位置づけられる民間病院独自の取り組みは，医療関係者の情熱によって行われてきた側面がある．その活動の過程では，周辺住民への配慮や交渉や，診療報酬上の裏づけのない中でいかに医療経済的に成立させるかといった経営上の工夫など医療関係者として行うべき活動の範疇を超えた負担があった[3,25]．また，病院単位の取り組みについても中心となる職員が欠けることによって中断してしまった例がある．

このように誰かが過度の負担を抱えることなく，先述の民間病院における臨床活動のような支援を全国のどの病院でも標準的に受けられるようにできないか，という発想から生まれたのが「精神障害をもつ人のための退院準備プログラム」であった．

2010年4月には精神保健医療改革の実現を願う精神疾患の経験をもつ当事者やその介

護者(家族),サービス提供者,研究者など,40名以上が集う「こころの健康政策構想会議」が発足し,地域に根ざした精神保健医療の実現を求め政策提言を行うなど,わが国の精神科医療の要請されている「入院から地域へ」の転換はもはや一刻の猶予もないところに来ている.地域精神保健医療福祉システムの構築とそのシステムを支えるための医療サービスの実施が強く望まれており,「精神障害をもつ人のための退院準備プログラム」はその一助となるプログラムであると思われる.

【文献】

1) 岡田真弥子, 門田 晋, 谷野亮爾:社会復帰 当院の地域サポートシステム. 日精協誌 8:42-48, 1989
2) 澤 温:精神保健・福祉・医療のシステム化をめざして―精神病院の立場から(社会復帰と住居問題をグループホームの展開から考える). 精神誌 94(11):1145-1156, 1992
3) 澤 温:社会復帰と住居問題―ゲリラ的共同住居の展開. 日精協誌 11(2):44-53, 1992
4) 澤 温:社会復帰メニューの利用が在院期間におよぼす効果についての統計学的検討. 精神誌 93(11):1042-1052, 1991
5) 野田文隆, 蜂矢英彦:包括医療システムの中のリハビリテーション 精神障害者リハビリテーション「東京武蔵野病院精神科リハビリテーション・サービス」について. 総合リハ 19:29-32, 1991
6) 林 直樹, 前田恵子, 寺田久子, 他:東京武蔵野病院精神科リハビリテーションサービス(MPRS) 10年目の予後調査(第1報) 地域滞在期間からみる MPRS の効果. 精神医学 47:19-26, 2005
7) 水野雅文, 村上雅昭, 三浦勇太, 他:地域における包括的サポートプログラム Optimal Treatment Project(OTP)による精神分裂病のリハビリテーションについて. 臨精医 28:1033-1041, 1999
8) 三浦勇太, 根本隆洋, 大久保淳子, 他:地域による包括的家族サポートの実践 精神科病院退院例における OTP(Optimal Treatment Program)の経験. 病・地域精医 42:259-260, 1999
9) 高橋佳代, 稲井友理子, 村上雅昭, 他:Optimal Treatment Project(OTP)を用いた包括的地域精神科ケア みなとネット 21 の地域生活支援の実際. 病・地域精医 47:229-231, 2004
10) 黒田研二:【精神障害者ケアマネジメントとホームヘルプ】 精神障害者のケアマネジメントとホームヘルプ. 日精協誌 21:293-297, 2002
11) 厚生労働省大臣官房障害保健福祉部精神保健福祉課:精神障害福祉行政の動向とケアマネジメント. (高橋清久, 大島巌編) ケアガイドラインに基づく精神障害者ケアマネジメントの進め方. 精神障害者社会復帰促進センター(全家連), pp3-12, 1999
12) 坂下利香:【精神科臨床サービスの質を高めるための評価と工夫】 サービス・プログラムの質をいかに高めるか 包括型地域生活支援プログラム(Act)の概要とその魅力. 精神臨サービス 5:277-281, 2005
13) 伊藤順一郎, 西尾雅明, 大島 巌, 他:重度精神障害者に対する包括型地域生活支援プログラムの開発に関する研究. 厚生労働科学研究費補助金こころの健康科学研究事業(主任研究者:伊藤順一郎)平成 18 年度総括・分担報告書, pp3-12, 2007
14) 大島 巌:重い精神障害をもつ人たちに対する集中的・包括的ケアマネジメントの必要性と実施体制. ケアマネジメント 4:14-23, 2005
15) 米田正代:大阪府における社会的入院解消研究事業 2 年間の成果と今後の展望. 病・地域精医 45:423-428, 2002
16) Liberman RP, Wallace CJ, Blackwell G, et al:Innovation in Skills Training for the Seriously Mentally Ill:The UCLA Social and Independent Living Skills Modules. Innovation & Research 2(2):43-59, 1993
17) Eckman TA, Liberman RP, Phipps CC, et al:Teaching medication management skills to schizophrenic patients. J Clin Psychopharmacol 10:33-38, 1990
18) Kopelowicz A, Wallace CJ, Zarate R:Teaching psychiatric inpatients to re-enter the community:a brief method of improving the continuity of care. Psychiatric Serv 49:1313-1316, 1998
19) 熊谷直樹, 安西信雄, 池淵恵美:統合失調症圏在院患者に対する「地域生活への再参加プログラム」の無作為割付効果研究 疾患自己管理の知識の獲得を中心に. 精神誌 105:1514-1531, 2003
20) Liberman RP:*Social and Independent Living Skills*;*The Community Re-Entry Program*. Camarillo:Psychiatric Rehabilitation Consultants, 1995〔井上新平(監訳):地域生活への再参加プログラム;自立生活技能(SILS)プログラム日本語版 5. 安西信雄, 池淵恵美(総監修), 丸善, 1998〕
21) 井上新平, 安西信雄, 池淵恵美(監):精神障害をもつ人のための退院準備プログラムリーダー用マニュアルおよびワークブック. 丸善, 2006

22) Overall JE, Gorham DR：The brief psychiatric rating scale. Psychol Rep 10：799-812, 1962
23) 佐藤さやか, 池淵恵美, 穴見公隆, 他：精神障害をもつ人のための退院困難度尺度作成の試み. 日社精医会誌 16(3)：229-240, 2008
24) 大川　希, 大島　巌, 長　直子, 他：精神分裂病者の地域生活に対する自己効力感尺度(SECL)の開発；信頼性・妥当性の検討. 精神医学 43：727-735, 2001
25) 谷野亮爾, 谷野芙美子, 門田　晋, 他：「当院における地域精神医療活動」と二, 三の呟き. 日精協誌 9：127-131, 1990

〔佐藤さやか, 池淵恵美〕

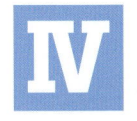

Ⅳ 薬物療法の工夫：統合失調症の薬物治療改善マニュアル

　臨床場面においては，エビデンスに基づく治療アルゴリズムやガイドラインが必ずしも適用できるわけではない．しかし日本において，多剤大量治療が蔓延している状況をみると，治療に行き詰まっている抵抗性症例がある一方で，明確な治療戦略もないまま薬剤投与が漫然と継続されている例も少なくないように思われる．

　このマニュアルは，統合失調症の薬物治療の改善を目的として，厚生労働省精神・神経疾患研究委託費 15 指-1「精神科在院患者の地域移行，定着，再入院防止のための技術開発と普及に関する研究」により，精神科病院の長期在院者の担当スタッフに向けて作成されたものである．

　このマニュアルを用いると，所定の様式により，現在の処方内容や治療経過を客観視できるだけでなく，多剤大量治療への対応，症状改善のために投与すべき薬剤の選択，十分な効果が得られないときの対処法などについて再検討できる．また，多職種間で薬物治療に関する情報を共有することもできる．このマニュアルによって，長期在院者の臨床的問題が少しでも軽減され，長期在院者の地域移行が促進されることを期待している．

　薬物治療は，患者毎の特性を考慮しながら行われるものであり，改善を期待して行ったことでも，結果が裏目に出れば責任は担当医が負わなければならない．そのうえ，病院では日常業務に追われて，長期在院者の治療に関して十分な検討を行う余裕がないのも現実である．

　したがって，このマニュアルは，担当医が薬物治療に（今までより少し多くの）関心を払い，処方検討にあてる時間を確保さえできれば，薬物治療は改善できるはず，との思いによって作成されている．処方の整理や変更は担当医にしか行えず，患者に具体的な利益をもたらしうる有益な作業である，ということを忘れてはならない．

　このマニュアルの中で提案されている手順や治療法は，国外のデータではなく，もっぱら，伊藤らによる統合失調症への合理的薬物選択アルゴリズム[1～3]，村杉，助川，田辺による処方の単純化試験の成果[4～6]など，日本の治療状況において実施・提案された研究成果と山梨県立北病院の藤井らを中心とするグループの臨床経験に基づいてまとめられたものである．また，抗精神病薬の等価換算については，稲垣らの研究[7]によるものであることをお断りしておく．

1 このマニュアルで用いられる重要な概念

a 新規薬（あるいは，非定型薬剤）と従来薬

このマニュアルでは，リスペリドン以降の薬剤を新規薬（あるいは第二世代薬，ないし非定型薬）として，それ以前の薬剤，従来薬と区別している．

新規薬を従来薬から区別するのは，新規薬が従来薬とは異なる特性を有しているからである．それらとは，新規薬は従来薬より錐体外路症状の出現頻度が明らかに少なく，患者のQOLを著しく損なう外観への悪影響がない，従来薬より，抗パーキンソン薬の併用率は低く，薬剤による認知機能への影響が少ない，新規薬は，一方，体重増加・代謝への悪影響など，従来薬とは異なる副作用プロフィールを有している，などであろう．

新規薬のもつこのような特性は，長期在院者が地域生活へ移行するうえで必要となる心理社会的治療の効果を高められる可能性があり，ケースにとっては必須の要因となりうるものである．

b 抗精神病薬の等価換算と主剤

このマニュアルでは，処方概況を把握したり，処方整理を行うために，抗精神病薬クロルプロマジンによる等価換算（CP換算）の概念を採用している．

抗精神病薬は，薬剤毎に，統合失調症への臨床効果をもとに，最も基本的な薬剤であるクロルプロマジンないしハロペリドールと等価になる薬剤用量が規定され「等価換算表」としてまとめられている．等価換算表は，ちょうど各国通貨の交換レートをある通貨（例えば，円）を基準にしてまとめた表のようなものである．このマニュアルでは，現在，日本で最も広く用いられている稲垣らによる慶大精神神経科臨床精神薬理研究班の換算表を採用している（表20）．例えば，この表の中で，フルフェナジンのクロルプロマジン等価換算値は2 mgであるが，それは，クロルプロマジン100 mgとフルフェナジン2 mgは臨床効果において同等とみなされる，という意味である．

抗精神病薬の等価換算の概念を用いると，処方中に抗精神病薬が2剤以上併用されている場合でも，主に作用しているのはどちらの薬剤であるかを理論的に規定できる．処方中，クロルプロマジン換算投与量が最大の薬剤は「主剤」，それ以外の薬剤は「副剤」という．ある処方中，ハロペリドール8 mgとレボメプロマジン50 mgの2剤が併用されていれば，主剤はハロペリドールであり（ハロペリドールの主剤比率は，$8 \times 50/(8 \times 50+50) = 88.9\%$となる），ハロペリドールにより治療が行われているケースと臨床上はみなしうる．もちろん，複数の抗精神病薬が併用され，ほぼ同量の2剤併用ケースや，三つ巴（併用されている3種の抗精神病薬の等価換算投与量が拮抗している処方）としか言いようのない処方も現実にはある．このような例では，主剤と副剤の等価換算投与量の差異はわずかであるから，主剤を意味づけることは困難であろう．しかし，96年以降，リスペリドンをはじめとする新規薬の登場によって，抗精神病薬1剤による薬物治療（単剤治療）が強力に推奨されるようになり，以前より（たとえ抗精神病薬の併用はあっても）総投与量に対する主剤比率は高

表20 抗精神病薬の等価換算表

一般名	一般名（英字表記）	市販名	計算式	計算式（精密）	等価換算値
経口抗精神病薬					
アリピプラソール	aripiprazole	エビリファイ	投与量×25	投与量×25	4
ブロナンセリン	blonanserin	ロナセン	投与量×25	投与量×25	4
ブロムペリドール	bromperidol	インプロメン	投与量×50	投与量×50	2
カルピプラミン	carpipramine	デフェクトン	投与量×1	投与量×1	100
クロルプロマジン	chlorpromazine	コントミン，ウインタミン	投与量×1	投与量×1	100
クロカプラミン	clocapramine	クロフェクトン	投与量×2.5	投与量×2.5	40
クロチアピン	clotiapine	デリトン	投与量×2.5	投与量×2.5	40
フルフェナジン	fluphenazine	フルメジン	投与量×50	投与量×50	2
ハロペリドール	haloperidol	セレネース，ブロトポン	投与量×50	投与量×50	2
レボメプロマジン	levomepromazine	ヒルナミン，レボトミン	投与量×1	投与量×1	100
モペロン	moperone	ルバトレン	投与量×8	投与量×8	12.5
モサプラミン	mosapramine	クレミン	投与量×3	投与量÷33×100	33
ネモナプリド	nemonapride	エミレース	投与量×22.2	投与量÷4.5×100	4.5
オランザピン	olanzapine	ジプレキサ	投与量×40	投与量×40	2.5
オキシペルチン	oxypertine	ホーリット	投与量×1.25	投与量×1.25	80
ペラジン	perazine	プシトミン	投与量×1	投与量×1	100
ペロスピロン	perospirone	ルーラン	投与量×12.5	投与量×12.5	8
ペルフェナジン	perphenazine	トリオミン，ピーゼットシー	投与量×10	投与量×10	10
ピモジド	pimozide	オーラップ	投与量×25	投与量×25	4
ピパンペロン	pipamperone	プロピタン	投与量×0.5	投与量×0.5	200
プロクロルペラジン	prochlorperazine	ノバミン，パソトミン	投与量×6.7	投与量÷15×100	15
プロペリシアジン	propericyazine	ニューレプチル	投与量×5	投与量×5	20
クエチアピン	quetiapine	セロクエル	投与量×1.5	投与量÷66×100	66
レセルピン	reserpine	アポプロン	投与量×666.7	投与量÷0.15×100	0.15
リスペリドン	risperidone	リスパダール	投与量×100	投与量×100	1
スピペロン	spiperone	スピロピタン	投与量×100	投与量×100	1
スルピリド	sulpiride	ドグマチール，アビリット	投与量×0.5	投与量×0.5	200
スルトプリド	sultopride	バルネチール	投与量×0.5	投与量×0.5	200
チオリダジン	thioridazine	メレリル	投与量×1	投与量×1	100
チミペロン	timiperone	トロペロン	投与量×76.9	投与量÷1.3×100	1.3
チオチキセン	tiotixene	ナーベン	投与量×30.3	投与量÷3.3×100	3.3
トリフロペラジン	trifluoperazine	トリフロペラジン	投与量×20	投与量×20	5
ゾテピン	zotepine	ロドピン	投与量×1.5	投与量÷66×100	66
		ベゲタミンA	錠数×25	錠数×25	
		ベゲタミンB	錠数×12.5	錠数×12.5	

（つづく）

表 20 抗精神病薬の等価換算表（つづき）

一般名	一般名（英字表記）	市販名	計算式	計算式（精密）	等価換算値
持効性抗精神病薬（デポ剤）					
デカン酸ハロペリドール	haloperidol decanoate	ハロマンス		投与量(mg)÷15×(28/[ ]日毎投与)×50	30/4 週
デカン酸フルフェナジン	fluphenazine decanoate	フルデカシン		投与量(mg)÷7.5×(28/[ ]日毎投与)×50	7.5/2 週
エナント酸フルフェナジン	fluphenazine enanthate	アナテンゾールデポー		投与量(mg)÷7.5×(28/[ ]日毎投与)×50	7.5/2 週
リスペリドン（RLAI）	risperidone long-acting injection	リスパダールコンスタ		投与量(mg)÷10×100	10/2 週

注：計算式により算出される数値は，その薬剤の一日あたりのクロルプロマジン等価換算量(mg)である．また，計算に用いる投与量は，1 日に処方された薬剤毎の投与量であり，錠数は 1 日に処方された錠数である．計算式（精密）は，正確な数値計算に用いる場合のものである．

〔稲垣 中，稲田俊也，藤井康男，他：向精神薬の等価換算．p28（表 7），星和書店，1999；稲垣 中，稲田俊也：向精神薬の等価換算（第 21 回）：新規抗精神病薬の等価換算（その 5）：Blonanserin．臨精薬理 11(5)：889（表 2），2008；稲垣 中，稲田俊也：向精神薬の等価換算（第 22 回）：持効性抗精神病薬の等価換算（その 3）：Risperidone 長時間作用型注射製剤．臨精薬理 13(7)：1353（表 2），2010 などの記載をもとに作成〕

まってきている．

　したがって，このマニュアルでは主剤に注目し，薬物治療の適否を判定するための根拠とした．抗精神病薬の多剤併用が少なくない日本では，薬物治療の分析を試みるのに，このような方法が現実的だからである．

　抗精神病薬の等価換算の詳細については，稲垣らによる慶大精神神経科臨床精神薬理研究班の換算表[7]を参照するとよい．

1 抗精神病薬の等価換算の仕方

　本マニュアルでは，クロルプロマジン（CP）等価換算量の算出には，添付の等価換算表を用いるが，表中に「計算式＝投与量×数値」と示されているように，当該薬剤の実際の投与量に所定の係数を掛ければ CP 等価換算量が計算できる．例えば，フルフェナジン 6 mg は CP 等価換算すると 300 mg になるが，これは次の計算式 1 による．

　計算式 1　6×50＝300

　デポ剤を用いている場合には，経口薬と計算方法が異なるので，添付の等価換算表の末尾に掲載されているデポ剤用の計算式にしたがって，別に計算をしておき，投与量については経口薬があれば経口薬の等価換算投与量と合算する．例えば，ハロマンスを毎月 15 日に 100 mg 投与している例では，投与間隔を 30 日として計算すると，CP 等価換算量は 311.1 mg である（計算式 2）．

　計算式 2　100÷15×(28/30 日)×50＝311.1

　デポ剤の投与間隔が一定していない（例えば，10 日，14 日，16 日というような投与間隔にばらつきのある）場合は，ある期間の投与間隔の平均値をあてるなどして，投与間隔を決める必要がある．この例で，デポ剤とともに経口のハロペリドールが 6 mg 併用されていたとすると，ハロペリドールの CP 等価換算量は，あわせて 611.1 mg となる（計算式 3）．

計算式3　311.1＋6×50＝611.1

　添付された等価換算表では，モサプラミン，ネモナプリド，プロクロルペラジン，クエチアピン，レセルピン，チミペロン，チオチキセン，ゾテピンの8種の薬剤については，等価換算量を計算しやすいように係数の小数点第2位を四捨五入した近似値を用いてあるが，計算式(精密)の計算式を用いれば，正確な等価換算量を算出できる．

2　処方歴のレビュー

　過去の薬物治療の経過について十分な検討を行うことは(骨の折れる作業ではあるが)とても大切である．「処方歴」では，過去に何種類の抗精神病薬が投与されたのか，投与量や投与期間はどれくらいだったのか，などの薬物治療に関する重要な情報を「スイッチング経過図」(図21)の作成や「処方歴チェックリスト」(⇒108ページ，図25)の記載により具体化し，「過去の薬物治療の適否」をこのマニュアルで提案された治療指針に照らして自己評価する．「スイッチング経過図」や「処方歴チェックリスト」は，次項にある「現在の処方」とともに，次の薬物治療戦略を検討するための重要な資料となる．

　「スイッチング経過図」の作成を含む処方歴の調査には，症例により2〜3時間程度かかるが，この最も時間を要する作業を終えれば，このマニュアルにしたがった薬物治療の点検作業の7割は終了したことになる．

a　スイッチング経過図の作成

1 ▍スイッチング経過図の特徴

　スイッチング経過図は，薬物治療の経過(主剤の切り替えや薬剤併用状況など)を簡易に図示化して表したものである．スイッチング経過図は，いわゆる治療経過図であるが，記載内容をなるべく単純化するため，一般的な経過図にみられるような薬剤投与量の増減を階段状に表すことはせず，薬剤投与を「on/off」表示することにし，薬剤投与量の多寡にかかわりなく等幅の「帯」で表したものとしてある．また，薬物療法全期間について(情報が得られる限り)作成するため，作図対象となる期間が長い(例えば，ケースによっては，20年以上にもなる)ことが特徴である(図22「スイッチング経過図の例」を参照)．

2 ▍スイッチング経過図の目盛り

　スイッチング経過図は，図21に示されたようなエクセルで容易に作成できる記入用紙に鉛筆で手書きするのがよい．経過図の横軸(時間軸)は，目盛りが4つで1カ月を表しており，各目盛りは1週間に相当する．4週間を越える数日(例えば，1月であれば，1月29日から31日までの3日間の分)を記載する欄がないが，これは，第4週に含める．

3 ▍年号および西暦の記載

　スイッチング経過図の作成期間は，入手しうる最も古い診療録から現在までとするべきである．作成期間を確定し，経過図中には，年号ないし西暦を記入する．

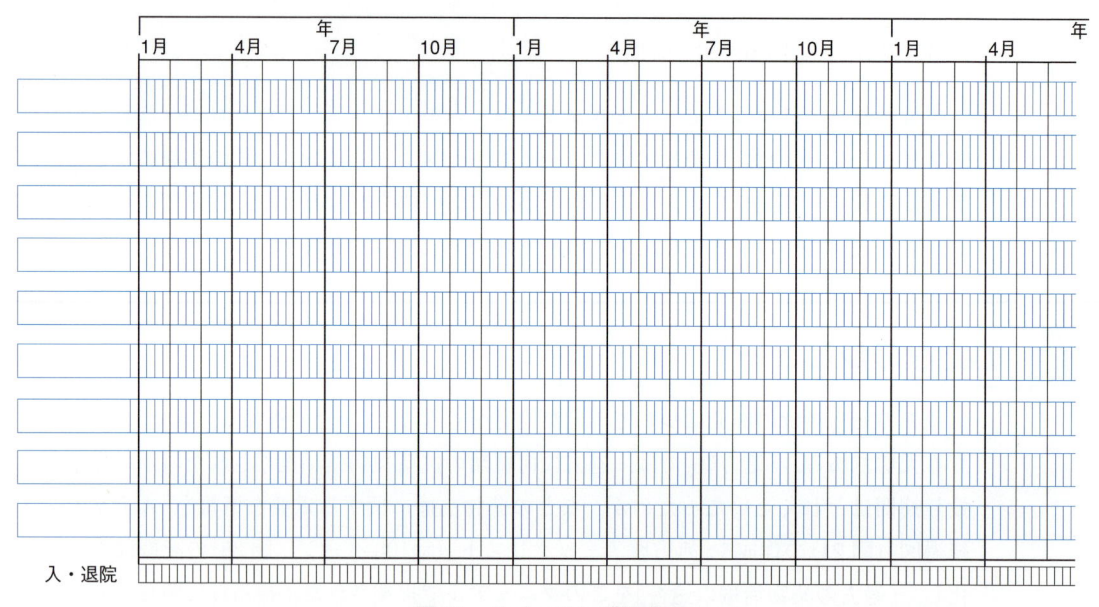

図21 スイッチング経過図

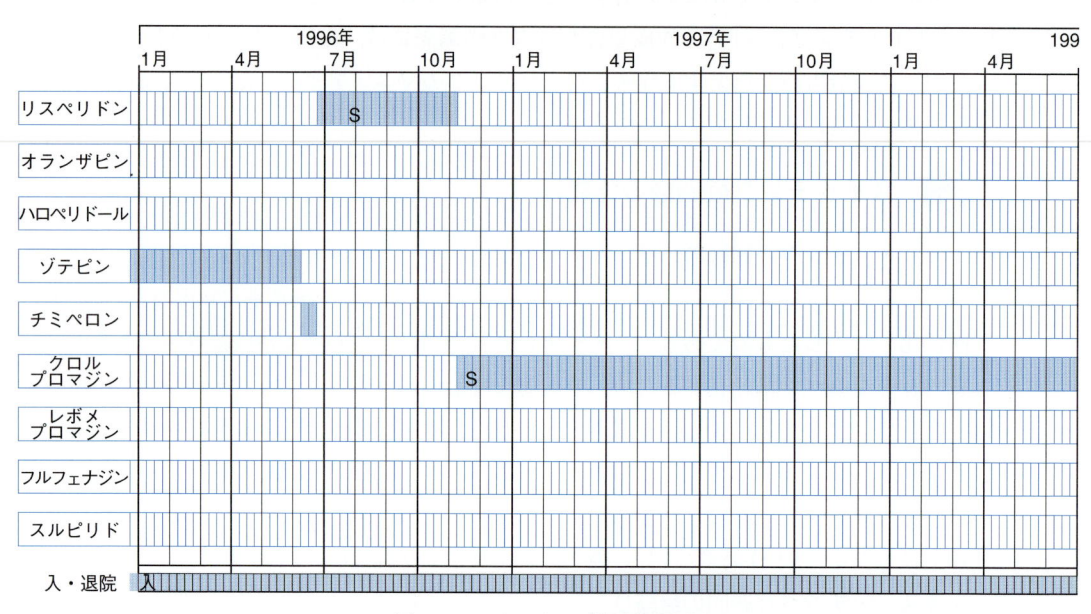

図22 スイッチング経過図の例

4 投与薬剤,および投与期間の特定

期間中に投与されたすべての抗精神病薬について薬剤名,薬剤の投与開始日,ならびに中止日を特定し,経過図中に薬剤毎の「帯」を記入する.「帯」の記入にとりかかる前に,診療録の処方欄から薬剤投与期間記入用紙(図23)に抗精神病薬の投与開始日,中止日をすべて書き出しておくと作業が楽に行なえる.

典型的な「帯」は横長の四角形になる.調査開始時にすでに薬剤が投与されていた場合(例

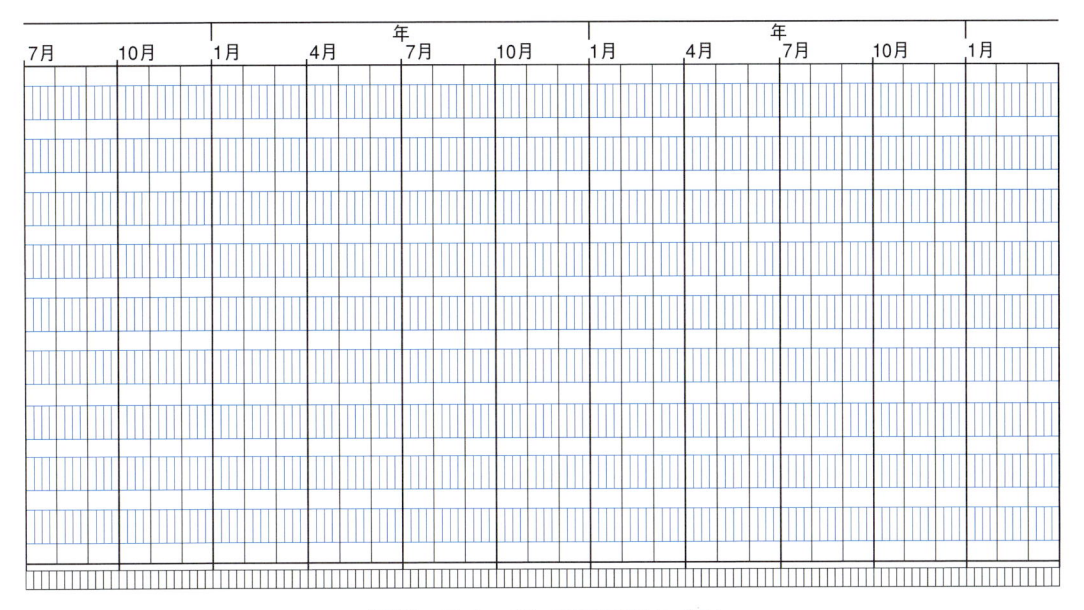

図21　スイッチング経過図（つづき）

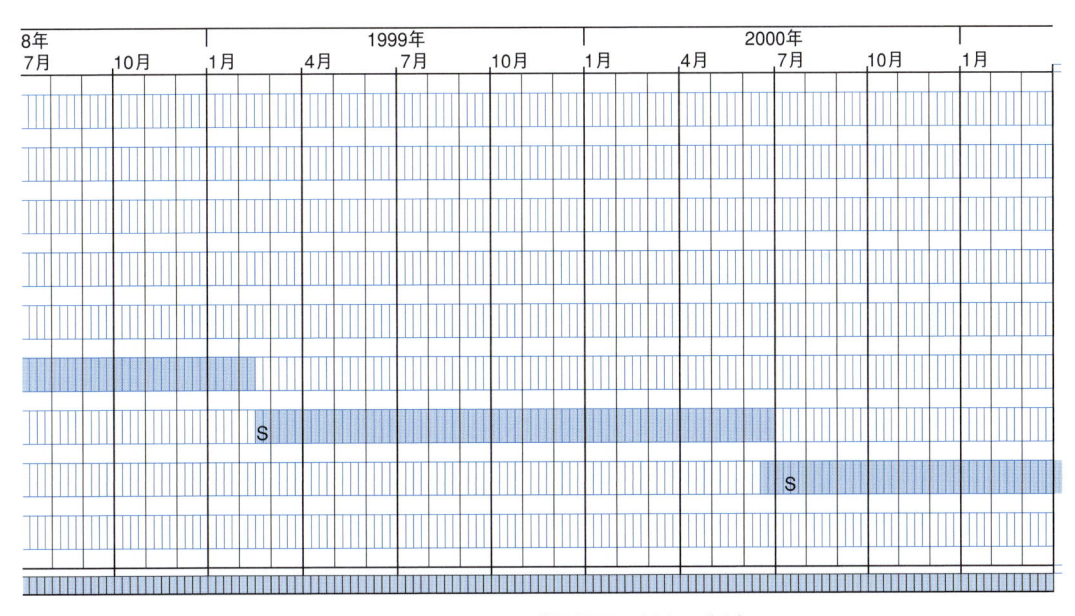

図22　スイッチング経過図の例（つづき）

えば，それ以前の診療録が入手できず治療経過が不明の場合など）は「帯」の左側を開放する．また，経過図作成時，投与継続中の薬剤は「帯」の右側を開放する．
　この経過図では，1カ月が4つに区分され，1目盛り1週間とされているため，10月29日のように5週目が投与開始ないし中止日にあたる場合には，第4区分中に縦線を引く．
　抗精神病薬の「帯」は，投与時期の早い順に上から記入していくのが基本である．しかし，薬物治療戦略上，特に重要な薬剤（ないし，必ず使用を試みる薬剤：例えば，オランザピン，

薬剤名	投与開始日	投与終了日	薬剤名	投与開始日	投与終了日

図23 薬剤投与期間記入用紙

　リスペリドン，ハロペリドール，フルフェナジンなど）については，あらかじめ，経過図の上位行にこれらの薬剤名を記入する欄を設ける，という方法もある．そうすると，その薬剤を投与していないことが明白になるからである．

　日本には，市販中止となった薬剤（クロチアピン，チオチキセン，ペラジンなど）を含めると30種類以上の抗精神病薬があるため，過去に投与された抗精神病薬の種類が多いと，経過図の行数は足りなくなる．このような場合には，経過図を下に拡張するか，投与をすでに終了した薬剤の横に新たな薬剤の「帯」を書けばよい．

　「帯」作成の対象薬剤は，抗精神病薬のうち，基本的に毎日投与される内服薬か，定期的に投与される持効性抗精神病薬である．一方，帯の作成を省略する薬剤としては，以下のような使用状況がある．

①不眠や鎮静に用いられる一時的使用の抗精神病薬（ベゲタミンA®，ベゲタミンB®，レボメプロマジン25 mgの頓用，散発的に使用されるリスペリドン液の頓用など）

②ハロペリドール，レボメプロマジンなどの即効性注射剤

　病状の悪化や不眠に，レボメプロマジンの内服やハロペリドールの注射，あるいはリス

ペリドン液剤の投与などが行われても，一時的，単発的に用いられていると考えられる場合には，抗精神病薬の「帯」は作成しなくてよい．

薬剤名の記載については，省略名がしばしば用いられるが，自分だけにしかわからない略号は用いるべきではない．完成された経過図は，関係スタッフや後任の医師にも貴重な資料となるからである．

抗精神病薬の「帯」が記入し終わると，できた経過図が，あまりにも簡単すぎて不安を覚えるかもしれない．スイッチング経過図には，薬剤の投与量を記載してもよく，経過中の重大な出来事（自殺企図や隔離拘束）についても同様である．しかし，ケースの詳細な記録を経過図中に記入しようとすると，それには大変な労力が必要となり，経過図を完成できなくなるかもしれない．

5 主剤の特定

薬剤の「帯」がすべて書けたら，次に行う作業は，主剤の特定と「帯」の色塗り作業である．処方経過により，調査期間中の各時点における主剤を特定し，その薬剤の「帯」の主剤期間に色を塗る（図22を参照）．

主剤の特定は，「投与薬剤，および投与期間の特定」を行いながらのほうが効率的である．薬剤の投与量に関する最も重要な情報は，初回投与量，維持量，最大投与量などであるが，経過図中にこれらの情報を記入することも可能である．帯中に小さく数字で記せばよいであろう．投与量は，また，クロルプロマジン換算投与量で記入するより，薬剤固有の投与量を記入したほうがよい．例えば，リスペリドンの帯に4と記入したほうが，クロルプロマジン換算量である400と記入するよりも臨床的に有用なためである．薬剤投与量の推移について，あまりにも几帳面に記入しようとすると，大変な負担となる．経過図の作成は，詳細に情報を書きすぎることでエネルギーを消耗するより，おおざっぱなものでも早く完成させたほうがよい．

なお，この経過図には，カルバマゼピン，バルプロ酸，リチウムなどの気分調整薬，抗うつ薬，抗不安薬，睡眠薬など，抗精神病薬以外の薬物治療にも同様の方法で記載が可能である．これらの薬剤を記入するかどうかは，ケースにより必要性を検討する．

色塗りされた長い帯は，ある薬剤による治療が長期継続されたことを意味し，その期間の病状はともかく，処方が固定されていたという事実を表している．一般的にいって，同じ薬剤が長期継続されたということは，症状が悪かったとしても，スタッフによりその病状が最低限許容されていた，ということを示唆する所見かもしれない．長い帯でも色なしの帯なら，その薬剤はおそらく長期的併用薬であり，漫然と投与されていた可能性もあるかもしれない．帯が縞模様なら，その薬剤は，投与が継続されたまま主剤として幾度かの復権を果たしたということになり，担当医の方針が動揺していたことを反映しているかもしれない．

主剤の特定は，実は，このマニュアル中の一番骨の折れる作業である．主剤を特定するためには，処方欄を見返しながら，ある時点で投与されているすべての抗精神病薬をクロルプロマジン等価換算しなければならず，その作業を延々と繰り返さなければならないからである（ただし，この作業はかなり単純であり，慣れてくると効率化される）．

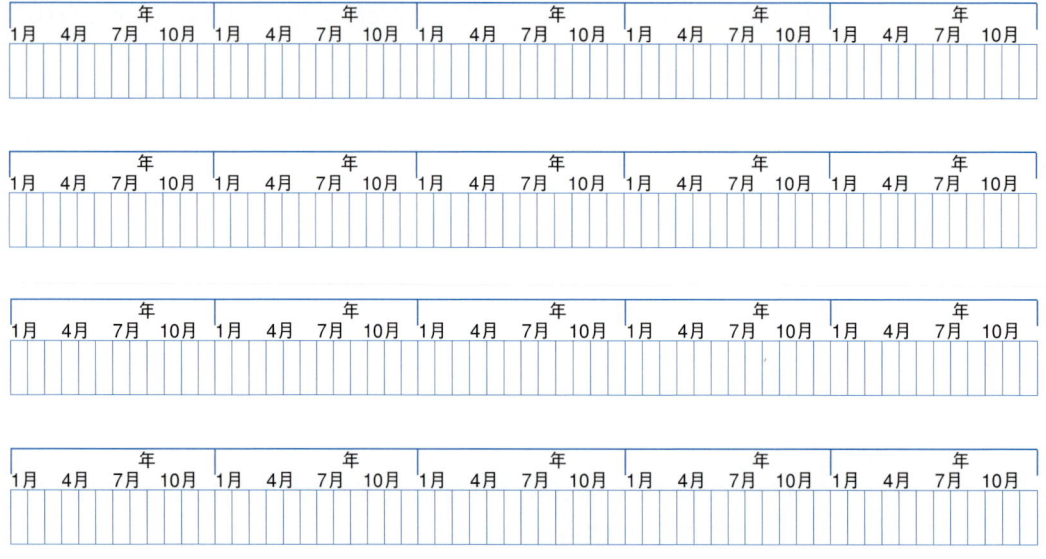

[図: 4段の年月目盛(1月・4月・7月・10月)帯]

図24　主剤変遷図

　抗精神病薬の併用例では，2種類以上の抗精神病薬のクロルプロマジン換算投与量がまったく同じになることがある．例えば，リスペリドン2mgの内服とデカン酸フルフェナジン0.6mLが2週ごとに筋注されているような例では，どちらの換算投与量も200mgである．このような場合には，無理に理論を立てて主剤を1つにするより，リスペリドンとフルフェナジンの帯双方に色を塗ればよい．

　こうして主剤の色塗り作業を終えると，治療過程において用いられた薬剤の種類（帯の数），投与期間（帯の長さ），抗精神病薬の併用状況（ある時点における帯の本数），主剤の変遷（色づけされた帯の移動状況）などが一目瞭然となり，長期の薬物治療経過がどのようなものであったか全体像が正確につかめるようになる．

6 ▎入退院状況，病状の記載，その他

　入退院状況に関しては，スイッチング経過図の最下段に記入する欄を設けてある．病状（症状や隔離・拘束状況など）については，必要に応じて，経過図中に記載しておくのもよいであろう．

　スイッチング経過図作成のために診療録を読み直すと，重篤な病状悪化のエピソード（暴力や自殺企図など）が再認識される場合もある．現実にはそのようなエピソードにより処方変更されたのであろう．病状の概況を知るには，隔離室を使用していたか，拘束されていたかなどの行動制限に関する情報も重要である．薬物治療上では，悪性症候群などの副作用，ビペリデンの注射が集中的に行われていた，などの情報も重要であろう．

7 ▎スイッチングマークの記入（省略可）

　ある薬剤が主剤として8週間以上継続された場合に，スイッチングマーク「S」を帯中に記入する．スイッチングマークは，（スイッチングを試みた）薬剤への切り替えが無事終了したということを表す．一方，このマークが付かないのは，変薬プロセスにおいて，離脱（変薬プロセスに問題がなかったか？）や症状悪化（採用した治療方針の有効性が不十分

だった？）を生じた可能性があり，その後の薬剤選択や失敗を回避するための有用な情報となる場合がある．

　申し送りの際，前医から，ある薬剤が無効だったという情報が伝えられることがあるが，その薬剤が本当に無効だったのか，変薬にともなう有害事象を無効と誤解していなかったのかなど，前医の判断をうのみにしないことも大切である．

8 ▎主剤の変遷（省略可）

　完成したスイッチング経過図から，さらに，主剤だけを「主剤変遷図」（図24）に転記すると，主剤の変遷だけをまとめることが可能となる．例えば，長期在院者において，主剤の変更が定期的に行われてきた処方は，薬物治療が種々工夫され，改善を目指した試みが豊かに実施されてきたことの証かもしれない．寛解した入院患者では，何年間も処方変更は一度もなく，変遷図は単調なものとなる．

b　処方歴チェック

　「スイッチング経過図」が作成できたら「処方歴チェックリスト」（図25）を記入する．「処方歴チェックリスト」は，「スイッチング経過図」を参照しながら，「1. 投与歴のある薬剤」，「2. 主剤として投与されたことのある薬剤」，「3. 単剤で投与されたことのある薬剤」を順にチェックする．主剤ないし単剤で投与されたことのある薬剤については，投与量と投与期間についても，所定の条件をクリアしているかどうかチェックする．

　4週間以上投与，CP換算量で最低300 mg以上投与，の2つは，薬剤の有効性を判断するためには最低必要な条件といわれている（ただし，新規薬剤については，CP換算量300 mg以上，にこだわらず薬剤ごとに条件クリアのための最低用量を規定した）．このマニュアルでは過去の処方においてこの2つの条件を満たした薬剤を「条件クリア薬剤」という．クロザピン投与のためには，CP換算量で600 mg以上と規定されており，過去の処方歴から，さらにこの条件により当該薬があったかどうかを判断することも可能である．用量が条件に達していない薬剤では，増量して再度試みることも必要かもしれない．

c　薬物治療指針

　治療効果が十分とはいえない例に対して，このマニュアルでは，最低3ないし4剤の薬剤投与を試みることを提案している．ただし，新規薬の登場以前・以降では薬物治療指針が大きく変化していることから，リスペリドンの発売された1996年を境にして，以下のような異なる治療指針を設けた．

<u>1996年以前からの治療歴がある例</u>
・従来薬で条件クリア薬剤2剤以上
・新規薬で条件クリア薬剤2剤以上

<u>1997年以降から治療歴がある例</u>
・従来薬で条件クリア薬剤1剤以上
・新規薬で条件クリア薬剤2剤以上

　処方歴チェックリストでは，指示にしたがって，この治療指針との合致程度を確認する．

1. 投与歴のある薬剤	2. 主剤として投与されたことのある薬剤		3. 単剤で投与されたことのある薬剤	
新規抗精神病薬	新規抗精神病薬	投与量と投与期間	新規抗精神病薬	投与量と投与期間
☐ リスペリドン	☐ リスペリドン	☐ 4週, 4 mg 以上	☐ リスペリドン	☐ 4週, 4 mg 以上
☐ オランザピン	☐ オランザピン	☐ 4週, 15 mg 以上	☐ オランザピン	☐ 4週, 15 mg 以上
☐ クエチアピン	☐ クエチアピン	☐ 4週, 400 mg 以上	☐ クエチアピン	☐ 4週, 400 mg 以上
☐ ペロスピロン	☐ ペロスピロン	☐ 4週, 24 mg 以上	☐ ペロスピロン	☐ 4週, 24 mg 以上
☐ アリピプラゾール	☐ アリピプラゾール	☐ 4週, 24 mg 以上	☐ アリピプラゾール	☐ 4週, 24 mg 以上
☐ ブロナンセリン	☐ ブロナンセリン	☐ 4週, 16 mg 以上	☐ ブロナンセリン	☐ 4週, 16 mg 以上
従来型抗精神病薬 フェノチアジン系 アルキルアミノ側鎖	従来型抗精神病薬 フェノチアジン系 アルキルアミノ側鎖		従来型抗精神病薬 フェノチアジン系 アルキルアミノ側鎖	
☐ クロルプロマジン	☐ クロルプロマジン	☐ 4週, 300 mg 以上	☐ クロルプロマジン	☐ 4週, 300 mg 以上
☐ レボメプロマジン	☐ レボメプロマジン	☐ 4週, 300 mg 以上	☐ レボメプロマジン	☐ 4週, 300 mg 以上
ピペリジン側鎖	ピペリジン側鎖		ピペリジン側鎖	
☐ プロペリシアジン	☐ プロペリシアジン	☐ 4週, 60 mg 以上	☐ プロペリシアジン	☐ 4週, 60 mg 以上
☐ チオリダジン	☐ チオリダジン	☐ 4週, 300 mg 以上	☐ チオリダジン	☐ 4週, 300 mg 以上
ピペラジン側鎖	ピペラジン側鎖		ピペラジン側鎖	
☐ ペルフェナジン	☐ ペルフェナジン	☐ 4週, 30 mg 以上	☐ ペルフェナジン	☐ 4週, 30 mg 以上
☐ フルフェナジン	☐ フルフェナジン	☐ 4週, 6 mg 以上	☐ フルフェナジン	☐ 4週, 6 mg 以上
☐ プロクロルペラジン	☐ プロクロルペラジン	☐ 4週, 45 mg 以上	☐ プロクロルペラジン	☐ 4週, 45 mg 以上
☐ トリフロペラジン	☐ トリフロペラジン	☐ 4週, 15 mg 以上	☐ トリフロペラジン	☐ 4週, 15 mg 以上
☐ ペラジン	☐ ペラジン	☐ 4週, 300 mg 以上	☐ ペラジン	☐ 4週, 300 mg 以上
チオキサンチン系				
☐ チオチキセン	☐ チオチキセン	☐ 4週, 9.9 mg 以上	☐ チオチキセン	☐ 4週, 9.9 mg 以上
ブチロフェノン系	ブチロフェノン系		ブチロフェノン系	
☐ ハロペリドール	☐ ハロペリドール	☐ 4週, 6 mg 以上	☐ ハロペリドール	☐ 4週, 6 mg 以上
☐ ピパンペロン	☐ ピパンペロン	☐ 4週, 600 mg 以上	☐ ピパンペロン	☐ 4週, 600 mg 以上
☐ スピペロン	☐ スピペロン	☐ 4週, 3 mg 以上	☐ スピペロン	☐ 4週, 3 mg 以上
☐ モペロン	☐ モペロン	☐ 4週, 37.5 mg 以上	☐ モペロン	☐ 4週, 37.5 mg 以上
☐ ピモジド	☐ ピモジド	☐ 4週, 12 mg 以上	☐ ピモジド	☐ 4週, 12 mg 以上
☐ チミペロン	☐ チミペロン	☐ 4週, 3.9 mg 以上	☐ チミペロン	☐ 4週, 3.9 mg 以上
☐ ブロムペリドール	☐ ブロムペリドール	☐ 4週, 6 mg 以上	☐ ブロムペリドール	☐ 4週, 6 mg 以上
ベンズアミド系	ベンズアミド系		ベンズアミド系	
☐ スルピリド	☐ スルピリド	☐ 4週, 600 mg 以上	☐ スルピリド	☐ 4週, 600 mg 以上
☐ スルトプリド	☐ スルトプリド	☐ 4週, 600 mg 以上	☐ スルトプリド	☐ 4週, 600 mg 以上
☐ ネモナプリド	☐ ネモナプリド	☐ 4週, 13.5 mg 以上	☐ ネモナプリド	☐ 4週, 13.5 mg 以上
チエピン系	チエピン系		チエピン系	
☐ ゾテピン	☐ ゾテピン	☐ 4週, 198 mg 以上	☐ ゾテピン	☐ 4週, 198 mg 以上
☐ クロチアピン	☐ クロチアピン	☐ 4週, 120 mg 以上	☐ クロチアピン	☐ 4週, 120 mg 以上

(つづく)

図25 処方歴チェックリスト

1．投与歴のある薬剤	2．主剤として投与されたことのある薬剤	3．単剤で投与されたことのある薬剤
インドール系 □ オキシペルチン	インドール系 □ オキシペルチン　　□ 4週，240 mg以上	インドール系 □ オキシペルチン　　□ 4週，240 mg以上
イミノジベンジル系 □ カルピプラミン □ クロカプラミン □ モサプラミン	イミノジベンジル系 □ カルピプラミン　　□ 4週，300 mg以上 □ クロカプラミン　　□ 4週，120 mg以上 □ モサプラミン　　　□ 4週，99 mg以上	イミノジベンジル系 □ カルピプラミン　　□ 4週，300 mg以上 □ クロカプラミン　　□ 4週，120 mg以上 □ モサプラミン　　　□ 4週，99 mg以上
レセルピン □ レセルピン	レセルピン □ レセルピン　　　　□ 4週，0.45 mg以上	レセルピン □ レセルピン　　　　□ 4週，0.45 mg以上

4．処方歴につき，以下のいずれかにチェックする．

1996年以前からの治療歴がある例

　□ 従来薬で条件クリア薬剤 2剤以上
　□ 新規薬で条件クリア薬剤 2剤以上
　□ 上記の 2つを満たしていない

1997年以降に治療歴がある例

　□ 従来薬で条件クリア薬剤 1剤以上
　□ 新規薬で条件クリア薬剤 2剤以上
　□ 上記の 2つを満たしていない

図25　処方歴チェックリスト（つづき）

いままでの治療で臨床的効果が十分とはいえず，しかもこの薬物治療指針を満たしていない場合には，主剤の切り替えの可能性を具体化していくことも必要であろう（「5．スイッチング」を参照）．また，すでに条件クリア薬剤が十分存在するにもかかわらず，現在の病状がなお不良であれば治療抵抗例への対応が必要かもしれない（「6．効果が十分得られないときの治療法」を参照）．

3　現在の処方のレビュー

現在の処方（図26）では，現在の処方内容を自己評価する．この作業には，1例当たり15〜30分程度かかる．

a　処方の記載

添付の「現在の処方」に最新の処方を転記し，処方日の日付を記入する．
抗精神病薬は，薬剤ごとに，1日当たりの投与量，CP等価換算量を記入する．

1　主剤決定

主剤（CP等価換算量で最大の薬剤）にチェックする．単剤処方（抗精神病薬 1剤の処方）では，単剤投与された薬剤を主剤とする．
CP等価換算量が全く同じ薬剤が 2剤以上ある場合は，該当する薬剤にすべてチェック

1. 現在の処方を記入する

年　　月　　日

2. 上記を参照して，薬剤名・投与量（薬剤ごとに合計した投与量）などを以下の空欄へ記入する．デポ剤を使用している場合は，デポ剤の投与間隔・投与量からCP等価換算値を計算し，同じ薬剤の経口薬が併用されていればそのCP等価換算値に合算する．

抗精神病薬	投与量/日	CP等価換算値	主剤チェック欄
	mg	mg	☐
	mg	mg	☐
	mg	mg	☐
	mg	mg	☐
	mg	mg	☐
	mg	mg	☐
	mg	mg	☐
	mg	mg	☐

抗精神病薬（デポ剤）	投与間隔	投与量	CP等価換算値
	日ごと	mg	mg
	日ごと	mg	mg

CP換算総投与量 　　　　mg
併用剤数　　　　剤
内服回数　　　　回

併用薬　　薬剤名と1日当たりの投与量または錠数を記入
気分安定薬
睡眠薬
抗パーキンソン薬
緩下剤

図26　現在の処方

する．

2 ▍総投与量，併用数，内服回数の記載

　　薬剤毎の等価換算量を合計してCP等価換算による総投与量を記入する．

　　抗精神病薬の併用数は，例えば，クロルプロマジンとリスペリドンが投与されている例

```
┌─────────────────────────────────────────────────────────────────┐
│ 1．CP 等価換算量を用いて，次式により，主剤比率を計算します．  │
│     主剤投与量                総投与量                           │
│   [          ] mg  /  [          ] mg  =  [          ]          │
│ 2．「現在の処方」を参照しながら，以下を確認します．             │
│ 現在用いられている抗精神病薬について                            │
│   □ 併用数が 3 剤以上である                                     │
│   □ 総投与量が 1,000 mg を超えている                            │
│   □ 主剤が複数ある                                              │
│   □ 主剤比率が 0.6 以下である                                   │
│   □ 内服回数が 4 回以上である                                   │
│   □ 上記のいずれにも該当しない                                  │
└─────────────────────────────────────────────────────────────────┘

図 27　現在の処方チェックリスト

では，2 剤と記載する．

　抗精神病薬内服回数は，便宜上，抗精神病薬についての内服回数を記載する．例えば，緩下剤や抗パーキンソン薬を毎食後内服していても，リスペリドンを夕方 1 回しか内服していない例では，1 回と記載する．

### 3 ▎併用薬の記載

　気分安定薬（炭酸リチウム，バルプロ酸，カルバマゼピン），睡眠薬（ベンゾジアゼピン系薬剤など），抗パーキンソン薬，緩下剤などについて，所定の欄に薬剤名と 1 日当たりの投与量を記載する．

### 4 ▎頓服薬の扱い

　「現在の処方」では，頓服薬については記載しないが，ビペリデンの注射など，重要と思われる情報については用紙の空欄に使用状況などをメモしておいてもよい．

## b　現在の処方チェック

　記載の終わった「現在の処方」を参照しながら「現在の処方チェックリスト」（図 27）を記入する．チェックリストでは，現在の処方についての問題点を一般的な視点から確認できるようになっている．該当する場合には，ケースに関して改善の余地があるかどうか検討したほうがよいであろう．

　「併用数が 3 剤以上である（多剤）」，「総投与量が 1,000 mg を超えている（大量）」の 2 点は，抗精神病薬処方の単純化（減剤・減量）についての確認事項である．主剤が 2 つ以上ある処方例は，総投与量に対する主剤比率が 0.5 以下となる．このような治療方針が意味のあるものかどうか，検討するとよいであろう．抗精神病薬の内服回数が 4 回以上ある（頻回投与）場合は，投薬の負担やコンプライアンス向上の観点からは，削減を検討したほうがよいと考えられる．

　「上記のいずれにも該当しない」とされる処方は，単純化されたよい処方だと考えられる．このようなケースで見逃してはならない点として，効果が期待される十分量が投与されているかということである．用量不足の可能性があるケースでは，「処方歴チェックリスト（図 25）」に示された投与量まで，副作用に注意しながら，増量を検討する必要があるか
```

もしれない.

4　処方の単純化

　処方の単純化とは，抗精神病薬の併用数を減らしたり（減剤），投与量を減らす（減量）ことによって処方内容を整理することである．多剤大量や頻回投与が確認された例などは，処方単純化の対象となる．

　長期在院者の場合，処方単純化の対象となるのは，病状不良なケース（そのまま経過観察という訳にはいかない），病状が安定していても過鎮静などの副作用が明らかにあるケース（副作用軽減によるメリットがある），加齢とともに減量の時期を迎えているケース（転倒やイレウスや骨粗鬆症などのリスクを低下させるため）などであり，（処方変更のメリットが少ない）病状の安定したケースについては，処方の単純化は必要がないかもしれない．

　処方単純化の過程では，病状悪化に対して種々の薬物治療的介入を行う必要が生じうる．このような場面では，直ちにもとの処方へ戻す，一時的に追加薬を用いる，新たな薬剤への切り替えを急ぐなどの方法がよく用いられるが，処方歴を把握していることが治療方針の決定になにより有用であり，過去の処方歴をまとめる作業は済ませておくべきである．

　病状が思わしくないものの，すでに処方が単純化しているような例では，後述の「効果が十分に得られないときの治療法」を参考にした治療戦略を考慮する．

a　副作用チェック

　処方単純化が必要なケースかどうか検討するために，副作用については，図28の「副作用チェックと処方単純化の必要性判断」で副作用チェックを行う．

　薬剤性に生じた寡動や過鎮静は，統合失調症の陰性症状と区別することが難しく，薬剤性であっても（抗精神病薬以外の）併用薬による副作用のこともある．「副作用チェックと処方単純化の必要性判断」における副作用の判断は，原因薬剤について考慮せず，薬剤の副作用による可能性があるかどうかを判断すればよい．薬剤性の寡動や過鎮静を認めるような例では，抗精神病薬治療の単純化のみならず，ベンゾジアゼピン系などの薬剤を含めた総合的な処方整理が必要になるかもしれない．

b　処方単純化の方法選択

　処方単純化の対象となりうるのは，病状不良のケース，病状が安定していても過鎮静などの副作用が明らかにあるケース，加齢とともに減量の時期を迎えているケースなどである．このような例で，抗精神病薬の併用数が3剤以上あり，総投与量が1,000 mg以下なら「減剤」の対象，抗精神病薬併用数にかかわらず総投与量が1,000 mgを超えているなら，ひとまず「減量」の対象とすべきであろう．

　上記に該当しないような病状の安定したケースでは，処方が複雑でも，処方をきれいにするためだけに処方単純化をしなくてもよい．しかし，薬剤が減量されると，軽度のパーキンソニズムなど，目立たなかった運動機能障害がさらに改善する例はあり，必要性を総

```
1. 普段の生活から，以下の項目が生じていないかをチェックする
   □ 日中もベッド中心の生活である
   □ 就寝時間より早く，眠たくなる
   □ だるい，疲れやすい
   □ おっくうで，関心が低い
   □ 体の動きがゆっくりしている
   □ 前かがみの姿勢である
   □ 上記のいずれにも該当しない

2. 副作用の可能性があるかどうかにつき，以下のいずれかにチェックする
   □ 副作用の可能性がある
   □ 副作用ではない

3. 処方単純化の可能性があるかどうかにつき，「現在の処方チェック」の結果を加味しつつ，以下のいずれかにチェックし理由を記入する
   □ 処方単純化の可能性がある
     理由：

   □ 処方単純化は困難である
     理由：

   □ 処方単純化は必要はない
     理由：
```

図 28 副作用チェックと処方単純化の必要性判断

合的に判断したうえで，処方の単純化に着手することが大切である．

処方の単純化は，それまでの治療方針を変更することであり，関係者(スタッフ，本人，家族など)に不安を生じさせるものである．目的や期待される効果について説明を十分に行い，協力や理解を得ることも大切となる．

C 処方単純化における原則：悪化時の対応

処方単純化の過程では不眠が生じやすく，単純化の成否には不眠対策が重要といわれている．藤井によると，不眠の予防には，(最も負担の少ない方法として，すでに用いられている)低力価薬剤の「用法変更」が有効である[8]．つまり，朝食後，昼食後に処方されている低力価薬剤があれば，投与量を変更せず，すべてを夕方と寝前の投与に移し替えて経過観察する．

併用されている副剤の単純化(特に，副剤が従来薬である場合)は，高力価薬剤の減量・中止を優先したほうがよいといわれている．また，低力価薬剤の急激な減量は離脱症状を誘発しやすく，症状経過をみながらゆっくり行ったほうがよい．このマニュアルでは，助川の報告にしたがって，薬剤毎に1週間当たりの最大用量変更速度を規定し「用量変更目安表」(表21)にまとめてある．減量はどんなに急いでもこの速度を超えないことを基本にすべきであろう．

処方の単純化は，担当医の力量に負うところが大きいのも事実である．処方変更のタイミングや生じた有害事象の診断などは，難しい選択を求められる場面である．処方変更過

表21 用量変更目安表

一般名	一般名(英字表記)	市販名	用量変更速度 (mg/週)	減量の目標値 (CP換算600mg)	等価換算値
経口抗精神病薬 高力価薬					
アリピプラゾール	aripiprazole	エビリファイ	2	24	4
ブロムペリドール	bromperidol	インプロメン	1	12	2
ブロナンセリン	blonanserin	ロナセン	2	24	4
フルフェナジン	fluphenazine	フルメジン	1	12	2
ハロペリドール	haloperidol	セレネース, ブロトポン	1	12	2
モペロン	moperone	ルバトレン	6.25	75	12.5
ネモナプリド	nemonapride	エミレース	2.25	27	4.5
オランザピン	olanzapine	ジプレキサ	1.25	15	2.5
ペロスピロン	perospirone	ルーラン	4	48	8
ペルフェナジン	perphenazine	トリオミン, ピーゼットシー	5	60	10
ピモジド	pimozide	オーラップ	2	24	4
プロクロルペラジン	prochlorperazine	ノバミン, パストミン	7.5	90	15
リスペリドン	risperidone	リスパダール	0.5	6	1
スピペロン	spiperone	スピロピタン	0.5	6	1
チミペロン	timiperone	トロペロン	0.65	7.8	1.3
トリフロペラジン	trifluoperazine	トリフロペラジン	2.5	30	5
低力価薬					
カルピプラミン	carpipramine	デフェクトン	25	600	100
クロルプロマジン	chlorpromazine	コントミン, ウインタミン	25	600	100
クロカプラミン	clocapramine	クロフェクトン	10	240	40
レボメプロマジン	levomepromazine	ヒルナミン, レボトミン	25	600	100
モサプラミン	mosapramine	クレミン	8.25	198	33
オキシペルチン	oxypertine	ホーリット	20	480	80
ピパンペロン	pipamperone	プロピタン	50	1,200	200
プロペリシアジン	propericyazine	ニューレプチル	5	120	20
クエチアピン	quetiapine	セロクエル	16.5	396	66
スルピリド	sulpiride	ドグマチール, アビリット	50	1,200	200
スルトプリド	sultopride	バルネチール	50	1,200	200
チオリダジン	thioridazine	メレリル	25	600	100
ゾテピン	zotepine	ロドピン	16.5	396	66

〔稲垣 中, 稲田俊也, 藤井康男, 他:向精神薬の等価換算. p28(表7), 星和書店, 1999;稲垣 中, 稲田俊也:向精神薬の等価換算(第21回):新規抗精神病薬の等価換算(その5):Blonanserin. 臨精薬理 11(5):889(表2), 2008;稲垣 中, 稲田俊也:向精神薬の等価換算(第22回):持効性抗精神病薬の等価換算(その3):Risperidone 長時間作用型注射製剤. 臨精薬理 13(7):1353(表2), 2010 などの記載をもとに作成〕

程で病状が悪化した場合には, 危機介入も必要になる. 治療環境の違い(隔離室が使えるかどうかなど)や副作用の重症度によって, 大胆な処方変更が求められる場合もあれば, ゆっくり変更したほうがよい場合もあるであろう.

処方単純化の過程で生じうる病状悪化には, 不穏に対する一時的対応(レボメプロマジンやクエチアピンなどの鎮静薬の追加, リスペリドン液剤投与, オランザピン口腔内崩壊

	年　　　月　　　日

1. 前項で作成した「現在の処方」シートと用量変更目安表を参照しながら，以下の空欄を記入する．

抗精神病薬	最大用量変更速度（この速度を上回ると失敗する可能性が増大）
主剤　[　　]	[　　] mg/週
副剤　[　　]	[　　] mg/週
副剤　[　　]	[　　] mg/週
副剤　[　　]	[　　] mg/週
副剤　[　　]	[　　] mg/週
副剤　[　　]	[　　] mg/週
副剤　[　　]	[　　] mg/週
副剤　[　　]	[　　] mg/週

処方整理への一般的注意：併用されている副剤を整理する場合，高力価薬剤の減量ないし中止から行うことが推奨されています．また，低力価薬剤の急な減量は，離脱症状（精神症状の悪化とみなされうる）を生じやすいため，どんなに急いでも最大用量変更速度を超えない範囲で用量変更速度を決定します．

2. 減剤のデザイン．減剤の場合，副剤を減量した分だけ，主剤を増量してください．

中止を試みる順番	開始時投与量/日	減量速度（A）	A と等価の主剤増量速度
副剤　[　　]	[　　] mg	[　　] mg/週	[　　] mg/週
副剤　[　　]	[　　] mg	[　　] mg/週	[　　] mg/週
副剤　[　　]	[　　] mg	[　　] mg/週	[　　] mg/週
副剤　[　　]	[　　] mg	[　　] mg/週	[　　] mg/週
副剤　[　　]	[　　] mg	[　　] mg/週	[　　] mg/週
副剤　[　　]	[　　] mg	[　　] mg/週	[　　] mg/週
副剤　[　　]	[　　] mg	[　　] mg/週	[　　] mg/週

3. 減量のデザイン

減量の最終目標値（CP 換算 600 mg）		減量ないし中止を試みる副剤の順番	
主剤　[　　]	[　　] mg	副剤	[　　]
副剤　[　　]	[　　] mg	副剤	[　　]
副剤　[　　]	[　　] mg	副剤	[　　]
		副剤	[　　]
		副剤	[　　]
		副剤	[　　]
		副剤	[　　]

図29　処方の単純化計画

錠投与，ベンゾジアゼピンの追加投与など）のほかに，直前の処方ないし処方変更開始時の処方へただちに戻る，処方変更をしばらく休止するなど，状況に即した臨床判断を行なうべきである．単純化の目標達成にこだわらず，休止・中止・終了の判断は，速やかに行ったほうがよいであろう．

d　減剤の目標と手順

　抗精神病薬減剤の目標は，抗精神病薬の併用数が3剤以上あって，総投与量がCP換算1,000 mg 以下の場合に，併用数を2剤以下（例えば，従来薬でいうところの高力価薬1剤，

1．到達した処方を記入する

年　　　月　　　日

記入日　　年　　月　　日

2．上記を参照して，薬剤名・投与量（薬剤ごとに合計した投与量）などを以下の空欄へ記入する．デポ剤を使用している場合は，デポ剤の投与間隔・投与量から CP 等価換算値を計算し，同じ薬剤の経口薬が併用されていればその CP 等価換算値に合算する．

抗精神病薬	投与量/日	CP 等価換算値	主剤チェック欄
	mg	mg	☐
	mg	mg	☐
	mg	mg	☐
	mg	mg	☐

抗精神病薬（デポ剤）	投与間隔	投与量	CP 等価換算値
	日ごと	mg	mg
	日ごと	mg	mg

CP 換算総投与量　　　　　　　　　　　　　　mg
併用剤数　　　　　　　　　　　　　　　　　　剤
内服回数　　　　　　　　　　　　　　　　　　回

3．目指すべき処方のイメージを記入する

記入日　　年　　月　　日

図 30　到達した処方

低力価薬 1 剤）にすることである．田辺の研究[6]によると，減剤では，副剤の減量と主剤の増量を同時に行い（副剤の減量分に相当する等価量の主剤を増量する），総投与量は一定のままとする．「用量変更目安表」（**表 21**）を参照しつつ「処方の単純化計画」（**図 29**）を記入す

```
                                                            年    月    日
1．CP 等価換算量を用いて，次式により，処方整理後の主剤比率を計算します．
      主剤投与量                    総投与量
      [        ] mg  /  [        ] mg  =  [        ]

2．「現在の処方」，「到達した処方」を参照しながら，以下を確認します．
               整理前                        整理後
  CP 換算総投与量  [        ] mg        [        ] mg
  併用剤数       [        ] 剤         [        ] 剤
  内服回数       [        ] 回         [        ] 回
  主剤比率       [        ]

3．処方整理後の抗精神病薬投与状況につき，以下のいずれかにチェックする．
  □ 減剤に成功（併用剤数 2 剤以下）
  □ 減量に成功（クロルプロマジン等価換算量 600 mg 以下）
  □ 処方整理に着手も，中止
```

図 31　処方単純化による成果表

ると，減剤の順番，副剤の減量速度，主剤の増量速度が整理できる．減剤には，高力価薬ではなく，低力価薬へ集約した方が病状悪化が少ないとする報告があり，参考とされたい[4,6]．

e　減量の目標と手順

抗精神病薬減量の目標は，CP 換算の総投与量が 1 日当たり 1,000 mg 以上の場合に，総投与量を 600 mg 程度にすることである．ただし，CP 換算量が 2,000 mg を越えているような大量投与ケースでは，当面の減量目標をもっと緩やかに設定したほうがよく，1,500 mg 程度が目安だと言われている（第 1 部Ⅲ-D-4「複雑化した処方への対応」⇒34 ページを参照）．

「用量変更目安表」には，薬剤毎にクロルプロマジン 600 mg と等価の投与量が記載されており，これが減量の一応の目標値となる．減量は，減剤手順とは異なり，副剤を減らしても主剤は増量しない．

f　到達した処方

「現在の処方」の記載と同様の手順によって，処方の単純化開始から 3 カ月ないし 6 カ月後を目安に，処方の変化を「到達した処方」（図 30）にまとめる．「到達した処方」の下欄には，処方の単純化に着手する前に，ゴールとすべき処方内容のイメージを記入する欄があり，実際に到達した処方と比較することが可能である．

また，「処方単純化による成果表」（図 31）を記載すると，総投与量，併用数，内服回数，主剤比率が確認できる．併用数が 2 剤以下なら「減剤に成功」，総投与量が 600 mg 以下なら「減量に成功」にチェックする．

5 スイッチング[9~13]

処方歴調査において本マニュアルによる「条件クリア薬剤」が不足しているケースで，病状がよくないケースでは，スイッチングを積極的に検討すべきかもしれない．

後薬として，どの薬剤を選択するかは，国内外の治療ガイドラインなどを参考とするが，ケースのことを知っている同僚に意見を求めることも有用である．臨床場面では，ガイドラインにより担当医の臨床判断が最も信頼できるという通説もある．

新薬へのスイッチングは，しばしば長期在院者の処方変更の強いモチベーションとなる．スイッチング途上で病状がよくなると，担当医もスタッフもそれ以上の処方変更を希望しない雰囲気が生まれやすいが，スイッチング計画は可能な限りまっとうすることが大切である．

長期在院者の処方変更に臨床上よく用いられている方法は「漸減漸増法」ないし「上乗せ漸減法」であり，これには，第1部に言及したようなさまざまなバリエーションがある（詳細については，第1部Ⅲ-D「薬物療法の工夫」の項を参照⇒24ページ）．

a 漸減漸増法

前処方を漸減しつつ，後薬を漸増する方法で，第1部Ⅲ-Dの図5（⇒32ページ）の「⑰漸減漸増4（middle crossing）」とその応用としての「⑯漸減漸増3（early crossing）」ないし「⑱漸減漸増5（late crossing）」がある．

b 上乗せ・漸増後，前の主剤を漸減（上乗せ漸減法）

主剤の投与量を変更せず，次の主剤となるべき薬剤を追加投与（上乗せ）するかたちで投与開始し，その用量を維持するか十分に増量したうえで，前薬を漸減する方法で，第1部Ⅲ-Dの図4（⇒32ページ）の「⑨漸減1（delay）」ないし図5の「⑭漸減漸増1（delay）」かその応用（⑩⑮）によるスイッチング法である．この方法では，処方を変えず後薬を追加投与するため，経過中，副作用が強く出現することも考えられる．このような場合，前薬の減量を急ぎたくなるが，副作用の程度を評価し，必要かつ慎重な変更を継続するべきである．

c 前薬中止と同時に投与開始（急速置換法）

主剤の変更を一気に行う方法で，第1部Ⅲ-Dの図2（⇒31ページ）の「②置換2（no interval）」に相当する方法である．長期在院者の処方では，このようなスイッチングはまれにしか行われないと考えられる．しかし，悪性症候群のような重篤な副作用が発生したような場合，前薬は一気に中止され，後薬を改めて少量から投与するようなケースがあるかもしれない．このようなスイッチングは，図2の「③置換3（interval）」，もしくは，第1部Ⅲ-Dの図3（⇒31ページ）の「⑧漸増5（interval）」となる．

6 効果が十分得られないときの治療法

処方単純化・スイッチングにより，十分な臨床効果が得られない場合，以下のようなさまざまな対処や治療法を試みるべきかもしれない．これらの方法によっても改善しないケースはあるであろう．どのような治療法が選択可能か，また，どの選択肢が最も優先されるかはケースごとに検討する．

a 抗精神病薬のさらなる増量

ハロペリドールの大量投与がかつて広く行われたが，最近では，20 mgを超える高用量のオランザピンによる治療が(保険診療上，その用量が承認されている)一部の地域では可能となっている．抗精神病薬の増量の目安は，CP換算量で600 mg程度とされているが，上限についてはさまざまな議論がある．

b 付加治療薬の併用

興奮，攻撃性を認める例で，気分安定薬や抗てんかん薬の追加が行われるほか，意欲低下や抑うつに対して抗うつ薬が用いられる．ラモトリギンなど，本邦では保険診療の枠内で認められていない治療法を試みる場合，本人や家族によく説明し，同意のもとに治療開始することが最低限必要であろう．

c 抗精神病薬の併用

抗精神病薬同士の併用は，従来薬＋従来薬，従来薬＋新規薬，新規薬＋新規薬などのさまざまな組み合わせが考えられる．抗精神病薬の併用により，いまある臨床的問題が軽減されることは確かにある．しかし，併用ケースでは，その必要性を定期的に見直す機会を設けることが大切である．また，併用は2剤にとどめ，併用数が3剤以上になる場合には，減剤を具体的に検討することも必要である．

d 処方薬を内服していない可能性

治療効果が十分に上がらないケースでは，薬を内服していない可能性を常に考えるべきである．担当スタッフは，自分の患者に限っては拒薬していないと考えがちであるが，患者の立場に立つと，長期間，内服継続することに抵抗したくなるのも無理のないことであり，日頃の内服状況をよく観察することは大切となる．完全な拒薬でなくても，内服が患者に任されているケースでは，パーシャルコンプライアンスがかなりの患者にみられるかもしれない．拒薬が疑われる場合には，なぜ内服しないのか，本人の気持ちと誠実に向きあうことも大切である．

現実的な対応としては，内服回数を減らしたり，スタッフが関わりやすい時間帯へ重要な処方薬の用法を変更することも効果的である．退院がある程度現実的となっているケースでは，退院後の治療環境で提供されうる内服支援を想定し，それらと連関した用法に入院中から慣れておくことが大切であろう．本人の希望する剤型を選択させることがコンプ

ライアンス改善に有効とする報告があるが，剤型選択が長期にわたるコンプライアンスにどの程度影響するかは不明であり，必要なケースにはデポ剤使用も考慮する．

e デポ剤

デポ剤を導入すると急激な病状の改善を認める例がある以上，さまざまな工夫や働きかけによっても拒薬が改善されないケースでは，デポ剤を用いることも大切である．デポ剤は，従来薬（ハロペリドール，フルフェナジン）と新規薬（リスペリドン）の製剤があるが，リスペリドンの持効性製剤は，錐体外路系副作用が少ないが，投与間隔は2週間と短い．デポ剤導入に際しては，必要性を本人によく説明し，理解を得ることが大切である．また，栄養状態のよくないケースにはデポ剤は使用できない．

f 修正型電気けいれん療法の併用

修正型電気けいれん療法（mECT）は，薬物療法の効果を高めるため，薬物治療と併用すべき重要なオプションである．

g クロザピンの使用

クロザピンは，治療抵抗例への有効性が期待される薬剤であり，長期在院者の多くに適応があるであろう．クロザピンの使用に関しては，施設基準や処方に関わるスタッフへの登録制度など，さまざまな制約が設けられているが，処方できる環境を整備することも大切となる．クロザピン投与手順は，クロザピン・マニュアルの規定に従う．

7 薬物治療の改善とともに大切なこと

薬物治療は，統合失調症治療に必須である．このマニュアルは，薬物治療の改善により長期在院者の退院可能性が大きく開かれていくことを期待して作成された．長期在院者の退院は，薬物療法が功を奏し，（退院準備プログラムへの参加など）退院へ向けた心理社会的治療や退院後の地域生活への移行準備が進んだときに実現するものであり，なによりも病院スタッフが本人の意欲を引き出し，一丸となって退院を求めていかなければ実現しづらいものである．

山梨県立北病院では，比較的短期間のうちに多数の長期在院者を地域移行させることに成功したが，その背景には，積極的な新規薬の活用とともに具体的数値目標による退院促進への取り組みが病院の命運をかけて行われたことが大きかったと思われる．一度作られた退院促進のうねりは，その後もごく自然なものとして病院のなかに残り，本人にもスタッフにも喜ばしいものとなっている．

【文献】
1) 伊藤千裕，佐藤光源：急性期精神分裂病の合理的薬物選択アルゴリズム．脳の科学 23：685-689，2001
2) 伊藤千裕，佐藤光源：慢性期精神分裂病の合理的薬物選択アルゴリズム．脳の科学 23：789-792，2001

3) 伊藤千裕, 佐藤光源：精神分裂病の維持期の合理的薬物選択アルゴリズム. 脳の科学 23：889-893, 2001
4) 村杉謙次, 荻原徹也, 庄田秀志, 他：統合失調症の慢性例における抗精神病薬の単剤化・減量化の試み. 臨精薬理 7：557-568, 2004
5) 助川鶴平：多剤併用大量投与の減量単純化の方法. 臨精薬理 8：137-144, 2005
6) 田辺 英：精神分裂病慢性例における抗精神病薬多剤併用処方の剤数削減の検討. 慶應医学 77：231-239, 2000
7) 稲垣 中, 稲田俊也, 藤井康男, 他：向精神薬の等価換算. 星和書店, 1999
8) 藤井康男：多剤併用から新しい抗精神病薬治療へ. 臨精薬理 4：1371-1379, 2001
9) International Psychopharmacology Algorithm Project (IPAP)：IPAP schizophrenia algorithm. www.ipap.org
10) Kane JM, Leucht S, Carpenter D, et al：The Expert Consensus Guideline Series. Optimizing pharmacologic treatment of psychotic disorders. J Clin Psychiatry 64 (Suppl 12)：5-12, 2003
11) McEvoy JP, Scheifler PL, Frances A：The Expert Consensus Guideline Series. Treatment of schizophrenia 1999.〔大野 裕（訳）：エキスパート コンセンサス ガイドライン シリーズ 精神分裂病の治療 1999. ライフサイエンス, 2000〕
12) Miller AL, Hall CS, Buchanan RW, et al：The Texas medication algorithm project antipsychotic algorithm for schizophrenia：2003 update. J Clin Psychiatry 65：500-508, 2004
13) Taylor D, Pator C, Kerwin R：Prescribing guidelines 2005-2006 (8th edition). Taylor & Francis, Oxford, 2005

（宮田量治）

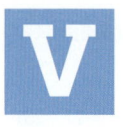

V 病棟での退院支援計画とその実施

1 長期入院患者の特性と慢性期・社会復帰病棟の実際

　社会復帰病棟，自立支援病棟などは，退院支援を主たる目的とされている病棟である．患者の多くは急性期を脱してもなお，退院困難要因がある精神障害者が入院しているのではないだろうか．そのことは，地域生活をあきらめている患者と医療スタッフがいるという歴史や側面があるのは否めない．その歴史の中には，何度か退院準備を進めた時期もあったかもしれない．しかし，その度に病状が不安定になる，家族の退院への不安の声，医療従事者の退院支援に対する再チャレンジへの意欲の問題などで結果的に長期入院になってしまっているのが現状ではないか．

　みなさんの病棟は退院支援が主たる病棟のケアになっているだろうか．近年，慢性期・回復期の病棟集約が進む中で，精神状態が不安定な患者，合併症がある患者の対応などに追われているのが現状ではないか．

　精神保健医療福祉の改革ビジョン（2004年）により，退院促進の機運が高まるまでは，当院における社会復帰病棟はほそぼそと退院支援はしていたのだが，畑作り，レクリエーションなどを楽しみにしていた病棟であった．病棟の古いアルバムを見てみると，キャンプやブドウ狩り，ハイキング，餅つきなど楽しそうな写真が並んでいる．患者・家族・スタッフともに，「一生病院にいる」ことを疑いもしなかった時代であり，患者は5年，10年，30年…と人生の半分以上を病院で過ごしてきた．そのような歴史の中で，私たち精神医療に関わっている者は患者1人ひとりの歴史を考えて退院を支援していく必要性があると感じる．

2 病棟における長期入院患者の退院支援の実際

a 社会復帰病棟への「退院促進」導入時期

　精神保健医療福祉の改革ビジョンの流れを受けて，筆者の勤務する社会復帰病棟が2004年に「厚生労働省精神・神経疾患研究委託費　精神科在院患者の地域移行，定着，再入院防止のための技術開発と普及に関する研究」のモデル実践病棟になった．

　前述した内容の病棟であったため，患者・家族・スタッフすべての関係者に気持ちの切り替えが必要な「退院促進」であった．病棟医長から，「皆さんに退院していただくために社会復帰のプログラムが開始となる」ことを患者・家族に伝えた．「自分には関係ない」「退院なんて能力がないから無理です」「退院できるんですか」など患者からの反応はさまざまで

表22 「退院準備プログラム」実施の際の役割分担

疾病理解・服薬管理・緊急時の対応	看護師または医師
食生活・ストレス対処	作業療法士
金銭管理・社会資源・退院後のスケジュール	ソーシャルワーカー

あり，どこか自分には関係がないという反応であった．家族は，「一生病院においてくれると言いました」「退院なんて無理．帰ってきてもらっても困る」「また，問題を起こされる」など退院に否定的なご意見が多くを占めた．そのような状況の中で，患者・家族・スタッフともに意識変革を進めていくためにはさまざまな取り組みが必須であった．

そのような中で，LibermanのSST「地域生活への再参加プログラム」を主軸にした取り組みを行っていくことになり，準備段階として取り組んだ内容を以下にまとめる．

- 当院においては精神保健研究所の研究員の協力で，「地域生活への再参加プログラム」を，患者に親しみやすく工夫した患者用ワークブックやポスターなどの作成，リーダー初心者でも行えるようにリーダーマニュアルを作成した．
- プログラムの理解を深めるためにSSTに係る多職種チームでの勉強会を開催した．
- SSTのリーダーができるように数名のスタッフがSSTの研修を受講した．
- ケースワークを進めるために病棟専属の精神保健福祉士が配属となった．
- 病院幹部には，実践の目的や実践の状況などを報告を密に行うこととした．

このような準備段階を経て「地域生活への再参加プログラム」は病棟においては「退院準備プログラム」と命名され，参加グループは「宙(そら)グループ」という病棟の中で特別な存在になっていった．ある患者は「自分には関係ありませんから」と否定的に発言しつつも参加し，ある患者は「今度は自分が選ばれますか」と地域生活への移行に期待するなど，長期間ゆったり流れていた空気の病棟に新しい風が吹き始めた．

b 「退院準備プログラム」実施にあたっての工夫

1 多職種での役割分担

SSTを実施していくにあたって，筆者の勤務する病院での役割分担は，リーダーに関してはセッションの内容によって表22のように分けていた．

セッションの特性により分担したのは，得意分野を活かし自信をもってセッションを進めていけることと，1つの職種に負担がかからないためである．

セッションを行うにあたっての準備事項は「退院準備プログラム」のリーダーマニュアルに記載されている．病棟で実際に運用していくうえでの工夫として「退院準備プログラム運営フロー」を作成し活用した(図32)．セッションの準備事項と準備者，リーダーなどの担当者を前もって明示することで役割を明確化した．

また，プログラムにスムーズに緊張なく入っていくためのウォーミングアップを実施する担当者は作業療法士とした．

2 プログラムの工夫

「地域生活への再参加プログラム」はビデオ学習を効果的に取り入れているのが特徴であ

124　第2部　ガイドラインに基づく退院支援の実践

時期	各期	実施日	実施項目			担当者	実践プログラム
2カ月前	実施事前準備	/	■実施時期検討			師長・SST係・PSW・OT	
		/	■必要に応じて勉強会の実施			SST係…勉強会係と協力	
1カ月前		/	■患者選定			医師・師長・SST係・PSW・OT	
		/	■退院準備プログラム目標評価シート作成			医師・PNs・PSW・OT	
		/	■患者との面接，REHAB・退院困難度尺度			SST係が準備，PNs実施	
2週間前	プログラム準備期	/	■プログラム参加患者への説明			医長・担当医師	
		/	■患者事前アンケート			SST係が準備，PNs実施	
		/	■事前ミーティング		□REHAB・退院困難度尺度・アンケートの結果・目標評価シートからプログラムの実施にあたっての目標について	師長・SST係・PSW・OT	
		/			□各セッション，各実践プログラムの企画責任・リーダー担当者を決める		
		/			□各セッションの注意事項の確認		
17週間	プログラム実施時期	/	■セッション1 プログラムの導入（担当Ns）	前	□お茶とお菓子を事前準備	OT…お茶　看護師…お菓子	
				後	□PSWに次回セッション2企画の確認	担当PSW（　　　　　）	
				後	□セッション3の医師による講義の確認	病棟Ns（　　　　　）	
				後	□セッション5の先輩患者の選定とインタビュー担当者の選定	担当PSW（　　　　　）	
				後	□実践プログラム（居住施設・役所）企画の担当者の確認	居住施設PSW（　　　）役所OT（　　　）	
		/	■セッション2 地域生活のオリエンテーション（その1）（担当PSW）	後	□セッション5の先輩患者の選定・確認	担当PSW（　　　　　）	●居住施設を見にいってみよう *メンバーに適した施設を担当者は検討する 担当（　　　）
				後	□実践プログラム（居住施設・役所）企画の確認	居住施設PSW（　　　）役所OT（　　　）	
				後	□メンバー全員の処方箋のコピーを実施後に準備	病棟Ns（　　　　　）	
		/	■セッション3 慢性の精神障害の症状と薬の効果（担当Dr）	前	□処方箋のコピーをセッションに持参する	病棟Ns（　　　　　）	
				後	□セッション5の先輩患者のインタビューの進捗状況の確認	担当PSW（　　　　　）	
		/	■セッション4 退院準備（担当Ns）	前	□ロールプレイのポイントのポスター事前準備	OT	●役所を見にいってみよう 担当（　　　）
				前	□ロールプレイ時の白衣の準備（看護師管理）	病棟Ns	
				後	□セッション5のインタビュー用紙作成の進捗状況の確認	担当PSW（　　　　　）	
		/	■セッション5 地域生活のオリエンテーション（その2）（担当PSW）	前	□先輩患者さんの交通費・お礼の準備	師長	●通所施設を見にいってみよう *メンバーに適した施設を担当者は検討する 担当（　　　）
				前	□お茶とお菓子を事前準備	OT…お茶　看護師…お菓子	
				前	□先輩患者さんのインタビュー用紙の準備	担当PSW（　　　　　）	
				後	□実践プログラム（通所施設）の企画の確認	担当PSW（　　　　　）	
		/	■セッション6 スケジュールの立て方（担当PSW）	後	□セッション7の企画の確認	担当OT（　　　　　）	
				後	□実践プログラム（通所・役所・居住施設）実施済みかの確認	メンバーで	
		/	■セッション7 食生活の管理（担当OT）	後	□セッション8の金銭管理に向けてメンバーの金銭管理の状況を情報収集するようにPnaに依頼	病棟Ns	●自分で食事を準備してみよう 担当（　　　）
		/		後	□実践プログラム（食事の準備）の企画の確認	担当OT（　　　　　）	

(つづく)

図32　退院準備プログラム運営フロー

時期	各期	実施日	実施項目			担当者	実践プログラム
17週間	プログラム実施時期	/	■セッション8 金銭の管理 (担当 PSW)	前	□メンバーの金銭管理の情報の確認をし，担当 PSW に情報提供	病棟 Ns	●金銭管理の練習をしてみよう 担当(　　　) ＊おもちゃのお金と封筒の準備
				後	□実践プログラム(金銭管理)の企画の確認	担当 PSW(　　　)	
		/	■中間カンファレンス		□目標評価シートを用いてカンファレンスの実施	師長・SST 係・PSW・OT	
		/	■セッション9 薬は再発を予防する (担当 Ns)	後	□自己評価用紙の記載開始となることを病棟看護師へ発信	病棟 Ns	
		/		後	□実践プログラム(通所施設)の実施の確認	メンバーで	
		/		後	□セッション11後の実践プログラム(公共施設・生活必需品)の検討		
		/	■セッション10 薬の効果を評価する (担当 Ns)	前	□ロールプレイ時のロールプレイのポイントポスター・白衣の準備	白衣…Ns　ポスター…OT	
		/		後	□主治医の面接時間の確保(担当医師に連絡する)・面接ポイントを渡す	病棟 Ns	
				後	□セッション12の医師の講義依頼	師長	
				後	□セッション11後の実践プログラム(公共施設・生活必需品)の検討	担当 OT(　　　)	
		/	■セッション11 地域生活のストレス対処法(担当 OT)	後	□ストレスの対処法が次回のセッションまでに実施できるように受け持ち看護師に発信	病棟 Ns	●近くの公共施設に行ってみよう 担当(　　　)
				後	□実践プログラム(公共施設・生活必需品)の企画の確認	担当 OT(　　　)	
		/	■セッション12 薬の問題を解決する (担当 Dr)	後	□現在の処方箋を次回のセッションまでに準備	病棟 Ns	
				後	□セッション14の医師の講義依頼	師長	
		/	■セッション13 薬の副作用を解決する(担当 Ns)	前	□現在の処方箋が準備されているか確認	病棟 Ns	●生活必需品を見に行ってみよう 担当(　　　)
				前	□ロールプレイ時のロールプレイのポイントポスター・白衣の準備	白衣…Ns　ポスター…OT	
		/		後	□主治医の面接時間の確保(担当医師に連絡する)・面接ポイントを説明	病棟 Ns	
		/	■セッション14 再発の注意サインを見極める(担当 Dr)	後	□注意サインについて受け持ち患者と検討の必要性を PNs に伝える	病棟 Ns	
				後	□実践プログラム(公共施設・生活必需品)の実施の確認	メンバーで	
		/	■セッション15 注意サインを監視する(担当 Dr)	後	□注意サイン評価用紙の定義を検討することを受け持ち看護師に伝える	病棟 Ns	
				後	□注意サイン評価用紙の記載開始となることを病棟看護師に発信		
		/		後	□修了証書の準備・記載の依頼	SST 係	
		/	■セッション16 緊急時の対応策を地域で実践する(担当 Ns)	前	□ロールプレイのポスターの準備	OT	
		/		後	□病棟医長にセッション17での修了証書授与の依頼(ほかの医師でも可)	師長	
		/	■セッション17 全体のまとめと修了式(担当 Ns)	前	□お茶とお菓子を事前準備	OT…お茶　看護師…お菓子	
		/		前	□修了証書の記載を確認し持参	病棟 Ns	
終了後	終了直後	/	■終了直後カンファレンス		□目標評価シートの実施，カンファレンスにて今後の支援の方向性を検討		

図32　退院準備プログラム運営フロー(つづき)

る．ビデオは視覚的にも聴覚的にも訴える力があるので，認知に働きかける効果は大きい．しかし，私たちがプログラムを始めた当初に患者から「外人なので自分たちとは違う」などの意見が聞かれた．内容も日本にない団体の設定もあり，なじみにくいという側面もあった．そこで，日本の実情に合わせた内容に変更し，違和感はなくなった．

　また，社会資源の紹介や食生活の工夫など視覚的に訴えたい場合はスライドを使用し映像化したものでセッションを進めたこともあった．

　また，セッションで学習したことを実際に地域で体験する「実践編」を作った．実際に地域で生活している先輩患者の単身生活を見学したり，生活訓練施設や作業所などの社会資源を見学したりすることで地域生活をよりイメージ化できた．見学に行くことで今まで退院に拒否的だった患者が急に退院する意欲が出てきたりなどの変化がみられた．また，机上のセッションでは理解しているような発言であったが，実際にやってみるとできなかったり，セッション中の発言は控えめでも実践編では能力を発揮している場面もある．看護師も地域に出かけ，患者と体験の共有をすることは支援計画を立てるうえでも重要なポイントになる．

　実践編は地域ごとの違いがあるので，地域の実情に合わせて，この地域で生活するにはどのようなことを知っていたほうがいいのか，どのような技能を身につける必要があるかで検討する必要がある．

3 ▎情報の伝達と参加患者へのフィードバック

　24時間患者の身近にいる看護師は交代勤務である．プログラムのリーダーやコ・リーダーという役割がついていない看護師が実際に「退院準備プログラム」で何をしているのか見えにくいようでは効果的とはいえない．実際に参加をしていないスタッフからは「何をしているのか見えにくい」という意見が寄せられた．また，プログラムの担当者をセッション毎に変えていたので，継続性を持たせる意味でも，情報の伝達は重要であった．プログラム実施の次の日に，実施内容，患者個々の取り組みの状況や課題などの申し送りを実施していた．また，視覚的にもアピールするようにナースステーション内のホワイトボードに宿題の内容と担当者などの提示をし，実施したらチェックサインをするようにした．そうすることで宿題未達成で次のプログラムに臨むことが少なくなった．プログラムに参加しているメンバーが宿題を確実に取り組むことで，セッション中にメンバーやスタッフにポジティブフィードバックを受けられることが患者のやる気につながるため，宿題の支援は必須である．しかし，患者自ら宿題の遂行ができなかったり，忘れてしまったり，スタッフに声がかけられないなどの特性もあるため，患者が主体的に宿題を実施できるように支援をしていくことも大切であり，スタッフサイドも意識をもって接していく必要がある．

　また，病棟での長期の療養環境の中で，比較的陰性症状が主体の長期入院患者は，目立たない存在といってもよい．実際に，普段大きな問題もない患者に病棟看護師は目がいきにくい．どうしても不穏や合併症があり介助や見守りの必要性がある患者の対応に追われてしまう．日常注目されることがあまりないため病棟で，看護師にフィードバックされることで，病棟での生活で繰り返し確認されたり，声をかけられることで自信につながったり，般化されるきっかけになる．従って，プログラムに実際に携わっていないスタッフか

らも「頑張っているようですね」「プログラムを開始してから生き生きしてますね」などの声かけはプログラムに継続参加するきっかけとなったり，自己効力感が向上する傾向にある．スタッフにとっても，患者の今まで見ることのできなかった一面や能力を見ることができるので，その変化を感じ取ることで楽しくもあり，退院支援計画を進めるにあたってのスタッフのモチベーションを向上させることにつながる．

4 プログラムを通しての目標，達成状況，支援のポイントなどの共有

プログラムを終了すると，各セッション終了後にアフターミーティングを多職種で実施する．実際のプログラムの参加状況や理解度，今回学んだことをどう展開していくか，ケースワークの進捗状況など1人ひとりに対して評価を行うことにしている．その内容を前述した申し送り用紙に記入し病棟に持ち帰りスタッフに周知するようにしている．

プログラム全体では退院準備プログラムの第1回目の開始前に，患者に開始前の「知識度調査」や「REHAB」などの評価尺度をとり，患者の目標やプログラム中に気をつけること，支援の方向のポイントなどを多職種で話し合う．プログラムの中間，終了時にも同様に調査し，目標の達成度や支援のポイントなどを検討している．

プログラムを実施したことを次の展開に生かすためにも，多職種での多面的な視点での評価や支援計画を立てることでチームアプローチが効果的である．

c 退院支援を多職種で効果的に進めるためのプログラム

「退院準備プログラム」が主軸となった病棟の取り組みが開始となり，それ以外にもさまざまな取り組みが始まった．それぞれのプログラムや取り組みを表23で紹介する．

これらの取り組みを導入するにあたっては，当病棟では図33に示した社会復帰病棟ケースカンファレンス用紙を用いて多職種でアセスメントし計画する．患者の希望や取り組みたいことも確認はするが，何を行うべきか，行いたいか患者自身思いつかない場合が多い．長期入院生活により社会生活がイメージ化できない場合もあるので，まずは体験してもらうところから始める．何度か実施していくことで患者の「強み」や「希望」，「課題」などが見えてくるものである．そのようなアセスメント・計画・実施・評価の繰り返しが，具体的な退院支援計画に結びついてくる．

d 多職種によるチームアプローチ

入院生活において保護的な状況の中では自分で取り組む必要がなく生活するためのスキルを高める機会がない場合や，長期入院により時代が変化したことで退院にチャレンジするのに敷居が高くなってしまう場合もある．

病棟で過ごしている患者の生活状況を一番身近で観察し援助しているのは看護師である．

日常生活行動（生活リズム，食生活管理，排泄，整理・整頓・ゴミ捨て，整容，金銭管理，外出ができるか，交通機関の利用，余暇活動，ストレス対処など）がどの程度できるか，介助や声かけはどの程度必要か，こだわりがあるかなど1つひとつアセスメントする必要がある．また，病棟では可能でも，実際に体験してみると地域での応用は難しい場合がある．

表23 退院促進への取り組み

	取り組みの内容	担当
「ふれあいの会」SST基本訓練モデル	対人関係スキルを習得するための取り組み．対人関係においての各自の課題を練習する（うれしい気持ちを伝える，嫌なときに断るなど）	心理士看護師
地域探検隊	実際に地域に出向き，地域の施設の見学（図書館・公民館・公園・役所・リサイクルセンター・100円ショップなど）や退院後の生活をイメージ化すると共に退院後に活用できるように練習する	作業療法士看護師
OT社会復帰グループ	地域生活のイメージをふくらませたり，生活技能を高めることを目的としている．（例：夏の外出で気をつけることを話し合う，単身アパートでの整理整頓など）	作業療法士
施設見学会	入所施設・通所施設の見学会を企画．自分で生活場所をみることにより，退院後の生活について具体的にイメージし，退院への動機づけを高める	精神保健福祉士
多職種カンファレンス	週に一度，一人の患者の退院に向けての方針を多職種で検討．担当スタッフ，病棟が共通認識を持って患者・家族へのケア計画を立てる．開催に当たっては，患者の退院への希望や不安，家族の気持ちを各職種毎に情報収集・アセスメントをする（図33参照）	医師看護師精神保健福祉士心理士作業療法士
家族懇談会	3，4カ月に一度の頻度で実施．家族同士の交流の場を提供するとともに，病棟での社会復帰に向けての取り組みの報告や社会資源の情報提供をする	医師看護師精神保健福祉士
ケア会議	入院中から，地域の支援者にも参加してもらい，ケア会議を開催．本人とともに退院に向けた方針を決定したり，退院後の治療や生活の確認事項を共有する．退院後も状況によってケア会議を開催し，地域生活のスムーズな移行を目指す	医師看護師精神保健福祉士地域関係者
退院前・後訪問看護	退院前に，試験外泊を計画．その際に実際に退院先に出向き訪問看護を実施．実際の生活状況を体験してもらい課題を一緒に確認する．退院後は，退院後の生活の見守りや精神状態の観察，課題遂行援助などを実施．退院後も引き続き支援があることで長期入院からの地域移行でも不安が軽減される	看護師精神保健福祉士作業療法士

また，地域生活のイメージが全くできない場合もあり，イメージ作りから始めることが大切となる．

1つの事例で考えてみよう．

社会復帰C.C.	H　年　月　日. 氏名　　　　　　　　　　歳
病名：　　　　　　　　　　／合併症：	入院　　年　　月　　日

社会復帰する事への不安や困った事はありますか	今後，どのような生活がしたいですか．第一希望は？
	Key-P：　　入院年数：　　年　　カ月

入院時状況：自傷・他害

入院時形態：措　保　任　／　家族の受入：良・不

	退院阻害要因として考慮されることを記入	家族歴等
Dr	症状・検査：	
Ns	服薬行動・薬の知識・病気理解・再発兆候自覚/対処　ストレス対処・対人関係・会話技能・身仕度/清潔　日課/余暇/生活リズム・清掃/整理(大切な物の保管を含む)　金銭管理・買物/食事の調理(調達)・生活範囲の拡大　(以下は利用)交通/通信/金融機関/公共施設　・家族との連携　・迷惑行為	REHAB 全般の合計： A, B, C 今後の治療・支援策
	外部施設などの利用(施設名)：　　　　　　　　　回/週	
OT	活動の種類：　　　　　　　　　　　　　　　　　回/週 作業能力： 持続安定性： 態度など：　　　　　　　　　　体力：	
PSW	▶	

患者回答：自己管理可能〜全く不可能までの0〜4段階 Ns 評価：自立〜全介助　0〜4段階	患者回答	Ns 評価
間違えたり，忘れたりしないで自分で内服できると思う		
自分が飲んでいる薬の名前を知っている		
自分が飲んでいる薬の効き目を知っている		
自分が飲んでいる薬の副作用を知っている		
自分の病名を知っている		
自分の病気にはどんな症状があるのかを知っている		
病気再発の兆候を知っている		
自分の病気の再発兆候がわかっている		
再発兆候があったとき，自分の対処方法をわかっている		
自分の病気再発とストレスの関係を知っている		
ストレスが起きたとき，どのようにしたらよいのか知っている		
病棟内のほかの患者や病院の外に住んでいる人と付き合っていける		
自分の言いたいことは，ほかの人たちに伝わっていると思う		
自分は，ほかの人たちとうまく話ができると思う		
病室から出るときはしっかりと着る物を整えている		
朝晩，顔を洗ったり歯磨きはしている		

(つづく)

図33　社会復帰病棟ケースカンファレンス用紙

お風呂に入ったときは，頭や体をしっかり洗っている		
入浴の後は，着替えている		
作業，食事，入浴の時間，外出からの帰棟時間は守っている		
余暇の時間は，自分なりに何かして過ごしていると思う		
起床や就寝の時間は，自分で起きられたり，眠れる		
自分のベッドの上や周りの床，棚はきれいに掃除している		
棚の上の物や引出しの中にしまってある物は，整理・整頓している		
自分が大事だと思っている物は，しっかりしまってある		
お金は，自分で計画的に使えている		
一週間分の小遣銭は，何回かに分けて使えている		
洋服や日用品の買物は，自分一人でできると思う		
食事は弁当を買ったり，料理を作ることができると思う		
病院の外に用事ができたとき，一人で出かけられる		
日中は寝転がっている時間より起きている時間のほうが多い		
電車やバス，タクシーに乗って，行きたいところにいける		
電話をかけたり手紙を書いて自分の言いたいことが伝えられる		
一人で銀行や郵便局にいき，貯金やお金の引き出しができる		
一人で，市役所や福祉施設に行き自分の言いたい事を伝えられる		
役所からの書類や会社から送られてきた書類を読んで，必要な事項を書けると思う		
自分の家族や肉親と連絡したり，家へ外泊している		
家族や肉親と一緒にいたいと思う		

図33 社会復帰病棟ケースカンファレンス用紙（つづき）

<事例> 整理整頓が苦手な患者の生活調整

●**臨床像**：入院生活15年．統合失調症の男性．整理整頓が苦手．ゴミの分別も入院中から行えず看護師が指導をしていた．家事はやったことないから無理ですと発言あり．

●**長期目標**：退院してアパートで自由に暮らしたい．

●**多職種での生活アセスメントと生活支援**

病棟でのベッド周りは受け持ちの看護師と1週間に一度整えているが，声をかけても自分で行おうとしない．洗濯は自分でするが，汚れ物と洗った物が一緒の袋に入っていたりしている．床に物が散乱していて，同じような傘が10本以上置いてある．物があふれていて隣のベッドまではみ出ているため苦情あり．ゴミ捨ては看護師の声かけで行うが分別はできない状況．

そこで作業療法のOT社会復帰グループに参加を勧める．「一人暮らしの衣類の整頓」や「ゴミの分別」についてイメージ化を目指した．はじめは興味もないようであったが，衣類のたたみ方や収納の仕方を実際にやってもらったところ，上手にできていることをほめられて，やる気になる．ゴミの分別も入院中はゴミ箱を見てできるようになった．

> 　いよいよアパートを借りて試験外泊の段階になり，退院前訪問看護に病棟の看護師が出向いたところ，ゴミ箱は2個購入してあったが，市で決められた分別が難しく，ゴミを出す日が隔週であることから，ゴミの分別に失敗し近所から苦情が来てアパートにいられなくなることを心配するようになり混乱していた．そのため，荷物の整理が全く進まず，衣類が散乱し洗濯もできていない状況であった．ゴミ箱を2個追加購入し，何を捨てるかゴミ箱に貼り，分別して捨てられるようにした．ゴミの分別で精一杯となっている様子であったため，精神保健福祉士から，しばらくはヘルパーを導入してみることを提案．退院後はヘルパーと一緒に掃除やゴミ分別などを行っている．
> 　この患者の場合，ゴミの分別はほとんど自分でできるが，完璧でないとアパートにいられなくなるという心配も強く，ヘルパーに点検してもらうなど他者の介入があることで安心できた．

e 病棟における家族支援

　病棟で退院促進が開始になったときに，家族に対しての説明会を開催した．病棟医長が精神保健医療が変革してきたことや病棟の今後の方針を話したところ，不安と拒否的反応であった．「一生病院にいさせてほしい」「もう30年も入院しているのに今更ほかの施設はかわいそう」「退院したら入院する前のようになる．関わり合いになりたくない」など，精神状態が不安定であったときの印象が家族にとっては強い．まずは，「家族の不安や言い分を受容する」ことが大切である．「家族だから当然面倒みるもの」という考え方は，家族を追いつめ患者・家族・病院との関係が悪くなるだけである．まずは家族を孤立させないように「大変であったこと，心を痛めたであろうこと」を共感する姿勢が大切である．不安の1つひとつを解消していき，患者の退院への希望を叶えるべく自分たちはサポートしていくこと，退院後も地域と連携してサポート体制を構築していくことなどを伝える．また，地域関係者にケア会議時同席してもらうことで，「地域への退院後にもサポート体制がある」ということを実感してもらえる．

　また，「家族会」を継続的に実施することで，知識の習得のみでなく，ほかの苦労している家族の話を聞いたり，同じように長期に入院し退院していった患者の家族の話を聞くことは患者の地域生活を前向きにとらえるきっかけにもなった．また，受け持ち看護師から「退院準備プログラム」を頑張っている姿や取り組んでいることなどを知らせることも，患者の急性期の時期とは変化していることを理解するのには効果的である．退院を前向きにとらえてくれるようになるには，家族心理教育，家族SST，社会資源の情報提供なども効果的といえる．

　また，精神保健福祉士とも情報共有し，患者のみでなく家族支援を連携し，継続していくことが家族の不安な気持ちが和らぐ一助となることであろう．

f 事例紹介

次に「退院準備プログラム」を主軸にしたさまざまな病棟の取り組みを経て地域生活へと移行しているモデル事例を紹介する.

＜事例1＞
- Aさん：62歳・男性・統合失調症・入院期間10年
- 退院先：精神科グループホーム
- 臨床像：強固な幻覚・妄想あり.「暴力をふるわれた」「○○にお金を一億円隠された」などの妄想により他患者・医療者への暴力行為あり. 病識はなく妄想発言あり. 行動範囲を広げると無断離院することがある.
- 退院困難事由：幻覚・妄想による現実感の欠如, 離院・暴力などの問題行動
- 支援経過

①多職種によるカンファレンス・アセスメント

医師・看護師は支援開始当初は行動範囲を広げることでの精神不安定, 暴力, 無断離院などにより地域生活は困難ではないかとアセスメントした. 本人の希望は「施設見学」で行った「グループホーム」であったため, 精神保健福祉士は生活能力があるので希望する場所を目指せるのではないかというアセスメントであった. まずは, 病識をもち,「退院」という刺激があっても病状が安定していけるのか支援を通じて様子を見ていくことになった.

②退院支援計画
- 病識・病感の獲得のために「退院準備プログラム」への参加
- 行動範囲を病棟内→院内同伴→院内単独としていき, 刺激を少しずつ与える

③支援の経過…支援開始から2年で退院

プログラムの1回目は, 途中まで参加したが, 他患者への妄想による暴力などがあり, 隔離となったため中断した. 本人にとっては「つらいことをされたので暴力も仕方ない」と断言していたが,『どんな理由があっても暴力はいけないこと. つらいことをされたりされそうになったら, スタッフに伝えるように. スタッフがあなたを守ります』という指導をしていった. その後, 本人にとって「つらいこと」は続いたが, スタッフに相談をするようになった. しばらく期間をおき,「退院準備プログラム」に再チャレンジをしてみることになった. 今回は17セッションすべてと実践プログラムも参加できた. 参加していく中で他患者の発言を聞いて今までの自分の思っていたことは「妄想だったのかも, 幻聴であったのかも」という振り返りができるようになった. その後, 精神状態は行動範囲を広げたり, グループホームへの試験外泊など退院が近づくにつれて現実的な不安がでたが, グループホームの職員や退院促進事業での支援センターのスタッフにもサポートを受け, グループホームに退院した.

また, 家族は遠方に住む兄弟がいたが, 地域への退院に関しては, 直接的支援は難

しいが，お小遣いや電話などの支援には協力的であった．

●事例から学んだこと

患者のつらい妄想や幻聴，体験には共感する態度と支援していくという姿勢で接する．しかし，暴力や問題行動などはいかなる理由があってもよくないということを関係スタッフ全員で働きかけたのがよかった．

本人の生活能力があること「できること」や希望を叶える「やりたいこと」を実現するために本人もスタッフもがんばれることを実感した．

＜事例2＞

- ●Bさん：56歳・女性・統合失調症・入院期間8年（途中姉と旅行のために2週間ほど退院扱いとなった．実質は30年の入院期間）
- ●退院先：精神科グループホーム
- ●臨床像：病院を退院することに拒否的．「退院」の話をすると不穏になったり，涙ぐむなどの場面がみられていた．日中自分の好きな事（映画・喫茶など）で外出するが，心理社会的プログラムへの参加や薬の自己管理などは拒否的．
- ●退院困難事由：退院への不安
- ●支援経過

① 多職種によるカンファレンス・アセスメント

外出・交通機関の利用など生活能力は高いと多職種チームではアセスメントされた．「不安」についてカンファレンスで検討．以前アパート退院した際に，薬を中断し病状が悪化し非常に怖い体験をしてしまったと精神保健福祉士から情報あり．

② 退院支援計画

- ・入院しているからには，治療プログラムにも参加することにし，治療的に関わる．
- ・病識の獲得と退院への不安の軽減のために「退院準備プログラム」を開始することにした．

③ 支援経過…支援開始から3年で退院

プログラム開始前の説明時には不安いっぱいの状況であったが，プログラム中には「24時間スタッフがいるところなら退院してもいいかもしれない」という反応に変化していった．プログラム終了後は作業療法は継続していた．

実際に退院先を検討する話が進むにつれて，ピアサポーターとの約束を急にキャンセルしたり，「グループホームには退院しない」など発言もあった．

結果的には主治医に「退院しましょう」と促され，再度グループホームの外出訓練や外泊など繰り返すようになり，自信もつき退院となった．

退院後，地域生活を送っている先輩患者の話を入院中の患者にしてもらったところ「病院と違って自由でいい．楽しいです」と入院中のプログラム実施中の声とは比較にならないくらい大きな声で発言していた．

> ●事例から学んだこと
> 　退院までには何度も精神状態は揺れたが，「この方は病院より地域生活を送るべきである」というスタッフの思いがあった．「退院準備プログラム」はそれを後押しする大きなきっかけであり，後は『あきらめない，可能性を信じる』ことが大切ということである．

g 退院支援を実践してからの病棟の変化

1 患者の変化

　退院した患者が病棟に遊びに来る姿を見たり，地域生活の実際を聞くなど「自由」を体験している姿に「自分もできるかも」という気持ちが多くの患者に芽生えた．病棟で「退院」の話をするのが当たり前になった．

2 看護師の変化

- 退院を目指した訓練の外出や退院準備のための外出の同行，外出・実践のプログラムでの入院中の患者の変化，訪問看護での退院した患者の生き生きした姿など地域に出向くことで退院後の生活をイメージした院内のアプローチが可能となった．
- スタッフから見て地域生活が考えられなかった患者がさまざまな取り組みで多く退院したことで，患者の可能性を引き出せたことや自分たちの働きかけができたことが自信となった．

3 病棟の変化

- 地域関係者が院内に入り，一緒に退院支援をしていくことが当たり前になった．

4 家族の変化

- 退院には拒否的であった家族も，「本人が希望するなら」「こんなに多くの人がサポートしてくれるのなら」「自分は直接的には何もできないけど，仕方ない」「退院して心配だけどなんとか暮らしているみたい」と退院におおむね了解を得られた．

　長期入院患者に対してさまざまな退院支援を，社会復帰病棟で取り組んできた．
　その中で感じたことは，スタッフの姿勢によって，患者の未来が決まってしまうといっても大げさではないことである．安易に「長期療養型の病院に転院しかないかも」「入退院を繰り返しているから地域はもう無理」と判断していないだろうか．患者の気持ちを無視して退院先を選択していないだろうか．
　「私たちのスタッフの視点を変えてみたら，地域生活が実現できた．患者が変化していった」という事実がある．さまざまなプログラムはあるが，私たちが患者の「地域生活への移行をあきらめない」ことと，患者にとって過ごすべき場所は「病院」なのかを常に考えてアプローチをしていく責任があることを最後に皆さんに伝えたい．

（富沢明美）

VI 退院コーディネートとソーシャルワーク

1 国立精神・神経センター病院における退院支援

　国は2002年に「受け入れ条件が整えば退院可能な入院患者(いわゆる「社会的入院者」)」7万2千人を「10年間で退院・社会復帰を目指す」と打ち出した．社会的入院者とは，「病状としては退院が可能な状態であるにもかかわらず，受け入れ条件が整わない等の社会的な理由により入院継続を余儀なくされている患者」(安西信雄)を指す．実際に現在の精神科病院には，次のような入院患者たちが多数入院している．

- 精神症状は落ち着いているが，なぜか退院できない
- 退院への意欲が乏しく，病院が生活の場になってしまっている
- スタッフが退院の話を出すと，すぐに調子が悪くなってしまう
- 家族が不安が強く，退院には拒否的で話が進まない
- 本人は退院したいと言っているが，病識が乏しくスタッフは不安
- 長期に及ぶ入院生活で，日常社会生活のスキルがほとんどない
- 退院を検討する機会がなく，何がどれぐらいできるか不明である

　退院促進研究班のモデル実践病棟として，国立精神・神経センター病院(現：国立精神・神経医療研究センター病院)の社会復帰病棟が位置づけられたとき(2004年7月)，入院患者のほとんどが，上記のような状況で長期在院となっていた．病棟入院患者47人のうち，1年以上入院している患者(合併症で他院に一時的に転院した患者を含む)は41名，そのうち13名が10年以上の入院患者であった．既に病棟再編が進む中で，多くの長期在院患者が退院・転院していったが，それでも残ってしまっていた患者たちである．病棟の中で「退院」という言葉はタブーとされる社会復帰病棟であった．

　本研究班が退院支援を開始して5年，この41名のうち28名が地域移行を果たしている．また，当該病棟での退院支援の展開にともない，他病棟からの長期入院患者も続々と転棟してきて，40年以上の超長期在院患者も含め，50名以上の長期入院患者の地域移行が実現した〔平均52.3歳(幅29～75歳)，平均在院期間7年7カ月(幅1年0カ月～43年3カ月)，転院を含まない〕．

　これらの退院患者のうち，スタッフがはじめから「退院可能」と評価していた者はほとんどいなかった．しかし，5年前には，地域生活など想定すらしていなかった患者の退院を，多くのスタッフが少なからず経験した．退院事例を重ね，地域移行を果たした患者の活き活きとした姿を目の当たりにし，「あの人も退院できた」という実感が，スタッフの「退院可能」の評価へのハードルを下げさせていった．目の前の患者について，なぜスタッフは長年「退院不可能」と考えていたのであろうか．

退院支援を考えるにあたって，「○○ができないから退院できない」というスタッフ側の欠陥モデルに基づく減点方式の考え方は改める必要がある．それぞれの患者の多様な障害を前提としたうえで，まずは退院という大目標を掲げ「患者が地域移行するためには何が必要か」という視点から考えることが大切である．支援者側の先入観・支援観が，入院が長期化している患者にとって，一番の退院阻害要因になりかねない．「スタッフの姿勢」がいかに重要で，患者の人生を左右することになるかということを，はじめに強調しておきたい．

この章では，上記のことを前提として，ソーシャルワーカー（精神保健福祉士，以下PSWと略記）の立場から，退院・地域移行に向けた調整（コーディネート）業務の実際を示したい．

2 チームアプローチと退院コーディネーター

a 退院コーディネーターとは

長期入院者の退院支援は，多職種によるアプローチが必須である．医師，看護師，作業療法士，心理療法士，PSW，病院によっては栄養士や薬剤師などもチームの構成員となる．異なる職種が連携協働して退院支援にあたるには，実際的・効果的なチームマネジメントの視点が重要である．各職種は，執務場所も異なる場合が多く，常に顔を合わせられる環境にはない．各職種ともそれぞれ多くの担当患者を抱えており，目の前の日常業務と緊急対応に振り回されている．日々の勤務の中で，院内適応して大きなトラブルを起こさない長期入院患者のことはついつい後回しということも，残念ながら大いにありうる．

このような事態を回避するため，「退院コーディネーター」をチーム内で決めておくことが有効である．コーディネーターは，①退院に向けての全体像を把握し（アセスメント），②患者本人を含めたチーム各員の動きと進捗状況を進行管理し（マネジメント），③各職種へ本人の状況や全体の進捗状況を報告・調整する（コーディネート）役割を担う．この退院コーディネーターは，チームアプローチをうまく機能させるためのまとめ役であり，退院を目標とした支援チームの調整役である．実際の支援プランの作成は，チームカンファレンスや本人を含めたケア会議などで決めていく．

b 誰が担うのか

退院支援の目的は「退院」することにとどまらない．「地域移行」し「地域定着」を果たすことである．さらに言えば，地域で少しでも豊かな生活を実現することを最終目標とするものである．したがって，患者が退院後生活を営む地域の社会資源に精通し，地域の支援者と顔のわかる関係を築いている者がふさわしいといえる．退院コーディネーターは，筆者（PSW）の立場からは社会資源環境の調整を主な業務としているPSWが担当するのが望ましいと考えている．

しかし，未だに医療機関内でPSWは少数職種であり，マンパワーという観点からPSW

がその任を果たすのは難しい状況の病院もある．また，退院コーディネーターがプランニングを一手に引き受ける訳ではなく，あくまでも退院に向けての進捗状況のモニターを責任をもって行う役割であり，どの職種であっても担うことは可能である．PSW の専任配置が困難な病院では，病棟の受け持ち看護師が担うのが現実的な場合もある．それぞれの病院の風土や患者との関係性などを考慮し，検討されるべきであろう．

ただし，調整役としての適性は考慮される必要がある．患者に関わる情報流通の「ハブ(軸)」になる必要があることから，情報を適切に言語化し他者に伝えるコミュニケーション能力は不可欠である．また，アクティブに他者と協調し，スタッフチーム内に生じている力動関係を理解しながら調整をはかる，ネットワーク形成力の高いスタッフが望ましい．そして，何よりも長期在院患者の地域移行支援の仕事に，高い目的意識と熱意をもつ者がふさわしいといえる．

肝心なのは，チームメンバーそれぞれが「誰がこのチームのコーディネーターなのか」を認識していること，そして，コーディネーター本人がその役割を意識して，多職種・多機関の関わり状況を把握するためにアクティブに動くことである．

まずはチームカンファレンスを開き，入院患者のアセスメントと今後のアプローチを検討することになる．その際，①課題ごとの担当職種を決めること，②次回カンファレンスの時期を決めて再評価を行うことが，チームの各スタッフがしっかりと有機的に機能していくコツである．支援課題を検討するにあたっては，他項で紹介した退院困難度尺度(⇒69ページ)や，以下で触れる退院準備チェックリストなどのツールを活用すると，課題を整理するのに役に立つ．

3 地域移行への環境課題評価と調整

a 退院に向けての環境調整

地域移行に向けての取り組みは，アセスメントとアプローチの絶え間ない繰り返しである．アセスメントに基づいて何らかのアプローチをすれば，環境条件が変わり，本人・家族の意識や状態も変化する．そして，その変化後の状態をアセスメントする必要が出てくる．そこで，新しいアセスメント結果に基づいて，またアプローチの方法を再考する必要が生じる(図 34 参照)．

このように，環境条件と個人のありようは密接不可分である．環境の中の個人，もしくは状況の中の個人という視点でのアプローチが求められる．個人にもっぱら変容を求めるのではなく，個人が変わりうるような環境条件を具体的に提示し，無理のないコンセンサスを得ていくことが重要といえる．

本人や家族へのアプローチ方法については他章に譲り，この章では，図 34 の退院を支援していくための構成要素のうち，「環境調整」について具体的に述べる．

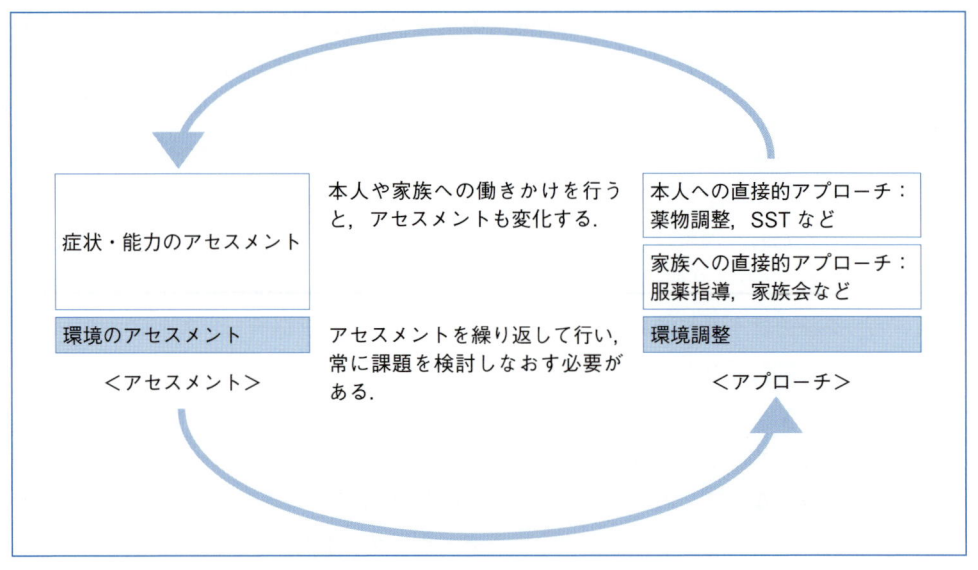

```
        ┌─────────────────────┐  本人や家族への働きかけを行う    ┌─────────────────────┐
        │ 症状・能力のアセスメント │  と，アセスメントも変化する．  │ 本人への直接的アプローチ： │
        │                     │                              │ 薬物調整，SSTなど       │
        │                     │                              ├─────────────────────┤
        │                     │                              │ 家族への直接的アプローチ： │
        │                     │  アセスメントを繰り返して行い， │ 服薬指導，家族会など     │
        │ 環境のアセスメント    │  常に課題を検討しなおす必要が   │ 環境調整               │
        └─────────────────────┘  ある．                       └─────────────────────┘
              <アセスメント>                                        <アプローチ>
```

図34　アセスメントとアプローチ

b 環境課題評価の考え方と退院準備チェックリスト

　長期入院患者はその長い入院生活により，情報へアクセスするためのスキルも環境も十分ではない．したがって，支援者側が，本人とともに環境課題について検討し，確実に調整することが求められる．長期入院患者が退院し地域で安定した生活を送るためには，本人の状態に応じた（本人の病状・生活スキルを適切に判断したうえで）無理のない暮らしができる生活環境を準備しておく必要がある．つまり，本人の潜在的生活力の熟成を前提としつつも，なおスキルで足りない部分をサービスなどの環境調整で補うという考え方である．環境調整の前提として，次の3点について，支援者側がしっかり把握しておく必要がある．

　①本人はどうしたいのかを確認する：本人のペースで信頼関係を築きながら，本人が本当はどうしたいのか，本音の気持ちを引き出すことがまず必要である．「退院したくない」という不安の表明の背景にあるものを探り，本人の希望に沿った目標設定を考え，スタッフと共有する必要がある．本人のモチベーションに基づくプランニングでなければ，何も前に進まない．

　②本人は何がどれぐらい自分でできるのかをアセスメントする：病院で院内適応できるレベルでの過ごし方を考えるのではなく，あくまでも地域社会での生活をイメージしたアセスメントが必要である．これがわからないと，スタッフが先を見通せないだけでなく，補うべきサービスを検討できない．

　③その人にとっての無理のない生活のイメージを持つ：支援者側が本人に過剰な要求をしてしまうことが多々ある．本人の希望する生活がどのようなものかしっかりと聞き取り，「生活するためには必要最低限，何があればいいのか」ポイントをしぼっておく．

　以上の3点を支援チームが共有したうえで，退院先はどこがいいか患者と目標を共有し，

必要なサービスは何かを調整していくことになる．

　本研究班では，「退院をコーディネートする際に必要最低限の環境調整を確実に行えるようにすること」を目指し，退院までに少なくとも1回は検討すべき環境面での調整課題についてリストアップした『退院準備チェックリスト』を作成した（図35）．複数の患者に退院支援をしていると，調整すべき課題をうっかり行い忘れているということも（本来あってはならないが）考えられ，支援者側の備忘録として使用することを念頭においている．

　本人が持ち，本人とともに活用することができるのが理想的ではあるが，退院までに必要な環境調整項目が羅列されていて，かえって不安が増大したり，焦ってしまったりする場合もあるため，慎重な判断が必要になる．以下では，退院準備チェックリストの内容に沿って具体的な環境評価の方法と調整について述べる．

C　環境課題領域と具体的検討項目

　以下，初めて退院支援に取り組むスタッフを想定し，基本的な環境調整課題の考え方を示す．なお，利用できる制度やサービスの種類や量は，地域によってかなり異なる現実がある．ここで記した内容が，日本全国どこでも通用するわけではない．各地域や病院の実情に照らし，新たな資源開発を視野に入れながら，地域移行を確実に進めるためのローカルバージョンを作成していただきたい．

1　住まい

●評価の視点

　まずは目標とする退院先を検討する．本人の希望および生活能力と照らし合わせ，どのような居住形態が望ましいのかを考えていく．本人の利用可能な施設区分をリストアップし，それぞれのメリット・デメリットを分析するのも1つの方法である．

　主な退院先としては，自宅，単身アパート，生活訓練施設，グループホーム，ケアホームなどが考えられる．基本的には，本人の自立度（どれぐらい生活練習が必要か）から，施設区分を選択することになる．

　ただし，本人と施設の相性（マッチング）を考えることも欠かすことのできない重要な視点である．例えば，施設のルールが本人の生活スタイルに合っているか，施設のほかの利用者層と本人が合うか，本人が施設職員を頼れそうか…．このような部分も考慮しておかなければ，地域生活「維持」の段階で破綻をきたすこととなる．

　地域で利用可能な施設について，どんなサービスが提供されるのかということだけではなく，その施設の利用者層や職員の支援スタイルについて，ある程度情報収集をしておくことが大切である．また，いずれの退院先であっても，交通の利便性，買い物の場所など，どのような生活環境かを確認する必要がある．本人のスキルによっては，その場所に退院するためには，買い物練習や交通機関利用の練習も必要になるからである．

●課題検討の主なポイント

　【施設見学】現実的な退院先としてではなく，「どんなところかを見る」という目的で施設見学をすることも意義がある．本人の退院へのモチベーションや課題などを事前に施設職員に伝えておき，見学時の施設説明の際に「ツボ」を押さえた案内をしてもらえるようにす

目標とする退院先：自宅・ケアホーム・生活訓練施設・グループホーム・単身アパート・その他（　　　）　　　氏名　　　　　　

注：調整すべき項目は○、調整不要の項目は×を記入しておく

	○/×	検討項目	誰と準備するか	始めた日	終了した日	備考（決定事項など）
住まい		「目標とする退院先」をどこにしたいか考える				
		「目標とする退院先」について家族の気持ちを確認する				
		家族や関係者と話し合い、[目標とする退院先]を決める				
		入所・入居時の保証人を、お願いする				保証人[　　]
		入所施設の見学をして、行きたい場所を決める				施設名[　　]
		施設へ入所の申し込みをする				
		施設入所のための自立支援サービスを役所へ申請する				役所名[　　]担当者名[　　]
		不動産屋で物件探しをする				
		退院先の地域の情報を集める（交通や買い物の場所）				
		「生活準備チェックリスト」（図36）で、生活する準備を行う				

[退院するときの決定事項]

	○/×	検討項目	誰と準備するか	始めた日	終了した日	備考（決定事項など）
お金		自分の経済状況を把握する（資産、収入源、管理方法）				収入源[　　]収入[月　　円]
		借金がある場合、どう解決するか決める				
		滞納入院費がある場合は、どう解決するか決める				
		障害年金を検討して、利用する場合は申請する				
		生活保護を検討して、利用する場合は申請する				
		家族にお金の援助が可能か確認して、可能な場合は具体的方法を決める				
		権利擁護事業を検討して、利用を具体的に考える				
		退院後の収入と支出の内訳を具体的に考える				
		退院後の金銭管理の方法を決める				
		銀行口座を開設する				

[退院するときの決定事項]

	○/×	検討項目	誰と準備するか	始めた日	終了した日	備考（決定事項など）
食事		食生活を考えるにあたり、自分のからだの状態を把握する				
		目標とする退院先で、どんな食事をとりたいか考える				
		目標とする退院先周辺の食事の調達場所や方法を知る				
		食事調達を目的に、ヘルパーサービスの申請回数を決める				
		配食サービスを申し込み、具体的利用回数を決める				
		調理の練習ができるプログラム（OTや支援センターなど）を利用する				

[退院するときの決定事項]

分類	項目	[退院するときの決定事項]
活動・仲間・ネットワーク	退院後、どこで日中を過ごしたいか考える 日中の活動場所の候補となる施設を見学する 具体的な日中活動を決める、利用する曜日と時間 退院先の地域で、余暇活動ができる場所の情報を集める（図書館など） SSTなど、対人関係の練習をするプログラムを利用する 退院後、支援してくれる人を確認する 退院前に支援者で集まって、退院後の生活についてみんなで話し合う	施設名[　　　　　　]
医療	退院後の服薬管理方法を決める 退院後の外来受診先を決める 訪問看護を検討して、利用する場合は契約する 精神科以外の外来受診が必要な場合は、受診先を決める 退院する地域の医療機関情報を知っておく 自立支援医療（精神）を検討して、必要であれば役所へ申請をする	医療機関名[　　] 医療機関名[　　] 医療機関名[　　]
その他制度	障害者手帳（精神・療育・身体）を検討し、利用する場合は申請する ヘルパー（自立支援サービス）を検討し、利用する場合は申請する ショートステイ（自立支援サービス）を検討し、利用する場合は申請する 介護保険を検討し、利用する場合は申請する 成年後見制度を検討し、利用する場合は申請する 交通割引サービス（無料バスなど）を検討し、利用する場合は申請する 就労関係制度（　　　）を検討、利用する場合は申請する	

開始日　年　月　日　　退院日　年　月　日　　担当スタッフ　医師：　　看護師：
作業療法士：　　ソーシャルワーカー：　　心理療法士：

※このチェックリストの確認担当者に○印をつけましょう

図35　退院準備チェックリスト

るなど，事前の細やかな連絡も支援者側に求められる調整である．また，退院への不安が強い方の場合は，グループでの見学会などに参加してもらうところから始めるとよいであろう．

【保証人の有無の確認】実際に保証人になってくれる家族はいるか．家族はいても，過去の苦い経験から保証人にはなれないという方も大勢いる．家族と支援者側にある程度信頼関係ができた段階で，この点について触れておく必要がある．もし，保証人が難しいということであれば，保証人協会の利用も検討する必要がある．

【不動産業者めぐり】誰と不動産業者めぐりをするか．家族と本人に任せることができる場合もあるが，支援者と本人で行く場合もある．事前に，精神疾患があることを不動産業者に言うかどうか，本人と話し合っておくことも必要である．

当院での退院支援では，ほとんどの患者が「嘘をつくと後で困る」との理由で，長期で入院している事実を不動産業者へ伝えるという選択をしていた．理解をしてもらえる不動産業者を探す・開拓するのも，職員の大きな役割である．

なお，資源開拓は，一朝一夕にできるものではない．従来の利用状況や不動産業者側の許容量を検証し，事例に則したマッチングを考える必要がある．まずは無難な一事例からスタートし，丁寧なフォローを相手方へ示すことで安心してもらい，信頼を得ること．この地道な積み重ねが，信頼関係を築いていく唯一の方法である．

【住環境の整備】地域生活をスタートする際には，新しくそろえなければならない物品がたくさんある．また，光熱水関係などのライフライン環境の手続きも意外に多い．住環境を整えるにあたって，漏れなく諸手続きができるよう，研究班では『生活準備チェックリスト』(図36)を作成した．住む場所が決まった段階で，本人とともに必要品を検討する際に使用している．

もちろん，人によってはたくさんの物品が羅列されていると，その数に圧倒されてかえって不安が増大する方もおり，その場合は，支援者側の備忘録としてのみ使用している．

2 お金

●評価の視点

まず，本人の経済状況を確認する必要がある．資産，収入源，滞納入院費なども含めた借金の状況，出納を管理しているのは誰か，今後も滞りなく支援を受けられるか，などである．障害年金など利用できる制度は早めに導入しておく．

次に，本人の金銭管理能力のアセスメントに基づき，退院後の金銭管理の方法について何らかのサービス利用が必要かを検討することになるが，退院先に応じて導入が必要なサービスは異なる．生活訓練施設であれば金銭管理の練習も支援スタッフと一緒に行うことができるが，単身アパート生活を目指す場合は，地域権利擁護事業(日常生活自立支援事業)などの活用が必要になる．

●課題検討の主なポイント

【地域生活を可能にする収入の確保】退院先にもよるが，必要最低限の生活費がいくらかを考え，少なくともその分は何らかの手段で確保しなければならない．障害年金を受ける要件を満たしているのに未請求の場合は，早急に請求手続きをする．また，生活保護を受

使用例）必要な項目には○をつけ，手続きが終了したら●と塗りつぶす

光熱関係手続き	住所異動関係手続き	生活を始めるための練習	
電気	住民票異動	ゴミの出し方の確認	買い物練習
ガス	健康保険，国民年金	電話のかけ方の確認	交通機関利用練習
水道	郵便転送サービス	地域生活心得の学習 （セールスの断り方など）	ATM 利用練習
電話	各種住所変更手続き		

一人暮らし生活用品リスト

電化製品	キッチン用品	部屋	風呂
冷蔵庫	茶碗	敷布団・掛け布団・枕	シャンプー・リンス
テレビ	お碗	布団カバー・シーツ	洗面用具
洗濯機	おはし	カーテン	タオル・バスタオル
電話機（携帯電話）	皿	テーブル	風呂掃除スポンジ
照明用具	スプーン	衣装ケース	お風呂用洗剤
こたつ	フォーク	カーペット	
ホットカーペット	コップ	座布団	文具など
ストーブ	まな板	ハンガー	筆記用具
炊飯器	包丁	ゴミ箱	はさみ
電気ポット	鍋	ゴミ袋	
電子レンジ	フライパン	ぞうきん	
トースター	やかん	灰皿	
扇風機	さいばし		
掃除機	お玉	整容	その他
CD デッキ，ラジカセ	フライ返し	つめきり	目覚まし時計
ドライヤー	ざる，ボール	ひげそり	救急セット
ビデオデッキ	かんきり	ブラシ・くし	裁縫道具
アイロン・アイロン台	食器洗剤	鏡	大工道具
	スポンジ		自転車
	ふきん		懐中電灯
洗濯用品	ガスコンロ		印鑑
洗濯洗剤	ガス漏れ探知機	トイレ用品	カレンダー
物干し竿	食器棚	トイレットペーパー	お薬カレンダー
洗濯ハンガー		トイレ洗剤	スケジュール帳
		トイレ掃除用具	市民便利帳
			近隣の地図

図 36　生活準備チェックリスト
リストに載っていないもので購入したいものがあれば，空欄に記入する．

けなければ，どうしても退院後の生活を送ることができない場合は，福祉事務所に相談することになる．昨今では，どの自治体も生活保護の新規申請は厳しい現実があるが，本人が退院可能な病状であること，退院を阻むのは経済的事情によることを丁寧に説明していく必要がある．生活保護制度のもとで 2005 年度より導入されている，自立支援プログラム（精神障害者退院支援プログラム）との連携も考慮したい．また，2010 年度からは「障害者の地域生活への移行を促進するための経済的支援施策」について通知が出されている．生

活保護法による住宅入居費などの支給，生活福祉資金貸付制度による住居入居費の貸付と生活保護による退院後の遡及支給，地域移行支度経費支援事業，公的な家賃債務保証制度なども活用できるようになっている．

【退院後の金銭管理方法の検討】入院中，本人はどのように金銭管理をしているだろうか．病院によっては本人の現金所持を認めないところもあるが，退院後の生活を想定し，入院中から「やりくりする練習」をしておく必要がある．そして，本人がどれぐらいの金額や期間であればやりくりが可能かアセスメントをする．支援者付きの住居でない場合は，地域権利擁護事業など，金銭管理を一緒に行ってくれるサービスの利用も検討する．また，自分の預金口座から特定の口座宛に月々決まった額を自動的に送金処理してくれる「自動送金サービス」も利用価値が高い．

3 食事
●評価の視点と課題検討の主なポイント

本人のスキルと照らし合わせ「退院後，食事の調達ができる環境か」を考える．本人が調理できなくても，コンビニエンスストアやスーパーマーケットで弁当を購入する，配食サービスを利用するなどで調達可能であれば，とりあえずは問題ないと考える．地域の作業所や，医療機関のデイケアなどで，食事の提供が可能なところもある．

身体合併症などがある場合は，栄養バランスの悪さが命取りになることもあるため，身体状況精査は早めに行っておき，場合によっては必要な栄養面での調整をはかっておく．やや高額にはなるが，疾患に適した配食サービスの利用可能性も追求する．

4 活動・仲間・ネットワーク
●評価の視点

日中や余暇をどのように過ごしたいか，その過ごし方で安定した生活（病状が悪化しない）が送れるのかを本人とともに考えていく．この際，フォーマルな活動だけではなく，インフォーマルなものもしっかりと視野に入れる．「毎日どこかに通えること」が必要な方もいるが，「本人なりに毎日を過ごすことができる」ことだけで安定する方もいる．

また，支援者が病院スタッフ以外にいるか確認し，いないようであれば，支援者になりうる人は誰かを考えていく．できるだけ多くの目で本人を見守る体制を組んでおくことで，家族の不安の低減につながり，退院後の生活の広がりのきっかけにもなる．地域で孤立しがちな，退院後の危機を予防することなどにも効果がある．

●課題検討の主なポイント

【活動場所】
退院後に通所先の希望がある場合は，入院中からその場所につなげる．病院から退院して新しい生活を始めるだけでも精一杯な時期に，通所先も同時期に開始することになると，本人への心理的体力的負担につながる．どのような準備でも同様であるが，入院中から体験利用できるものは，どんどん利用していく．一人で外出することに不安を覚える人も多いが，そういう場合は，病棟などで外出グループなどを企画して，集団の力を活用することも1つである．

また，精神障害者地域移行・地域定着支援事業の受託事業所が近隣にある場合には，積

極的に連携をはかる．地域移行推進員やピアサポーターによる同行支援は，入院患者の生活圏域を拡大し，外出を通して信頼関係も醸成されていく．病院スタッフとは異なるピアの立場での支援は，地域移行・定着をはかるうえで大きな力になる．

【ケア会議（個別支援会議）の開催】

専門職のみのケースカンファレンスと異なり，「ケア会議」は当事者（患者本人，家族）の出席を前提とする．本人・家族と支援者（病院スタッフ，地域スタッフ）が集まり，今後の方針について話し合うケア会議を開催することは，退院支援には欠かせない過程である．皆で検討することで，ケース理解が深まり，多角的アプローチで支援プランを考えることができ，支援プランを共有できるという意義がある．当事者が参加していることにより，スタッフはポジティブなストレングス視点での発言が増える．また，実際に顔を合わせて話し合いをすることで，その後の連携の取りやすさも格段に異なってくる．

特に，退院直前にはケア会議は必須である．話し合う内容はケースバイケースではあるが，週間スケジュール，金銭管理方法，服薬管理方法，食生活，整容・清掃について，利用するサービスも含め，具体的プランを立てる．さらに，注意サインを確認し，困ったときに本人がどのような対処をとるのか，退院後に予測される問題とそれに支援者がどう対応するか，「こういう場合は休息入院しよう」といった危機時の状態像の確認を行うこともある．また，退院後の連絡窓口は誰にするのかを決めておくことも重要である．話し合いで決まった内容を簡単な書面にし，全員が同じものを持っておくと，その後の認識にずれが生じにくい．

退院後1カ月，3カ月という区切りの時期にケア会議を開き，退院前に立てた支援プランの評価と再調整を行うことも大切である．

5 医療

●評価の視点

本人の症状管理スキルを踏まえたうえで，訪問看護などのアウトリーチのサービスが必要かを検討する．退院後，精神科医療サービス（外来通院に加え，訪問看護，作業療法，デイケアなど）の導入を予定している場合は，自立支援医療の申請の時期が遅くならないように注意する．

精神科以外の通院の必要性の検討も，重要な視点である．他診療科を受診するにあたり，本人一人では自分の症状を正確に伝えることができない方も多い．また，場合によっては受診先から「精神科疾患がある方は診られない」と断られることもあり，退院後の受診先や受診方法など，事前調整の必要性についても検討が必要である．

4 地域の機関との連携

a 地域機関との連携を考えるにあたって

入院中の患者にとっては，病院は治療の場であると同時に生活の場でもある．病院スタッフのみの関わりで，治療と生活の両面を丸ごと援助していくことができる．しかし，地域

生活をスタートした患者にとって，病院は生活のごく一部でしかなくなるという事実を，病院スタッフはしっかりと認識し，退院後のサポート体制を組んでいくことが必要である．

そこで重要になるのが，地域の機関と連携しての退院支援である．退院支援にあたっている患者たちを思い浮かべた場合，退院後，どのような機関と連携の可能性があるだろうか．生活訓練施設やグループホームなどの入所施設職員，作業所や生活支援センターなどの通所施設職員，訪問看護師，ヘルパー，生活保護担当ケースワーカー，成年後見人，ケアマネージャーなど，本人が利用する制度や施設のスタッフはもちろん，市区町村や保健所の保健師・PSW，民生委員や地域ボランティアなどにも支援ネットワークの一員として加わってもらう必要があるのか検討したい．

また，精神障害者地域移行・地域定着支援事業が地元で展開されているようであれば，担当の地域コーディネーターや自立支援員(地域移行推進員)・ピアサポーターと早めに連携をはかる必要がある．病院中心の単独の試みには，どうしても限界がある．生活保護の自立支援プログラム(退院支援プログラム)などの活用も含め，利用できる資源は何でも使うという姿勢が必要であろう．退院が最終目標ではないことを前提にする以上，病院完結型の退院支援システムから，地域連携型の地域移行システムに転換をはかる必要がある．

b 連携の際のポイント

1 ▎連絡窓口を明確化

地域機関からは「病院は大きいし誰に連絡をしたらいいのかわからない」という声がしばしば聞かれる．病院にPSWがいる場合は，PSWが連絡窓口となることが多いが，いない場合，もしくは，いても少人数で多くの患者の窓口機能となるのは難しい場合などは，別の窓口担当を決めて，地域関係者に伝えておくとよい．病棟の看護スタッフが，退院後も窓口として対応することで，病状の急変や臨機応変な対応が可能な場合もある．また，退院後の地域生活を維持している患者に接することは，病棟スタッフのポジティブな意識変化にも作用するものである．

2 ▎情報・場の共有

本人の状況，家族の状況，病院ではどのような関わりをしているのかなど，こまめな連絡や報告を心がける．本人の支援方法について，ともに検討できるだけの情報量が必要であるし，何よりも「一緒に退院を支援していく仲間」という意識がお互いに芽生える．病棟のカンファレンスやケア会議にも足を運んでもらえると，今後の方針検討の際に，地域の目を生かすこともできる．

また，個々の事例に則しての場だけでなく，四季折々の病棟行事や院内プログラム(OT，SSTなどのグループ活動場面)に参加してもらったり，患者・家族向けのプログラム(茶話会・懇談会・家族教室など)にも，地域スタッフやピアサポーターに参加を求めるようにする．地域から病院内へアウトリーチ活動を行うことにより，新たな退院支援対象者のニーズ発掘も可能となる．

3 ▎入院中からの関わり

本人が退院後すぐに利用する施設であれば，入院中から関わってもらうとよい．本人に

同行し見学に行く，本人に会いにきてもらう，本人が施設に試しに通ってみるなど，方法はさまざまであるが，本人と施設の状況に合わせてアレンジする．地域移行・地域定着支援事業の受託事業所（地域生活支援センターなど）に病院から支援要請を行い，支援員とピアサポーターに入院中から本人に関わってもらう．入院中から支援を受けることにより，退院後の生活に関わる患者本人の不安も軽減される．病院から「押し出す」のではなく，地域から「迎えに来る」構造に転換していくことが可能となる．地域のスタッフにとっても，入院病棟に足を運ぶことで，退院後の支援方法について見通しをもったイメージができるようになる．地域の風を病棟に吹き込むことにもつながり，ほかの患者にもよい影響を及ぼすこともある．

4 病院職員も「地域」を実際に見る

退院後利用する施設については，本人はもちろん見学に行くが，同時に，病院の担当スタッフも足を運べるとよい．PSW など，普段から地域の機関とのつながりがある職員だけではなく，担当看護師をはじめとする入院病棟しか知らないスタッフが，地域の施設を実際に見聞して「地域」を知ることの意義は大きい．本人が退院後に利用する施設を実際に見ることで，入院中に整えるべき課題は何なのかを具体的に，そして現実的に検討することが可能になる．病院スタッフと地域スタッフの間で，支援に対する考え方にギャップが出る場合もあるが，お互いの現実を実際に見聞きすることで，少しずつ埋めていくことができる．また，看護スタッフが担当患者の施設利用可能性についてリアルにイメージができるようになり，ほかの患者への波及効果も大きい．

5 事例

どうしても一人暮らしをしたい A さんの事例を通して，退院・地域移行に向けた支援経過を振り返る．

> **＜事例＞**
> - **A さん**：38 歳・男性・統合失調症・高血圧・入院期間 15 年
> - **退院先**：単身アパート生活
> - **臨床像**：大学在学中，注察妄想・幻聴が出現して精神科病院へ入院となる．「ほかの人がジロジロ見る」との理由で一人での外出ができない．こだわりが強くパターン化された行動以外の習得が難しい．集団場面が苦手で病棟活動や作業療法などのグループ活動にはほとんど参加しない．新しい場所や人が苦手で，退院後の支援者を増やすことには抵抗を示す．
> - **家族状況**：父（うつ），母（統合失調症），姉（統合失調症）
> - **収入（関わり開始時点）**：障害基礎年金 1 級（月額約 82,510 円）
> - **退院困難事由**：症状に起因する生活スキルの問題

●支援経過：PSWの関わり開始をXとする
①アセスメントと本人への動機づけの時期

X～X＋8カ月：Aさんは「いつか一人暮らしをしたいが今は無理」，父は「自宅退院はほかの家族も病気なので無理」と．人目が気になるという理由から集団場面が苦手なAさんは，それまで作業療法への安定した参加が難しい状況であった．そこで，集団や他者との会話に慣れることを目的に，病棟ホールで実施されるSST基本訓練モデルに参加してもらうことになった．

X＋9カ月～18カ月：Aさんが退院の話題に少し慣れてきたところで，地域生活をイメージできるよう，3軒ほどグループホームを見学した．しかし「ほかの利用者がいると緊張する」と言い，グループホームへの入所に対するモチベーションは上がらなかった．

X＋18カ月～21カ月：「退院準備プログラム」のメンバーとなる．しぶしぶの参加であったが，実践編でさまざまな場所に外出でき，「10年ぶりに電車に乗れたよ！」と笑顔で語るなど，自信を持ち始めたことがうかがわれた．スタッフは，本人へのポジティブフィードバックに細心の注意を払い，小さな変化に対しても大きな称賛をすることで，プログラムの定期的参加を維持できる関わりを行った．

②本人への生活スキルへのアプローチと退院先の検討の時期

X＋22カ月～28カ月：病棟カンファレンスで今後の課題を検討，退院するためには，必要最低限，食料の買出しに行けるようになることが挙げられた．そこで，行動療法を応用した外出練習を実施することとなる．本人も「買い物に一人で行けるようになりたい」との希望があり，自身の課題として考えることができた．そこで，本人が行けるようになりたい店を3つ挙げ，最も取り組みやすい場所から外出練習を開始した．毎回同じ職員が同行できるだけのマンパワーがなかったため，看護師，心理療法士，PSWが交替で同行支援を行った．

外出練習と並行して，退院先について具体的に検討するケア会議を実施した．父親・スタッフともに，本人の生活スキル上の課題が多いことから，入所施設で一人暮らしに向けての練習を続けることを勧めたが，本人は強く一人暮らしを希望した．Aさんは，生真面目な性格であり，スタッフと関係性を保つことができる方であることから，本人の気持ちを尊重して半年後を目途に単身アパート生活を目指すこととした．そこで，アパート生活実現までのやるべき課題を整理，おおよそのスケジュールを確認した．①外出練習継続，②SOS発信の練習，③日中活動スケジュールの確定，④症状悪化時の対処法の練習，⑤退院準備プログラムの振り返り，⑥アパートの確保と住環境整備の6項目が挙げられ，それぞれの課題に対して，どのスタッフが責任を持って一緒に取り組んでいくかを決めた．

③具体的環境調整の時期

X＋29カ月～31カ月：BさんとPSWで不動産業者へ物件を探しに行く．「やっぱりできない」と躊躇する場面もあったが，今まで一緒に頑張ってきた経過を確認，父親

も本人を後押しし，アパートの契約を無事に済ませることができた．その後，アパートへの外出練習，外泊練習を繰り返し，2カ月後退院前ケア会議で地域生活に向けての具体的支援体制について話し合いを持った．日中の活動，食事調達，金銭管理，掃除・ゴミ出し，服薬管理，他科受診について具体的な方法を決めていった．退院日当日，本人は「じゃあね！」と片手を挙げ，ダッシュで勢いよく退院していった．

●環境調整の状況

　①住まい：本人の強い希望を尊重し，単身アパート生活とした．ただし，本人の生活スキル上の課題は多く，また，決まった場所にしか行くことができないことから（道順が覚えられない），協力的な不動産業者にお願いし，病院の近くのアパートを確保することとした．

　②お金：障害年金1級のみでは生活費とアパート代をまかなうことが難しく，しばらくの間は父親の援助を得ることにした．ただし，父親も退職を控えており，そのときには生活保護を申請することとした．実際に，退院1年後に生活保護に移行している．金銭管理については，週に3回，少額ずつお金を下ろすことにし，当面は週1回のPSW面接で確認をした．また，家賃の支払いはヘルパーとともに行う体制とした．はじめからヘルパー一人で対応することが困難であったため，導入時にはPSWも同席した．また，その後もヘルパーが困ったときには，病院へ電話やFAXで相談を受けることで対応した．なお，現在は地域権利擁護事業へ移行している．

　③食事：バリエーションのある食糧購入が難しいため，昼と夜に宅配サービスを利用した．

　④活動・仲間・ネットワーク：入院中から行っている作業療法を，退院後も継続することとした．また，病院以外にも支援者を確保することを目的とし，退院後安定した段階で，地域生活支援センターのスタッフにも関わってもらうことを目標とした．

　⑤医療：精神症状の確認，服薬管理（混乱して時間が分からなくなり，服薬が乱れてしまう可能性がある）を目的とし，退院後しばらくは病院から看護師とPSWが訪問看護を実施していたが，落ち着いてきたところで地域の訪問看護ステーションへ依頼し移行した．

　⑥その他：週に1回ヘルパーが訪問し，振込預金払い出しの同行以外に，ゴミの分別や洗濯の支援を実施．また，ボランティアを依頼し，床屋への同行支援をしてもらった．

●退院後の生活

　緊張やこだわりの症状は相変わらずで，入退院を繰り返しつつも，友達を自宅に招くなど，楽しい時間を過ごすこともできている．退院直後は買い物をする場所も限られていたが，しだいに広がりを見せている．また，2年ほどかかったが，地域生活支援センターにもつながり，生活面での相談の場所として活用することができている．

「その人なりの生活」とはどのような生活か，その生活を実現させるためにはどのような環境が必要か，そして，本人・家族・病院スタッフ・地域スタッフ・ピアサポーター，みんながうまく協力しあうためにはどうしたらよいのか．病院・地域それぞれに，現実は厳しく，課題は多い．

しかし，長期入院者の退院・地域移行支援を考えたとき，これまでに行ってこなかった事柄が実はたくさんあることに気づく．まずスタッフ自身が「施設症」から脱することである．スタッフの意識が変われば，関わりが変わる．関わりが変われば，病棟の雰囲気が変わり，患者が変わる．患者が変われば，不安の強かった家族も変わる．病院が変わり，地域も必ず変わってくる．

退院支援は，時間も根気もいることだが，退院した患者の活き活きとした表情にスタッフ側は元気づけられ，また，勇気づけられる．一人でも多くの患者たちが，これからの人生を「自分らしく生きる」ことができるよう，各現場で退院支援が根づいていくことを期待したい．

〈伊藤明美，古屋龍太〉

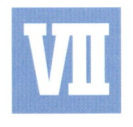

VII 家族との関わり方

1 患者受け入れに対する家族の態度の評価

a 退院困難パターンに見る家族評価

　長期入院の患者の退院に際しては，大なり小なり家族の意向が影響する．班研究[1,2]では家族をターゲットにしたプログラムは家族以外には行わなかったが，「退院準備プログラム」を進める過程で，また退院を具体化する段階で，家族の影響がさまざまな形でみられた[注1]．それでも実際に地域に退院した患者のおおよそ半数は退院先が家庭であった．また社会復帰施設や単身アパートに退院する場合でも，家族が保証人になったり社会資源利用をサポートしたりといった例もあった．退院に際して，また地域定着後も直接・間接に家族が関わることが多く，家族への継続的な働きかけの重要性が示されている．

　班研究では退院困難尺度により退院困難患者のグループ分けが行われた．退院困難度尺度における家族関連の項目は以下の通りである．

- 家族が本人の同居を拒否している．
- 家族はいるが本人へのサポートがない．
- 本人が家族のサポートを拒否している．

　結果，初期のクラスター分析では，特に「家族との問題が突出しているグループ」は全体の16%程度であった．また続いての分析で5つのクラスター（複合的な困難要因群，病識と服薬および自閉的行動困難群，困難要因軽度群，不安および自閉的行動困難群，病識と服薬・不安・問題行動困難群）に分けられた中で，どの群も家族に基づく困難要因の程度はそれぞれ高かった．このことは，すべてのケースで家族へのアプローチが必要なことを示していた．いずれにしても，上記のような簡単な質問で，家族の動向をおおよそ推定することができる．

注1）例えば，熊本県立こころの医療センターは，家族を治療に巻き込むことの効果を次のような報告をしている．「『退院準備プログラム通信』を家族に送付し進行状況を伝えたことでは，家族の構えが溶け，4クール目のプログラム修了式に，参加5人中4人のメンバーの家族の参加があった．メンバーが家族に承認されていることを実感できた意義は大きい．このことは，昨年課題とした『新たな負担のない家族の協力』への糸口となろう．」逆に，菊池病院は家族の拒否的な態度を，「退院状況　4名のうち1名は22ヵ月後に家族が選択した介護施設に入所目的で退院した（中略）その他3名とも，退院に対して拒否的であり，家族はどうしても退院するならば転院させてほしいと希望し，転院先についても家族が希望することはない．そのため現在当院入院継続している」と報告している．その他，退院を進める過程で家族の「壁」にぶつかったという事例が処々にみられた．なお班研究の成果については，文献1），2）に集約されている．

b 家族自身の精神的健康に関する評価

患者の退院に関する家族の拒否的な態度には，家族自身の精神的健康が影響している可能性がある．特に，入院に際しての患者の行動が外傷体験として長く記憶に残っている可能性がある．梶谷ら[3]は，長期入院統合失調症患者の家族を対象に，全般的精神健康度を評価する GHQ-12，Zung 自記式うつ病尺度(SDS)，PTSD スクリーニングのための IES-R を用いて測定した．結果，カットオフ値を超えた家族の割合は，GHQ-12 で 63％，SDS で 84％，IES-R で 58％であった．IES-R カットオフ値 25 点以上が 58％という数字は阪神・淡路大震災被災者や地下鉄サリン事件被害者に比べても高い割合であり，患者が入退院を繰り返す過程で家族は何度も粗暴行為を受けるなどの体験を繰り返したことが原因しているのではないかと考察した．ほかの研究でも家族の精神健康度の問題は指摘されており[4]，後述する家族への心理教育的なアプローチでは，このような家族の精神的苦悩に対する配慮が重要である．

c 特定的な家族評価

第1部のガイドライン部分では，特定的な家族評価として家族感情表出(EE)の評価が有用であること，しかし家族面接と分析には特別なトレーニングが必要で用いにくいこと，しかしそれでも応用は可能とした．ここでは，実際の評価法とその応用について述べ，一般的に EE 面接が有用であることを伝えたい．

EE は家族が患者に向ける感情のことで，その中で特定の感情要素が退院後の患者の症状増悪と関連することが示された[5]．EE を評価するには，まず Camberwell 家族面接(CFI)と呼ばれる半構造的な家族面接を行う．面接内容はテープに記録する．評価者は面接時の家族の態度と語られた内容から，批判的コメント，敵意，情緒的巻き込まれすぎ，肯定的コメント，温かみの各要素を取り出し点数化する．例えば，面接の中で話された批判的なコメントの数が 6 個以上あれば批判的態度が強い(高 EE)と判断する．批判的コメントの判断は話された内容とともに声の調子も考慮する．その他の要素も特定の方式で評価するが，評価者はトレーニングを受けて標準的な評価者と評価が一致することが求められる．再発と関連するのは批判的コメント，敵意，情緒的巻き込まれすぎの3つの要素であって，肯定的コメントと温かみは関連しない．この結果は重要で，家族心理教育の効果とこれらの家族の態度変化とは密接に関連しているのである．参考のために高 EE の評価基準を**表 24** に示す．

EE はこのように複雑な手順で判断されるが，いわば常識的なレベルで理解でき(トレーニングは必要だが)特別な素養は必要でない．聞くべき事柄は，最近 3 カ月間の家庭環境の詳細な情報(長期入院の場合は入院前 3 カ月の情報)，病気が家庭生活のさまざまな側面に及ぼした影響，例えば家族メンバーの家事への参加状況，イライラ，喧嘩などの回数，そして患者とほかの家族メンバーとの接触時間などである．また家族に内的感情をきちんと表現してもらうことを重視している．面接は半構造化されているので，表現や質問の順序は柔軟的に決めることができる．質問内容は決められているが家族はある程度自由に話が

表24 高EEの評価基準

・批判的コメント 　個数(6個以上) 　声のトーンの全般的状況 　批判の全般的状況 　キーワード ・敵意 　1：批判の全般化 　2：拒否的コメント 　3：全般化と拒否	・情緒的巻き込まれすぎ　0〜5(3以上) 　報告された行動 　大げさな情緒的反応 　自己犠牲と献身的行動 　極端な過保護行動 　面接中の行動 　態度表明 　情緒表出 　ドラマ化

表25 FAS調査項目

1. 一緒に過ごすのはいいことだ
2. 私を疲れさせる
3. 私の忠告をきいてくれない
4. 実際のところ一緒にやっていくのがむずかしい
5. 私の方がどなったりする
6. ここにいて欲しくない
7. 私を狂わせようとしている
8. 私の方がかっとなることがある
9. 一緒にやっていきやすい
10. 世話をしなければならずうんざりする
11. わざと私の手をわずらわせる
12. 一緒にいると楽しい
13. 本当にお荷物だ
14. 言い争うことがある
15. たいへん親密に感じる
16. なんとかうまくやっていける
17. 私の手にはおえない
18. 私のほうがかんかんに怒ることがある
19. いじわるやいやみを言ってしまう
20. 私がしたことに感謝してくれる
21. 以前よりは一緒に生活しやすくなった
22. 私を一人にしておいてほしい
23. 私に面倒を見てもらうのは当然と思っているようだ
24. (彼または彼女は)自分をコントロールすることができる
25. 親密な感じになりにくい
26. 以前よりも一緒に生活しにくくなった
27. とても不満を感じる
28. たいへん物分かりがよい
29. 私は失望している
30. 私とうまくやっていこうと試みている

文献6)の藤田(高知大学)から提供いただいた．項目には逆転項目がある．評価は「毎日ある(4点)」から「ない(0点)」までの5件法で，トータル60点以上で高EEと判断される．詳しくは藤田に連絡されたい．

できる.

　EE を視野に入れたこのような面接は，家族に関心があれば誰もが応用可能である．重要なことは，そのための場を改めて設け，専門家がきちんと家族に向き合うことである．質問内容は上記のように日常臨床的である．このような面接は精神療法的であり[注2]，以後の家族心理教育につなげることができる．後述するように，家族の批判がどこに向かっているかを知ることができれば，心理教育にあたって焦点づけを行うことができ，さらに利用が広がる．

　EE に関連して，家族の批判的態度をより容易に測定する方法として家族評価スケール(FAS)がある(表25)．これは 30 項目の自記式評価で，CFI 面接による EE 評価を基準とした妥当性が確認されている[6]．家族の批判的な態度は，その出現頻度が高いことに加えて心理教育の効果が高い[7]ことから，この種の評価は極めて有用である．

2　家族との接触を強める：退院支援を進めることへの理解を深める

　第 1 部で触れたように，長期入院患者の家族に対していきなり退院支援の方針を伝えることは賢明ではない．そのことは病院への反発や不信感につながりかねない．そこで個別に，あるいは家族懇談会のような場を設けて，コミュニケーションをとりながら意向を伝える必要がある．班研究のモデル実践でも，開始にあたって病棟家族懇談会を主催し，家族から好感を持って迎えられたという．

　このような目的で家族に接触する方法には定型的なものはない[注3]．むしろ形にこだわらず，一歩一歩進めることが重要である．藤井ら[8]は，山梨県立北病院のダウンサイジングを行う中で，「長期患者の退院促進に王道なし」で，主治医，看護師，PSW などがこつこつと努力を積み重ねることの重要性を強調し，患者・家族に自信を持って退院のほうがよいと話せるようにしたという．樋口[9]は，病棟医として退院促進の命令を院長から受け，その着任の挨拶状に家族との面談を希望すると書き添えた．挨拶状を読んで来院した家族との相談により最初の退院者が出た．以上のように，何かの治療プログラムを始めるときが家族と接触するよい機会となることもある．班研究でも「退院準備プログラム」の導入に際して家族の同意をとったグループもあり，家族との接点になった．

　家族との接触をスムーズに開始するには，家族に対する従来的な見方を変えていくこと

注2) EE 研究の Leff と Vaughn は次のように記している．「会ったその瞬間から，面接者は家族に安心してもらえるよう配慮する．家族の答えに，正しいも，間違いもないのだということを保証しなければならない．問題がどのように起こってきたのかということと，入院までの家庭がどうであったかについての家族の印象を聞きたいだけだと伝える．こういう形で接近していくと，ほとんどの家族は質問に協力的に答えてくれる．自分の考えに関心を持ってくれている人が病院にいるということを喜び，そして驚くことが多い．残念なことに，研究のための面接以前には，専門家の接触を受けた家族はほとんどいなかったのである．」実際我々も同様の感想をもった．

注3) 家族との接触法には定型がないと述べたが，クリニカルパスのようなプログラムの中では，定期的に家族調整，家庭訪問，家族面接などを組み入れているものがある．例えば社会保険紀南総合病院新庄別館(当時)では，「患者・家族参加型退院準備プログラム」に基づき家族と接触した結果，家族の不安の軽減，孤立化防止に成功した例を報告している[18]．

が必要である．41年の長期入院患者の退院援助に関わった高瀬ら[10]は，長期入院となった要因の1つに母親を「神経質で不安定」という先入観で見てしまい信頼関係を築けなかったと考察している．また退院阻害要因を看護師との面接から分析した岡本ら[11]は，入院により患者と家族の関係性が希薄になるのは入院時のいきさつや家族の世代交代などによりやむをえないと看護師はとらえており，諦めの姿勢につながっていること，それが看護介入不足・看護のマンネリ化を起こして退院支援の姿勢を薄くしていると考察した．繰り返しになるが，そのような見方から脱却し，さまざまな機会をとらえて家族とまず接触することが重要であろう．

家族との話し合いの中では，家族の退院に対する不安を和らげる必要がある．家族は，入院時のつらい体験を繰り返したくないと思う一方で，自分たちの責任で身内を長年病院に閉じ込めているという罪悪感を強く持っている．治療者側の話が通じるのは，そのような家族の悩みに応えるような形で説得ができるかどうかにかかっており，特に再発の不安，悪化時の対応策などが重要である．具体的には，現在の病状と治療による反応，利用可能な福祉制度と退院後のサポートシステムの情報，そして退院後の病院との継続的な関わりについて，最大限具体的に話をする[12]．そのためには複数スタッフが対応する必要が出てくるだろうし，その中に訪問看護スタッフが含まれていれば，家族の不安を和らげる効果は大きいかもしれない．われわれはそのような取り組みで退院に至った事例を経験したので紹介する．

＜事例＞　6年の入院の後，退院に至ったケース（統合失調症の男性）

●経過

45歳ごろから仕事を休みがちになり，宗教書を買い集める，「白い服を着ないといけない」など妄想的な発言が目立つようになった．52歳時，幻聴に指示され身内への傷害事件を起こすと同時に自殺未遂をきたし措置入院となった．薬物療法により，幻覚妄想は消失しないが行動化はない状態になった．この段階で，患者は「退院は無理だろう．あわせる顔がない」と自宅退院は希望せず，家族は「いつかは退院させないとかわいそうだが，被害者のいる場所に迎えることはできない」と消極的であった．そのため援護寮入所目的で別の病院に転院となった．

援護寮退院の話が進むうちに，1) 援護寮は中間施設であるため，住民票はもとの居住地のままにして2年後には退院先を考えなくてはいけない，2) アパート退院になったとして住民票を異動する必要がある，3) 生活費として障害年金だけでは不足するので生活保護の申請を進めたいが，福祉事務所は本人名義の不動産があるので支給できない，家族が扶養義務を果たすべきと主張，といった問題が明らかになり，話が進まなくなった．患者は次第に退院の意欲をなくしていった．また担当医が何人も変わり，リハビリテーションではなく診断への関心が強くなったりした．

何代目かの担当医が，「何でこの人は入院しているのか，最初の目的はなんだったのか」と追求し，「援護寮入所の目的での入院であるから，援護寮以外への退院というの

であれば，そのプランは本人達で考えていただくようになる」と強引に仕切り直しをした．改めて家族面接を繰り返すうちに，家族は退院に対して拒否的ではないが，「また病気が悪くなって，人を傷つけるような事になればどうしよう」という心配が過度にあることがわかった．そこで，再入院も含め，悪化時は速やかな対応を医療が行なうことを保障した．また本人は一度も援護寮見学を行っていなかったので，早速施設の見学と体験外泊を行ってもらったところ，「実際に行ってみたら何とか生活していけそうだ」と退院への意欲が回復した．さらに，懸案であった生活保護受給についてはPSWが粘り強く交渉し，施設入所をした際の生活保護受給の約束を取り付けた．

　以上の経過を経て援護寮への退院が実現し，さらに1年後グループホームに転居し現在に至っている．

3　構造的なプログラムの持ち方

a　家族心理教育

　家族が退院支援に積極的に関わるためには，疾患と治療法の理解—患者の病状と治療の理解，今後受けうる地域ケアの理解，そして罪悪感からの解放が必要である．家族心理教育は，そのような幅広い効果を得るために系統的に組み立てられた治療プログラムである．心理教育とは，「病気の性質や治療法・対処方法など，療育生活に必要な正しい知識や情報を提供することが，効果的な治療やリハビリテーションを進める上で必要不可欠であるとの認識のもとに行われる，心理療法的な配慮を加えた教育的援助アプローチの総称」[13]である．対象は患者や家族で，プログラムは患者と家族をそれぞれ別個に組み立てる場合が多く，両者合同で行われるケースは少ない．ここでは家族を対象にしている家族心理教育を扱う．

1　対象となる疾患

　家族心理教育は，統合失調症患者の家族からスタートした．その後，気分障害（主としてうつ病），認知症が対象となり，この3疾患が最も広く取り組まれている．さらに発達障害，引きこもり，パーソナリティ障害に広がっている[注4]．このうち多くの研究で有効性が示されているのは統合失調症であり，長期入院のケースで家族を対象とした心理教育のエビデンスは十分揃っている．

2　プログラム

　現在よく組まれているプログラムの枠組みを表26に示す．テーマとしては，疾患の原因，症状，経過・予後，治療法，治療の場としての地域といった領域を扱い，講義とグループ

注4）アメリカ連邦政府EBP実施・普及ツールキットシリーズ[15]によると，対象疾患としてこれ以外に強迫性障害を含め，重篤な精神障害が対象とする．また家族サポートがまったく得られない当事者にも効果的で，「家族」は必ずしも親族や同居者と限らず，当事者を気にかけている人全般を指している．

表 26 家族心理教育の例示

開催	テーマ
第1回	病気の症状について
第2回	病気の原因について
第3回	治療法について〜薬による治療〜
第4回	治療法について〜心理社会的治療〜
第5回	地域で暮らす

医療法人須藤会土佐病院のプログラムを参照した．疾患は統合失調症を扱う．

ワークにより学習する仕組みである．

1回の時間は2〜3時間で，講義と質疑応答，グループワークで時間を等分する．講義では，ビデオなどの視聴覚教材が理解を深めるうえでは重要で，種々入手可能である．医学的部分は精神科医が，心理社会的治療と地域ケアの部分はコ・メディカルが担当する．シリーズの回数，全体の時間数など特に決まりはない．頻度は2〜4週に1回，全体で数カ月続けるのが多い．しかし後述する効果を上げるためには，プログラムは一定の時期に限ることなく，できる限り長期間続けることが望ましい．治療ガイドラインを見ても最低1年は続けることとされているものが多い．

3 対象家族

疾患，病期，年齢など均一にしたほうがよいという見解もあるが，実際のケースで揃えるのは難しい．参加したメンバーを見て進めるのが現実的である．長期入院の家族のみが参加するプログラムよりも，急性期にある家族，あるいは年齢の若い家族などミックスするほうの利点があり，病院でプログラムを定例化し，そこに参加してもらったほうが実際的かもしれない．

4 教育セッションで提供すべき情報の要点

以下は統合失調症を例に提供すべき情報の要点[14]であるが，気分障害などでも適宜修正，利用が可能である．

- 「病気は家族のせいだ」と責めない．遺伝の役割を強調しない
- 陰性症状は病気のために起こるもので，患者がコントロールしているのではない．薬が効きにくいが数年のうちに徐々に改善する
- 4人に1人は完全に回復し何年にもわたり良好な経過をたどる．残りもほとんどは病院外で比較的正常な生活を送れる
- 病気のためにストレスに過敏になっているので，可能な限りストレスを減らすことが患者と家族の利益になる．薬が長期にわたって有効である．患者が混乱しない首尾一貫した態度(拒否的でなく援助的で寛容な態度)をとることが重要

第1の要点では，何よりも家族の罪悪感からの解放という点で重要である．遺伝もしばしば罪悪感につながる．第2の要点では，家族の批判や敵意の感情の軽減を狙っている．陰性症状の理解がないと，家族は「わざとやっているのではないか，自分を困らせるためにやっているのではないか」と思い，その感情を患者にぶつけてしまう．このような疾患に対する無理解は時に陽性症状の場合でも生じる．「わざと，声が聞こえると言っているのでは

ないか，うそをついて自分を困らせているのではないか」といった解釈をしてしまうのである．患者の示す行動が疾患からくるとわかったとき，患者への怒りがおさまるなど家族の態度変化は著明で，その結果，症状悪化を大幅に減らすことができる[7]．

第3の要点は予後に関する情報で，これにより悲観的な見方や楽観しすぎが修正でき，患者に対する態度に冷静さが戻る．それとともに地域生活が可能であることを学び，退院への動機づけを高めることができる．第4の要点は総まとめである．薬物療法と患者・家族関係の重要性を認識してもらい，同時に家族が患者の経過にポジティブで大きな影響を与えることができるというメッセージとなる．

5 ▌問題解決技法

情報提供による教育に引き続き，家族が抱える悩みや問題を扱う．それには問題解決技法を用いる．最初に，参加家族から困っている問題を出してもらうが，出された問題が抽象的で解決法を考えにくい場合は，問題を行動レベルで言い換えてもらうような作業が必要である．「やる気がなくて嫌になる」という形で出された問題を（日常行動を種々聞いていったうえで）「毎日散歩してほしい」というように具体化，明確化をはかる．一通り出揃ったところで，そのセッションで検討する問題をいくつか選び出す．深刻なもの，緊急なものが優先される．問題が決まれば，参加者からできる限りたくさんの解決策を出してもらいホワイトボードに書き出す．出された案には評価を与えず，どんなとっぴな案も歓迎すると伝える．続いて「解決案」の1つひとつに対して長所と短所を皆で考え，これも書き出す．以上が出揃った段階で，問題提出者に解決策を選んでもらう．そして実行した結果を次回のグループで発表してもらう．

6 ▌グループか個別か

家族心理教育の施行は1家族のみ参加（単家族セッション．通常患者も参加）でも可能である．この場合参加人数が少ないので，スタッフとの質疑応答など密にでき教育効果は大きい．問題解決技法ではスタッフも参加してできる限り幅広い解決法を模索するが限界がある．単家族セッションでは，家族のみのグループとは違って患者家族相互作用の観察ができたりプライベートな問題を扱うことができたりといった利点がある．しかし，大勢の家族が参加することによる支援的な雰囲気は得られず，また問題解決に苦心するなどの不利な点もある．コスト（スタッフ人件費）的にもグループに軍配が上がることは当然である．

7 ▌効果

家族心理教育の効果については，統合失調症で数多く報告され強いエビデンスが確認されている．それらをまとめて**表27**に示した．最も強調されているのは再発率が低下することで，再発に伴う負担感の減少や疾患の予後への希望が大きい．当然入院や救急の利用も減少する．日常の緊張に満ちた家族関係から穏やかな関係に変化し，家族のメンタルヘルスが向上する．また家族の社会的ネットワークが広がり，スティグマ・孤立感が減ってくる．患者の精神状態が長期間安定するので，社会的機能も高まることが期待できる．

長期入院のケースでは，退院に合わせて家族心理教育を施行することで，地域生活の維持，安定化がはかられる．また入院中に開始した場合，家族の安心感が得られ家族同士による社会的支援が広がり退院促進的に働くことが期待できる．

表27　家族心理教育の利点

当事者にとって	家族にとって	実践家にとって	精神保健関連機関にとって
・リカバリーのためのサポートネットワークを築く	・希望をもたらす	・当事者のアウトカム，地域機能，当事者への満足度が改善する	・救急病床や入院の費用が削減する
・希望をもたらす	・リカバリーを支援するためのスキルを得る	・重篤な精神疾患に関する理解と，対処法について理解が深まる	・危機介入の必要性や機関の混乱が軽減する
・再発・入院が減少する	・疾患への理解が深まる		・スタッフの士気が高まり，対象集団への関与が高まる
・症状マネジメントを改善する	・対処技能が改善する	・より多くの当事者のリカバリー達成を支援できる	
・薬物量が減少する	・家族自身の疾病の発症や医療ケアの利用が減少する	・長期的な危機介入の必要性が減少する	・複合家族グループは，通常のケースマネジメントやその他の目的にもつながる
・社会技能を高め，地域参加を促進する	・スティグマや孤立感が減少する	・家族や当事者との関係性が向上する	・権利擁護機関からの評価が高まり，苦情が減少し，葛藤が軽減する
・雇用・収入が増え，就職先の選択肢が広がる	・ストレスが減少する		
・家族の絆を強める	・家族関係が改善する		・費用対効果が高まる
・家族内の葛藤が減少する			・地域精神保健関係者，特に家族権利擁護グループとのネットワークが構築される

〔アメリカ連邦保健省薬物依存精神保健サービス部（SAMHSA）（編），日本精神障害者リハビリテーション学会，日本心理教育・家族教室ネットワーク（監訳）：アメリカ連邦政府 EBP 実施・普及ツールキットシリーズ　FPE・家族心理教育プログラム I．本編，特定非営利活動法人　地域精神保健福祉機構（コンボ），2009 より作成〕

8 ▎研修について

　家族心理教育を実施するには特別な資格の必要はないが，効果的に実施するための研修会がもたれている．主催は「心理教育・家族教室ネットワーク」で，「ある程度専門家として経験がある人が，援助があれば一人で家族心理教育ができるようになる」ことを目標としている．

　また，アメリカ連邦政府 EBP 実施・普及ツールキットシリーズの FPE・家族心理教育プログラム[15]では，実施に際して，機関レベルのオリエンテーション，プログラムのコンサルテーション，集中的な臨床トレーニング，そして約1年間のグループスーパービジョンを薦めている．いずれにしてもグループ療法の経験や研修を受けることが望ましい．

b　家族会

　家族会は家族の自主的な組織であるが，病院家族会の場合，その組織化と活動に果たす病院スタッフの役割は大きい[注5]．家族会が取り組んでいる活動は幅広いが，その中には家族自身の継続的な学習があり，定期的に講演会や座談会を持っている．中には，病院が取り組んでいる家族心理教育プログラムが終了した後も，家族会が継続的に学習機会を設けているところもある．この種の学習は長期間継続する必要があるので，大変重要な活動で

ある．土佐病院家族会(高知市)や「ふくぎの会」(那覇市)では病院や保健所で開催された家族教室受講者を家族会に勧誘し継続学習を勧めている．

　専門家ではなく家族自身による相談活動が重要な活動になりつつある．北広島たけのこ会(北海道)では「専門家レベルの相談員を志向するのではなく，同じ家族であるという目線に立って最大限援助しうることがあれば」という立場で活動している．以前から役員が月1回相談会を開催していた富山県精神障害者家族連合会では，相談員の養成や継続研修を行いながら，きめ細かな相談体制を敷いている．家族会活動が退院促進に有用かどうかといったエビデンスは見出しにくいが，家族を支援するこの種の活動が存在していることの重要性は疑いないであろう[注6]．

C その他の工夫

　病院が行う退院支援活動に家族を巻き込むための方法が，そのほかにもさまざま工夫されている．

　松田[16]は，実際の生活に近い活動を行っている作業療法の場面を面会家族に見てもらうことの意義を強調している．家族である娘が，患者である母親が作業療法で行う調理場面を見学し，外泊時に一緒に調理をしようという気持ちにまで変化したこと，退院後の生活への安心感が得られたことを報告している．高瀬ら[10]は，退院予定先の施設への体験入所の際に，同伴者を病院スタッフから家族(母親)にバトンタッチしていったこと，その過程で連帯感と親密性を増し前向きな姿勢に変わっていったという例を紹介している．そのような共同作業が家族と病院スタッフ双方に大きな励みになったという．どのような日課や行事に家族の参加を求めるのかは，当然病院の状況によって決められるものであるが，治療が家族に開かれていることは大きな意味があろう．また家族の関わりの中には退院後にも継続できるものがあり，おのずと家族の役割が意識されるようになるだろう．

　退院支援活動を家族に開かれた形で進めるということでは，退院支援会議などの場に家族を参加させることを考えてもよいかもしれない．実際，大阪府における精神障害者退院促進支援事業では，ケア会議を患者宅で開き，家族は「こんなに多くの人に関わってもらっている」と実感して，患者との外出を怖がるどころか自ら希望するようになったという例を紹介している[17]．この例は退院促進とはいっても地域主体の活動なので違和感はないが，入院患者の場合はやや違和感があるかもしれない．それでも，家族の安心感につながるような形での会議がもてれば，強い効果を生み出す可能性を示唆している．家族の自律と責任が重要であることは言うをまたないが，それが期待できる前提には，医療側との連帯意識が重要であろう．

注5) 病院からの応援が半世紀近くにわたって行われている例としてあかね会(烏山病院患者家族会)がある．当初PSWが家族会支援係となって指導・助言にあたり，事務・相談室の提供をした．年間計画をPSWと共同して立て，院内売店・喫茶の運営の一翼をあかね会が担うなどの支援を受けてきた．また病院との共同取り組みによる共同作業所・グループホームの新設などを行った．これは，病院の支援が最も強力に行われた例かもしれない．

注6) 以上の活動は，すでに廃刊になっているが「月刊ぜんかれん」などを参照した．

4 退院支援における家族の役割を明確化する

　退院支援における家族の役割を明確化していく必要がある．

　退院先が家庭になる場合は，家族の果たす役割は大きい．特に障害が強い場合にそうである．医療面では，受診援助，服薬の援助，状態が急変したときの連絡，在宅が困難と判断した場合の連絡などがある．生活面では，作業所・デイケア・サポートセンターへの通所援助，必要な社会資源・人的資源へのつなぎ，普段の生活での生活指導的な援助が求められる．このような家族による支援に際しては，家族心理教育で学習したことが大いに役立ち，患者が混乱しない首尾一貫した態度，拒否的でなく援助的で寛容な態度がとれるかどうかが重要になる．退院後に与える家族の影響は，少なくとも1年くらいは大きいものがある．この間を安定して過ごすことができれば，次第に自律性が備わり家庭外の生活（デイケア，作業所など）が増えていくことが期待できる．

　退院先が家庭外の場所である場合は家族の役割は限られる．特に医療援助や日常生活支援は期待できない．その中で期待できるものとしては，社会資源・人的資源へのつなぎで，例えば障害者手帳の申請，障害年金の申請などの諸制度の利用に際して，家族に動いてもらうことは考慮してよいであろう．また，退院先がアパートなど保証人を必要とする場合は，まず家族に引き受けてもらうことを考慮すべきであろう．以上のほかに，経済的支援や精神的支援も重要である．

　以上の家族の役割については，個々のケースで決定されるべきで，一律に決めることはできない．ある家族は多くの役割を引き受けようとするかもしれないし，その逆に病院スタッフ・保健福祉関係者への依存が強い家族もある．病院側でも豊富なサービスを提供できる体制が整っている所もあればそうでないところもある．そこで，個別面接やケースカンファレンスによって家族の関与について話し合い，時には歩み寄る努力が必要になるだろう．しかし，そのような努力は協力関係を作っていくうえで非常に重要である．

【文献】

1) 安西信雄：精神科在院患者の地域移行，定着，再入院防止のための技術開発と普及に関する研究　平成15-17年度総括研究報告書（厚生労働省精神・神経疾患研究委託費），2006
2) 安西信雄：精神科在院患者の地域移行，定着，再入院防止のための技術開発と普及に関する研究　平成18-20年度総括研究報告書（厚生労働省精神・神経疾患研究委託費），2009
3) 梶谷康介，中島竜一，梶原雅史，他：長期入院統合失調症患者の家族の精神健康度 PTSD の観点から．精神医 50：169-172，2008
4) Shimodera S, Mino Y, Inoue S, et al：Expressed emotion and family distress in relatives of patients with schizophrenia in Japan. Compr Psychiatry 41：392-397, 2000
5) Leff J, Vaughn C：Expressed Emotion in Families：Its Significance for Mental Illness. The Guilford Press, New York, 1985〔J. レフ，C. ヴォーン（著），三野善央，牛島定信（訳）：分裂病と家族の感情表出．金剛出版，1996〕
6) 藤田博一，下寺信次，三野善央，他：The family attitude scale の日本での妥当性の評価．小椋　力（編）：精神障害の予防をめぐる最近の進歩，pp162-162，星和書店，2002
7) Shimodera S, Inoue S, Mino Y, et al：Expressed emotion and psychoeducational intervention for relatives of patients with schizophrenia：a randomized controlled study in Japan. Psychiatry Res 94：221-227, 2000
8) 藤井康男，宮田量治：山梨県立北病院のダウンサイジングと機能強化．病・地域精医 50：5-14，2008

9) 樋口典子：生活に戻る―社会復帰施設を持たない医療機関での退院援助．治療の聲 5：57-64，2003
10) 高瀬智佳子，保田美幸，小山英宣：自閉症者を精神病院でみるということ～41年にわたる入院患者の退院援助を通して～．病・地域精医 47：79-80，2004
11) 岡本朋子，後藤知美，橋田元気，他：精神病院長期入院者の退院を阻害する要因―1 施設の看護師に対する面接調査より．第34回 精神看護II，pp 81-83，2003
12) 青山幸子：長期入院である慢性精神分裂病患者の単身生活を可能とした生活評価シートの活用．日精看会誌 44：223-227，2001
13) 加藤正明，他(編)：新版 精神医学事典．弘文堂，1993
14) Kuipers L, Leff J, Lam D：Family Work for Schizophrenia：A Practical Guide. pp 6-9, Gaskel, London, 1992〔三野善央，他(訳)：分裂病のファミリーワーク．家族を治療パートナーにする実践ガイド．星和書店，1995〕
15) アメリカ連邦保健省薬物依存精神保健サービス部(SAMHSA)(編)，日本精神障害者リハビリテーション学会，日本心理教育・家族教室ネットワーク(監訳)：アメリカ連邦政府 EBP 実施・普及ツールキットシリーズ FPE・家族心理教育プログラム I．本編，特定非営利活動法人 地域精神保健福祉機構(コンボ)，2009
16) 松田尚子：精神科長期入院者の退院促進と作業療法 精神療養病棟の専従作業療法士より，事例 A との個別の関わりを通して．日精協誌 25：84-88，2006
17) 高橋幸彦：大阪府における精神障害者退院促進支援事業について 4年間を総括して．日精協誌 23：29-35，2004
18) 田中亜希，楠本美穂，森脇裕紀，他：精神科会報病棟における退院促進への取り組み 患者・家族参加型退院準備プログラムを活用して．日精看会誌 48：336-367，2005

〔井上新平，執筆協力：喜井　大，洲脇　充，山崎　浩〕

VIII 行政による退院促進支援事業

　厚生労働省の社会保障審議会・障害者部会精神障害分会は，2002年12月に出した報告書「今後の精神保健福祉施策について」で，「今後10年のうちに『受け入れ条件が整えば退院可能』な72,000人の退院・社会復帰を目指す」と述べた．長期入院者の退院を促進するため，国は2003年度から，都道府県・政令指定都市のモデル事業として「精神障害者退院促進支援事業」をスタートさせた．2006年度からは，障害者自立支援法の施行に伴い，退院促進事業を都道府県が実施する地域生活支援事業の中で実施することとなった．2008年度からは「精神障害者地域移行支援特別対策事業」として，国庫補助が行われている．

　退院促進をはかる国庫補助事業のモデルとなったのは，2000年度から大阪府で独自に実施された退院促進事業であった．大阪府の精神保健福祉審議会は，1997年4月，精神障害者の生活支援の方向とシステム作りについて知事から諮問を受け，2年にわたる調査と審議ののち1999年3月に知事への答申を行った．「答申」にはさまざまな提言が盛り込まれたが，その1つが社会的入院者を地域に戻す取り組みの提言である．そのためには，1人ひとりの支援計画を策定し，その人に応じた支援体制の確立をはかる必要があることを指摘した．そして提言に基づき，2000年度より大阪府で「自立支援促進会議・退院促進事業」が開始された[1]．

　本稿では，まず国の補助事業の概要および実績と課題を述べ，つぎに大阪府での取り組みと実績を検討し，この事業を効果的に進めるための条件を考える．

1 全国における退院促進・地域移行支援事業への取り組みの現状と課題

a 厚生労働省が主導する退院促進・地域移行支援事業の経緯

　厚生労働省は2003年度から，精神障害者退院促進支援事業を開始し（全国でモデル地域16カ所），2004年度には実施地域を拡大した．2005年度にはセーフティネット支援対策補助金（退院促進個別援助事業・精神科長期入院生活保護受給者自立支援）として退院促進支援がはかられ，2006年度から，障害者自立支援法の施行に伴い，都道府県地域生活支援事業として実施することとなった．

　2008年度より，厚生労働省は，受け入れ条件が整えば退院可能な精神障害者の地域移行の施策として，新たに「精神障害者地域移行支援特別対策事業」を実施．2009年度予算においても引き続き，①精神障害者の退院・退所および地域定着に向けた支援を行う地域移行推進員（自立支援員）の指定相談支援事業者などへの配置，②精神障害者の退院促進・地域定着に必要な体制整備の総合調整を行う地域体制整備コーディネーターの配置を行うた

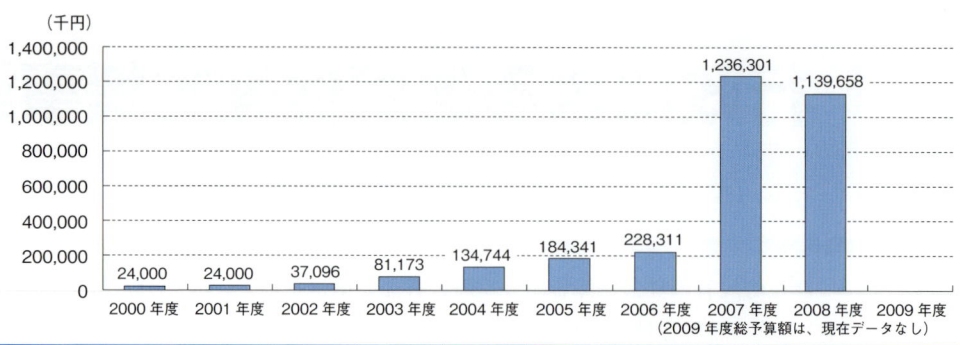

	2000年度	2001年度	2002年度	2003年度	2004年度	2005年度	2006年度	2007年度	2008年度	2009年度
総予算額(千円)	24,000	24,000	37,096	81,173	134,744	184,341	228,311	1,236,301	1,139,658	
事業実施自治体数	1	1	2	16	28	29	26	42	46	47
実施圏域数							148	236	295	337
実施率							38.4%	60.7%	76.4%	86.6%

図37　退院促進・地域移行支援事業の総予算額，事業実施自治体数，実施圏域数および実施率
（日本精神神経学会調査）

め，約17億円が計上されている．補助を行うのは都道府県に対してであり，補助率2分の1となっている（2010年度には「精神障害者地域移行・地域定着支援事業」という名称で約16.7億円の予算を計上している．実施主体は都道府県・指定都市である）．

また，障害者自立支援法で策定が義務づけられている第2期障害福祉計画において，本事業による2011年度末までの退院者数およびこれに伴う指定障害福祉サービスなどの見込量について目標値を設定することとした．

b　全国の退院促進・地域移行支援事業の取り組み実績

1　退院促進支援の拡がり

日本精神神経学会の精神保健・医療・福祉システム委員会では，都道府県・政令指定都市にアンケート調査を行った〔2008年4月に都道府県，政令指定都市の主管課に調査票郵送．回収は都道府県41/47（87.2％），政令指定都市12/17（70.6％）〕．この調査によると2000年度以来の退院促進事業の実施自治体数，実施圏域の増加と実施自治体の総予算額の変化は図37に示すとおりである．2007年度から総予算額が増加した理由は，実施自治体，圏域の増加および3障害を含めた地域移行支援事業なども含むためと思われる．2008年度に開始された精神障害者地域移行支援特別対策事業は，医療施設と地域の連携や，地域の受け入れ体制の強化を目的として，個別支援を行う自立支援員（地域移行推進員）に加えて新たに地域体制整備コーディネーターを設けている．また，地域の支援体制の課題を地域で共有し解決に向けた動きができるようにするために自立支援協議会などの活用をはかることとした（図38）．

地域移行支援事業の予算や事業内容は自治体によってかなり違いが大きい．2008年度は厚労省の調査で，100万円台が6カ所，1億円以上の予算の規模のところが3カ所である．全国平均1,540万円となっている．この違いは，自治体による取り組み姿勢の温度差が大きいことを示しているが，具体的には事業を強化するための付加的事業の違いとしてみら

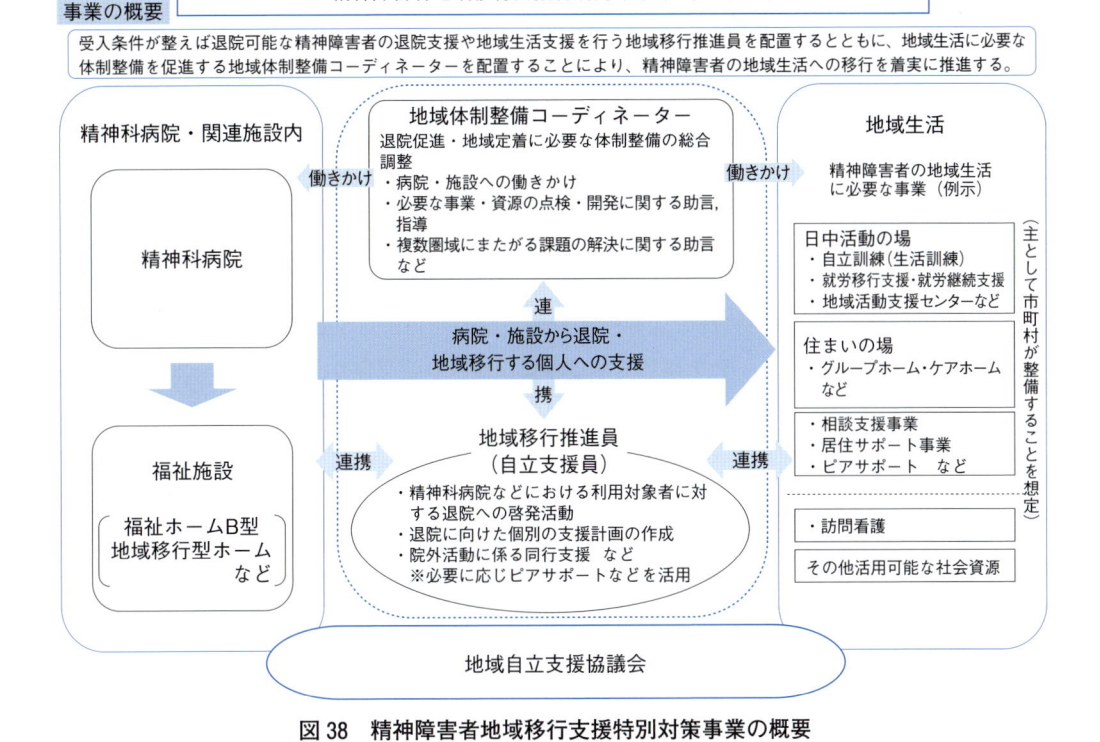

第Ⅷ章 行政による退院促進支援事業　165

事業の概要　精神障害者地域移行支援特別対策事業（17億円）

受入条件が整えば退院可能な精神障害者の退院支援や地域生活支援を行う地域移行推進員を配置するとともに、地域生活に必要な体制整備を促進する地域体制整備コーディネーターを配置することにより、精神障害者の地域生活への移行を着実に推進する。

精神科病院・関連施設内

精神科病院

福祉施設
福祉ホームB型
地域移行型ホーム
など

地域体制整備コーディネーター
退院促進・地域定着に必要な体制整備の総合調整
・病院・施設への働きかけ
・必要な事業・資源の点検・開発に関する助言、指導
・複数圏域にまたがる課題の解決に関する助言など

働きかけ　　　　　　　　　　　　働きかけ

連携
病院・施設から退院・地域移行する個人への支援

地域移行推進員（自立支援員）
・精神科病院などにおける利用対象者に対する退院への啓発活動
・退院に向けた個別の支援計画の作成
・院外活動に係る同行支援　など
※必要に応じピアサポートなどを活用

連携　　　　　　　　　　　　　連携

地域生活
精神障害者の地域生活に必要な事業（例示）

日中活動の場
・自立訓練（生活訓練）
・就労移行支援・就労継続支援
・地域活動支援センターなど

住まいの場
・グループホーム・ケアホームなど

・相談支援事業
・居住サポート事業
・ピアサポート　など

・訪問看護

その他活用可能な社会資源

（主として市町村が整備することを想定）

地域自立支援協議会

図38　精神障害者地域移行支援特別対策事業の概要

（厚生労働省資料）

れる．事業の目的別にいくつかの付加的事業の例を挙げてみる[2]．

第1に，長期入院者に退院への意欲を促すための事業である．長期入院のために退院してからの生活イメージが持てず，院内では落ち着いていても退院に対する不安が強い場合に，すでに退院している障害者の地域生活の様子や地域の社会資源の紹介などをDVDなどにして病院に配布する事業（鳥取県，仙台市など）や，ピアサポーターとして，当事者が相談支援事業所の職員などと病院を訪ねて入院者や病院スタッフと交流をはかるという事業（出雲市など）を行っているところも多い．

岩手県では「私の希望するくらし」という名前で，地域生活のイメージを育てながら退院希望者の個別支援計画をともに作る作業を行っている．

実際に退院に向けての働きかけが始まれば，地域のグループホームやケアホームなどへの試験外泊などを事業化しているところも多い．従来，地域生活支援の一環として，休息や，危機回避などのために設置されたホステルを試験外泊事業として利用しているところもある（岡山県）．

第2に住まいを確保するための工夫である．グループホームやケアホームの新設や改修などの整備の援助を行うところも多い（埼玉県など）が，地域の相談支援事業者の中には積極的にグループホームなどの確保を行い自治体の委託を受けているところも多い（東京都，北海道）．また，民間の賃貸住宅を利用しやすくするために，宅建業者（不動産業者）への研修事業を行うとともに，宅建業者の安心を保証するために，居住サポート事業を行い，ま

た保証会社の保証料の補助事業や，民間住宅入居支援試行事業(紹介システム)を設けているところもある(三原市)．

　第3に，地域のサポートネットワークシステムの整備が目標となっている．長野県の場合，各圏域にある3障害を対象とした障害者総合支援センターに退院コーディネーターが配置され，退院までのサポートを行うとともに，医療機関スタッフ，市町村，保健所の担当者とエリアネットワークを構成するなど，重層化したネットワークにより退院後の地域支援を行っている．また，島根県出雲市では従来から地域の精神保健福祉関係者によって，フォーマル・インフォーマルなネットワークがほとんど重なり合って活動してきたが，これらが2000年度以来の出雲保健所の長期入院の問題に対する調査研究事業を核として，顔の見えるネットワークを通してさまざまな支援事業を作り上げている．2007年度からは出雲市による生活保護者への退院促進事業と，県による地域移行支援事業が互いに協力し合って，退院促進，地域支援が進められている．こうしたサポートネットワークの構築は次第に広がりつつあるようだ．

　第4に，地域支援のネットワークの中に医療資源や訪問看護ステーションを組み込んでいるところが見られる．岡山県では多職種チームによるACT[注1]が，精神保健福祉センターの事業として，地域移行支援事業と連携し，治療中断などによる再燃予防，早期の危機介入を行っている．千葉県市川市では2003年度より国立精神・神経センター国府台地区(当時)で立ち上げられたACT-Jを背景として，2005年度に千葉県の単県事業としてマディソンモデル活用事業が開始され，それを核として，地域のネットワーク事業が構築されている．

　また，東京都の立川市や八王子市では，訪問看護ステーションが地域ネットワークの焦点となり，それに医療機関や行政が連携して地域移行や地域支援を行っている．

　第5に，精神科病院の社会的入院の2割が生活保護の受給者であるが，これらの生活保護受給者に対する退院促進事業では，福祉事務所に非常勤の推進員が配置できる．福岡県の遠賀，糟屋，田川の3つの保健福祉環境事務所では，県社会福祉士会への委託により，ケースワーカーと社会福祉士とがチームを組んで退院促進をはかっている[3]．その結果，2005年度と2006年度の2年間で退院可能な精神障害者85名に働きかけ，34名が退院・社会復帰し，37名が活動の継続中であり，中止は14名である．精神障害以外の長期入院者に対しても成果を上げている．地域移行支援事業と違うところは，対象の入院期間は3カ月以上であり，また対象者は福祉事務所が選定できる．社会福祉士との連携により，福祉事務所のケースワーカーも安心して仕事ができる．また，救護施設や，無料低額宿泊所の活用もはかられている．

注1：ACTとは，Assertive Community Treatmentのことで「包括型地域生活支援プログラム」と呼ばれる．1970年代後半にアメリカで始まった精神障害者地域生活支援プログラムである．精神科医，看護師，作業療法士，ソーシャルワーカーらの多職種でチームを構成し，利用者を訪問しながら医療・保健・福祉の幅広いサービスを提供する．重い精神障害を抱えている人を対象にしており，24時間オンコール365日対応が原則である．

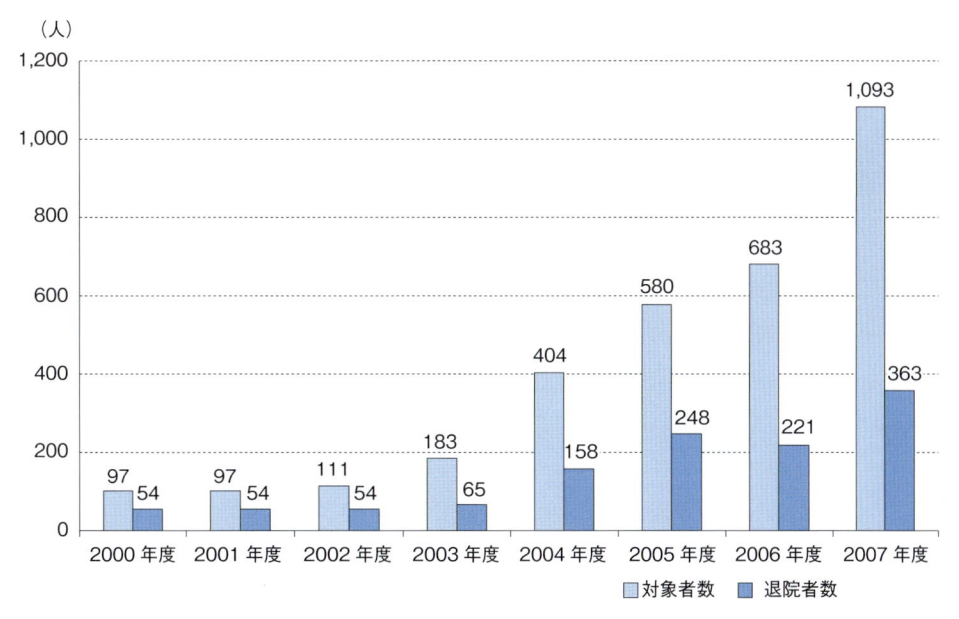

図 39　退院促進・地域移行支援事業の実績（2000～2007 年度）
（日本精神神経学会調査）

2 ▎退院促進・地域移行支援事業の課題と今後について

　前出のアンケート調査（⇒164 ページ）によると 2000～2007 年度までの事業実績は**図 39**のようである．漸増しているが，2007 年度では平均すると 1 都道府県あたり，平均 8.9 人にすぎない．これでは社会的入院の解消にはほど遠い．2006 年度に障害者自立支援法が施行され，退院促進事業が都道府県が実施する地域生活支援事業になったため，政令指定都市はそれまでの退院促進事業を継続できなくなった．その後，地域移行支援事業では都道府県の委託を受けることができるようになったが，政令指定都市の中には前述の生活保護退院促進事業を活用しているところも多い．

　調査で 2006 年度までに事業を実施していた都道府県・政令指定都市の担当者は，それまでの事業における課題について次のように答えている．

　第 1 に，病院に関わるものとして次のような意見があった．「事業への理解・協力を得ることが困難なところがあった」「退院可能性に対する意識に違いが大きく，結果として対象者の選定が困難であった」「退院意欲の乏しい入院者にどう動機づけるかが困難であった」

　第 2 に，地域に関わる意見には，住居資源の不足，賃貸住宅の保証人の確保が困難，居住サポート事業が生かされていないなど住まいに関わるもの，退院後の地域生活支援のための事業やネットワークができていないこと，家族や地域住民の理解が不十分で，受け入れが困難であるという意見がみられた．

　第 3 に，事業の実施に関わるものとして，「病院，地域など関係機関の役割分担や連携が困難」「支援員などの確保，研修，支援体制が不十分」「事業評価，事業推進の方法の検討」が課題として指摘されている．

　これらの課題はもっともなものであるが，次の 2 点も課題として挙げたい．1 つは，厚生

労働省が2002年度の患者調査に基づいて，2011年度までに7万余床の精神科病床を削減するという数値を挙げたことにより，退院促進支援事業において，都道府県は2011年度末までの数値目標を国の目標に準拠して設定したところが多くみられた．実際にはその数値目標は実現不可能な数字として，改めて自治体により病院の協力を得て調査を行ったところもあるが，病床削減という言葉が，事業遂行にはかえってマイナスになったところもあったようである．入院すれば退院することはあたり前であるし，病状が安定しているにもかかわらず，長期入院が継続され，それを社会が放置していることは本来あってはならない．この問題の解決には行政と医療関係者がともに背負うべき責任を有している．事業評価としては数値目標によってだけではなく，地域移行と地域定着の流れがマンパワーとシステムとしてどれだけ整備されたか，行政と医療関係者，福祉関係者の協働関係がどこまで成立したかによってなされるべきである．

　第2に，事業の対象者の定義が自治体によってかなり異なっていた．基本は症状安定と受け入れ条件が整えば退院可能という社会的入院者としての定義であるが，これに加えて，各自治体では，入院期間を1年以上，5年以上と長期入院に絞っているところや，逆に3カ月以上で長期化のおそれのあるものとしているところもあった．入院形態も中には任意入院に限定しているところ，精神保健福祉手帳の2，3級に限るとしているところなどがあった．年齢にも規定があり，高齢者は対象としていないところもあった．事業目的は社会的入院の解消であるのだから，基本的定義のみで充分であろう．

　現在，地域移行推進員の任用形態は非常勤，協力施設への委託，ボランティア，専任，兼任，兼務など多様であり，また職種も精神保健福祉士，保健師，看護師，ホームヘルパー，当事者，家族などとこれも多様である．地域体制整備コーディネーターについても同様と思われる．こうしたスタッフは事業が終了するとどうなるのか．社会的入院者が病院に沈殿してきたのは地域資源の不足，地域におけるマンパワーの不足，病院と地域の交流がないことなどが原因であったのだから，こうした人材が地域で引き続き活動のできるシステム整備が恒久化される必要がある．

　同調査で今後の地域移行推進のための必要な施策を選択肢から選んでもらうと，次のような回答であった．事業推進の方法では，地域移行支援事業総体を決定する責任の所在を明確化した組織体制が必要だという意見があった（地域活動支援センター[注2]などの機関が中心になる，市町村が中心になる，といった意見）．精神科病院における活動については，入院患者1人ひとりのニーズ確認とアセスメント，病院と地域の連携交流，病院内で退院促進を進める回復期リハビリ部門の設置が必要である．地域における社会資源については，住居資源の新規開設，住居の確保や定着のための施策，地域における相談機能の充実，住民の理解を深めることが必要だという意見がみられた．

注2：「地域活動支援センター」とは，障害者自立支援法第5条21で「障害者等を通わせ，創作的活動又は生産活動の機会の提供，社会との交流の促進その他の厚生労働省令で定める便宜を供与する施設をいう」と定義され，市町村が行う日常生活支援事業の1つに位置づけられている．

2 大阪府における退院促進支援への取り組みと実績

a 大阪府における退院促進支援の特徴

1 「退院促進支援事業実施要項」と保健所が実施する「自立支援促進会議」

　大阪府では，独自に「大阪府精神障がい[注3]者退院促進支援事業実施要綱」を策定して事業を進めている．事業の対象となるのは「精神科病院に入院している精神障害者のうち，症状が安定しており，受け入れ条件が整えば退院可能である者」である．事業の目的を「地域の精神障害者社会復帰施設等を利用する機会を提供し，退院のための支援および退院後の自立生活のための支援を行うことにより，精神障害者の社会的自立を促進すること」としている．また，この要綱の上で「社会的入院解消」を掲げ，「自立支援促進会議」「自立支援員」「障害者ケアマネジメント従事者」を規定している．

　大阪府では，16の障害者保健福祉圏域を各保健所の管轄範囲と一致させており，「自立支援促進会議」については，「『保健所及び市町村における精神保健福祉業務について』〔平成17年7月14日改正　障発第0714004号　厚生労働省社会・援護局障害保健福祉部長通知　第1部第2の3(4)〕に規定される『地域精神保健福祉連絡協議会』等をいう」としている．自立支援会議では，①「自立支援員」となる(財)精神障害者社会復帰促進協会(以下，復帰協)の職員による援助の対象とする事例の推薦および支援計画の検討，②上記事例の支援経過の検討・まとめ，③入院が長期化している精神障害者に対する退院・地域での自立を支援する方策の提言，④地域の受け入れシステムの構築などを検討する．自立支援会議の実施主体は，大阪府保健所．構成機関は，保健所管内の関係機関で，精神科医療機関，福祉事務所，精神障害者社会復帰施設，精神障害者共同作業所，その他地域の実情に応じた精神保健福祉関係機関・団体等，復帰協(専門職員)，および大阪府こころの健康総合センターである．開催回数は，要綱で「月1回開催」としており，実際は，関係機関の長の会議が年1回，実務者レベル会議は月1回から月2回が多く，地域の実情に応じて開催している．「協力施設等」として「精神障害者社会復帰施設，障害福祉サービスを提供する事業所，地域活動支援センター，福祉ホーム及び福祉作業所」を挙げ，精神科病院と障害福祉サービスの協働を追求している点が特徴だといえる．

2 「自立支援員」の役割

　自立支援員は，退院促進事業利用者の外出同行や院内面接などの直接的な支援を行うために復帰協が雇用した非常勤職員である．自立支援員の職に就く以前は，共同作業所職員，ハローワーク精神障害担当相談員，地域生活支援センター[注4]職員，大学で社会福祉を専攻，

注3：大阪府では2008年度から公文書で「障害」という漢字を用いずに「障がい」という字を当てることにしている．ただし本項では，府の公文書からの引用でも，ほかの箇所との統一をはかるために「障害」の文字を用いている．

注4：「地域生活支援センター」は，精神保健福祉法に規定されていた精神障害者社会復帰施設の1つで，精神障害者からの相談に応じ，助言指導を行うとともに保健所，福祉事務所，社会復帰施設などとの連絡調整および地域生活を支援するための援助を総合的に行う施設であるが，障害者自立支援法の施行に伴い「地域活動支援センター」などに変わってきている．

精神障害者を対象としたボランティア活動に従事，精神障害者当事者などいろいろだが，多くは精神保健福祉分野での支援経験を有している人である．自立支援員には知事による委嘱が行われる．自立支援員は，大阪府の保健所管内に数名ずつ配置され，利用者にマンツーマンの支援を行う．

　自立支援員の役割を具体的にみていこう．支援導入期には，自立支援促進会議において利用が決定した利用者に対し，病院を訪問して面談する．そこで改めて事業について説明を行い，利用の意思を確認後，退院についての希望，事業に対する希望を聞く．支援開始当初，自立支援員は院内での面会や利用者の院内活動を一緒にさせてもらい，信頼関係を築くことを目指す．

　外出支援の内容やペースは，利用者によって多様である．短期間の院内活動後，すぐに共同作業所などへの外出支援が始まる場合もある．通い慣れた場所や以前から行ってみたいと思っていた場所など利用者が気軽に出かけられる所にまず目的地を設定し，自立支援員との外出に慣れたところで，地域の作業所などの日中活動の場への外出を導入する場合もある．また，利用者が慣れるまでは通所先までの送迎を行うが，利用者と話し合いながら，段階的に通所途中のバス停や，目的地前での待ち合わせなど，1人で通うことにも慣れてもらう．

　退院準備のための支援では，不動産業者訪問の同行などの住まい探し以外に，役所などでの手続きや新居で必要な物品の買い物，家電製品の使い方や料理の練習，掃除などの支援を行うこともある．自立支援員の退院支援は原則6カ月とし，必要に応じて更新することができるとしている．実際の支援期間は2007年度平均14.4カ月　最短1カ月，最長5年7カ月であった．また，退院後の支援は原則として2カ月に限り継続することができる，としており，利用者の必要に応じて自宅を訪問し，家事を一緒に行ったり，通院や作業所などへの通所の同行支援を行うこともある．

　支援の各時期を通じて，関係機関やほかのスタッフとの連絡調整を行うことも自立支援員の重要な役割である．外出時の活動内容や利用者の様子などを支援に関わるほかのスタッフに報告し，日常的に情報交換を行う．また，自立支援促進会議での検討以外にも，可能な場合には利用者も参加してミニカンファレンスを適宜開催する．また，「支援経過報告書」を作成し，「自立支援促進会議」に出席して支援経過の報告を行う．

3 「障害者ケアマネジメント従事者」

　「障害者ケアマネジメント従事者」は，大阪府が行う「障害者ケアマネジメント従事者養成研修」「相談支援従事者初任者研修」などを修了していることが要件であり，障害者自立支援法に定められた地域活動支援センター（精神障害者への指定相談支援事業を併せて行う）の職員として，「対象者」の退院後の地域生活に向けた支援と退院後のケアマネジメントを行うスタッフである．大阪府は，「障害者ケアマネジメント従事者」を配置している地域活動支援センターに「事業の委託」を行う．障害者ケアマネジメント従事者は，自立支援促進会議と連携をはかりつつ，対象者の退院後の地域生活に向けたケアマネジメントを行い，その支援経過を「自立支援促進会議」に報告する．

　「大阪府精神障がい者退院促進支援事業実施要綱」では「障害者ケアマネジメント従事者」

による支援の期間は，退院後原則6カ月までとしている．ただし，「自立支援促進会議」または，「協議会」が，必要と判断するときには更新することができる．

b 大阪府における退院促進支援事業の実績と評価

1 2007年度の取り組み実績

2000年度に始まった大阪府の社会的入院を解消するための取り組みは，事業開始から8年間で，支援実人数は245名となった．そのうち「退院・支援終了」151名(62%)，「退院・支援継続」1名(0.4%)，「入院・支援継続」37名(15%)，「退院に至らず支援中止」56名(23%)となっている[4]．以下，2007年度実績報告書[5]をもとに紹介する．

大阪府の退院促進支援事業により，2007年度に支援した対象者は71名であった．そのうち2007年度に新規に対象となった人は28名で，50歳代が14名と半数を占め，性別では男性19名(68%)，診断名では統合失調症が26名(93%)，総入院期間は「10年以上」が10名(36%)であった．また，入院前の住まいは，「家族との同居」が20名(71%)．退院の阻害要因は，本人の要因として，「環境変化への不安が強い」「現実認識が乏しい」が16名(57%)，家族の要因として「家族にサポート機能がない」18名(64%)，地域の要因として「退院後の人的資源が乏しい」18名(64%)，「退院に向けた人的資源が乏しい」17名(61%)が多かった．

2007年度の支援対象者71名のうち退院促進支援の結果，2008年3月末までに23名(32%)が「退院」し，11名(15%)は「退院に至らず支援を中止」した．37名(52%)は「入院中で支援継続」である．退院事例の退院までの平均支援期間は14.4カ月．支援中止事例の平均支援期間は15.1カ月であった．自立支援員による支援内容は「関係機関との情報交換」1,439回(34%)，「院内面接」1,025回(24%)，「外出支援」604回(14%)，「情報提供」399回(9%)，「協力施設への通所支援」391回(9%)の順に多かった．マネジメントの軸になった人は，支援導入期は，「病院ケースワーカー」が最も多く，支援中は「自立支援員」，退院前および退院後は，「地域活動支援センター職員」の割合が増えるというパターンがみられる．

退院した23名の退院後の住まいは，「一人暮らし」9名(39%)，「家族と同居」6名(26%)，「グループホーム」3名(13%)，「ケアホーム」2名(9%)である．活動の場は「デイケア」10名(43%)，「地域生活支援センター」7名(30%)．通院・活動の場・住まい以外で利用している社会資源は，「訪問看護」15名(65%)，「地域活動支援センター相談」10名(43%)，「ホームヘルプサービス」9名(39%)であった．退院した23名のうち7名が再入院を経験している．

2 2007年度の事業の評価と得られた効果

本人への事業の効果としては，「地域の側からのアプローチの効果」が54名(76%)，「地域の機関に相談者ができた」が51名(72%)，「退院後の生活イメージの具体化促進」が49名(69%)，「退院に対する不安の軽減」が44名(62%)でみられた．家族に対して事業の効果がみられたのは49名(69%)で，「退院に対する不安の軽減」「退院への理解・協力」などであった．利用者に支援事業についての感想を尋ねたところ，9割の人が肯定的に評価をしていた．事業でよかった点を尋ねたところ，回答のあった48名のうち，「自立支援員の関わり」が42名(88%)と多く，ついで「病院の職員が関わってくれたこと」25名(52%)であった．

16障害保健福祉圏域で自立支援促進会議が，2007年度合計131回(1会議平均8.1回)開催された．16圏域における参加機関の実数の合計は404機関，1圏域あたりの平均参加機関数は23.5機関で，また，会議の参加人数は平均23.6名であった．11圏域で入院者向け院内説明会や事業説明会，職員向け説明会，地域関係者と病院職員による退院促進支援事業の検討会，研修ツールの作成，入院者への地域スタッフによる調査・面談などが行われ，これまでの取り組みがさらに拡がりをみせている．

16障害保健福祉圏域において，27カ所の地域活動支援センターに障害者ケアマネジメント従事者を配置し，56名に対してケアマネジメントが実施された．自立支援員の支援とケアマネジメントの支援時期との関係をみると，53人(95%)は自立支援員の支援中からケアマネジメントを実施し，平均11.3カ月間の支援を行っている．ケアマネジメント従事者の活動の内容をみると，個別支援以外には，「関係機関との連絡調整」が295件，「自立支援促進会議への参加」が163件などのほかに，「新たな社会資源創設への協力」「院内茶話会への協力」「事業利用外入院者へ事業勧奨のための個別面接」「院内説明会への協力」など，ケアマネジメント従事者の活動の広がりがみられる．

退院を促進した本人の要因には，「強い退院意欲」「本人の潜在能力の高さ」「宿泊体験用居室確保事業が利用できたことにより，退院後の住居のイメージがわいた」などが挙げられた．家族の要因としては「家族の力に合わせた支援で協力してもらいやすい体制を作った」「家族の不安の軽減」が挙げられ，地域側の要因として「思うように進まないで焦っているときに支援員が寄り添うことで本人が落ち着いた」「地域の当事者と会うことで効果があった」などが挙げられた．また医療機関や関係機関からは「関係機関との連携が深まった」「病棟スタッフの意識の変化がみられた」「院内説明会で患者さんが積極的になった」「院内で退院支援プロジェクトが立ち上がった」という効果が挙げられた．

3 ▍退院促進支援事業の課題

事業対象者への自立支援員の支援内容をみると，事業開始当初から比較すると，院内面接の回数が増加し，地域の日中活動の場へつながりにくい事例が増えてきている．また，高齢化や重複障害のある人もあり，ケアマネジメント従事者による入院中からのケアマネジメントと，地域移行後の継続的な支援体制の充実，地域社会資源の充実が必要とされている．精神障害分野以外の分野の支援ノウハウも活かしながら，より複雑な課題を持つ精神障害者への支援についての積み重ねが重要である．

対象者の退院意欲を増し退院への不安を軽減するため，「意欲を引き出す取り組み」「体験談を有効に活かすためのピアサポーターを支援する体制作り」の必要性が指摘されている．2008年度から新規に退院促進ピアサポーター事業を立ち上げたが，その活用や支援体制作りのノウハウ蓄積が重要である．

住居の課題として，入居時の保証人の問題で退院先が限られてしまうこと，地域により賃貸物件が見つかりにくいことが指摘されている．居住支援に関する既存事業の有効活用に加え，2008年度から退院促進支援事業の一環として住まいの確保推進員が各ブロックに配置されているが，その有効活用も重要となってくる．

3 地域生活移行支援の事例

　大阪府で取り組んできた事業から，実際に退院に結びついた事例を紹介し，どのような条件が必要なのかを考えてみよう（事例は，辻井誠人編著『一緒に行こか―大阪府の退院促進支援事業』[6]から要約して引用）．事例 A 氏は 50 代の男性．統合失調症で，最終の入院期間は 11 年 7 カ月．総入院期間 13 年 8 カ月で入院回数 3 回．自立支援員が関わり 11 カ月の支援を経て退院に成功した．退院促進支援事業創設後の比較的初期の事例である．

a　支援への導入と初期の信頼関係づくり

　A 氏の症状は安定しており，病院は退院にこぎつけたいと考えていたが，家族（姉）の反対があり，退院の具体的な見通しがつかなかった．A 氏は親が元気なうちは「親と同居」を希望していたが，入院が長期化するうちに親は高齢になり，姉は退院について拒否的であるため，退院について諦め気味になっていた．同時期に同じ病棟の Z 氏も退院促進事業を利用することとなっており，当面 2 人は一緒に行動することになった．

　自立支援員は，初回の A 氏との面談を，病棟で主治医，担当看護師，病院ケースワーカー，保健所の精神保健福祉相談員と一緒に実施した．退院促進支援事業の説明を行い，利用の意思を確認した後，退院への希望や当面の活動に関する希望を聞いた．A 氏は初めての面会に緊張した様子であったが，入院までの生活を話し，今回の入院後一度も外泊できていないことなどを訴えた．退院に対する希望は，「入院前に住んでいた場所に戻ること」であり，「料理を覚えたい」と述べた．

　支援開始から 2 カ月間は，外出しながら地域の社会資源を知る時期となった．自立支援員と A 氏は，病院スタッフなどと相談し，「院内のプログラムや入浴と重ならない日に」という A 氏の希望に合わせ，週に一度，半日程度のペースで外出・見学を始めた．見学先は A 氏の初回面談での「料理を覚えたい」との希望を考慮し，食事サービスを行っている所を中心に考えた．調理プログラムを実施する保健所グループワーク，昼食サービスを提供する地域生活支援センター，共同作業所 4 カ所が選ばれ，そのほかにも最寄駅の周辺の散策などの外出支援を行った．外出から帰院してから，自立支援員はその日の感想や疑問，退院について不安に思っていることを聞き，今後の予定について話し合う時間をナースステーションで設けることを基本とした．またその際，必要に応じてケースワーカーや担当看護師も同席した．A 氏と同じ病棟の利用者 Z 氏は，それまで病棟では特に親しい間柄ではなかったが，新しい場所で互いの存在が安心につながった様子であった．

b　地域の活動への参加機会が増加していく

　一通り地域のサービス資源の見学を終え，A 氏は継続的に通ってみたい場として保健所グループワーク（調理プログラム）を挙げた．支援開始後 2 カ月から，A 氏は保健所グループワーク[注5]へ定期的に参加するようになる．はじめの 2 カ月，自立支援員が送迎を行った．自立支援員の都合がつかないときは，ケースワーカーや看護師に迎えに来てもらうこともあった．一人で通えることを確認した後は，A 氏単独で通うようになった．また，その段

階で今後の活動の場について自立支援員，A氏，Z氏の3人で話し合ったところ，「人数の多い調理プログラムでは，調理の手順を覚えることができない．退院後のため，料理の全工程に関わり料理を覚えたい」との希望があがり，病院ケースワーカーと保健所精神保健福祉相談員に相談し，A氏を含めた少人数の料理グループ「自分で作る会」を新たに立ち上げ，ほかの病院の利用者も参加しやすい保健所で実施することとした．支援開始後5カ月目のカンファレンスで，A氏から「料理をして作れるものが増えた．料理が楽しみになってきた．外に行くことがストレス解消になっている」，「退院後は働きたい．仕事に慣れるため，見学した共同作業所の配食弁当作りに参加したい」との希望が述べられた．

外出先からの行き帰りでの，A氏との話題はA氏の年老いた親への心配，外泊や退院を受け入れない姉への嘆きなどが中心であった．自立支援員は，「入院前に住んでいた場所に戻りたい」という当初からの希望を受け止めつつ，「今，利用しているグループワークや地域生活支援センターなどを利用しながら退院する方法もある」ことを伝えた．

支援開始後6カ月目から，それまで病院ケースワーカーがカンファレンスを主催していたが，A氏の小規模通所授産施設への作業参加の希望を受け，地域生活支援センターが主催するようになり，A氏のほか地域生活支援センター職員，病院ケースワーカー，自立支援員が参加してカンファレンスを行った．A氏は今後の支援に対する希望について「住まい探しと，職探し」と話した．支援者側は本人の希望を受け止めつつ，その目標に至るまでの段階として「今できること」に取り組んでみることを提案し，話し合った結果，地域生活支援センターでの昼食作りに当面週2回継続して通うことや，場に慣れることを目標にすることが決まった．定期的に通所し調理の活動に参加し，自分のペースでゆったりと時間を過ごすことを通じて，地域生活支援センターを退院後の居場所の1つとしてとらえられるようになっていった．

C　グループホームへの退院を決断し地域での生活が始まる

9カ月目に，A氏と自立支援員はグループホームの見学に行った．印象を聞くと「悪くはない」と言い，気に入った様子．その後，グループホームの協力もあり，何度か体験外泊を実施した．初めての体験外泊では，「13年目の春が来ました」と笑顔で感想を伝えてくれた．11カ月目にグループホームの入居の契約を行った．地域生活支援センターへの通所や，グループホームの体験外泊を通じて，家族への思いや以前住んでいたところに戻りたいという思いは持ちつつも，ここに退院して生活するということがA氏の中で現実のこととしてとらえられるようになってきた．この段階で，病院ケースワーカーは退院に向けた最終的な家族との調整，生活費に関する調整，身の回りの品の購入などを行い，病棟の看護師は服薬の自己管理のための指導や退院後の訪問看護の体制の準備を行っていった．また，地域生活支援センターではグループホームの担当者がA氏の退院に向けた準備を手伝いながら，関係作りを行っていった．支援開始後11カ月目に退院となった．

注5：大阪府保健所では，長年，福祉専門職である精神保健福祉相談員が中心になり，ソーシャルワークの援助技法の1つであるグループワークを取り入れた社会復帰支援を行ってきた．それを保健所グループワークと呼んでいる．

退院した当初は，退院して自由な時間が持て行動できることをよかったという一方，夜間自室で一人過ごすことが寂しいと話していた．退院後は，週1回の通院と地域生活支援センターに週3回通うことになった．また，保健所グループワークにもプログラムによって自分で選び参加していた．金銭管理は，地域福祉権利擁護事業（現在は，日常生活自立支援事業[注6]と改称されている）が利用できなかったため，病院ケースワーカーが支援した．また，グループホームでは世話人が居室での掃除・片付けのサポートを行った．訪問看護を週1回のペースで数カ月利用した．

　退院して2年後，A氏は週3回地域生活支援センターに自転車で通い，昼食作りに参加し，午後の時間は仲間とトランプやおしゃべりを楽しんで過ごしている．通院の時は診察が終わった後，入院していた病棟を訪れ入院患者さんとマージャンを楽しむなどくつろいで過ごしている．地域生活支援センターでは，「Aさんのなんともいえない笑顔に癒されるわ」というボランティアの声を聞く．

d　地域移行支援を効果的に進めるために必要なもの

　A氏の事例から，入院している長期在院者の支援に活かすため，一般化できる課題を考えてみよう．

　まず，長期入院者は，地域でどのような支援が行われているかを知らない．そのため退院を勧める話が出ると，どうにか適応して生活している病院生活から「追い出される」との不安を抱く場合がある．不安は退院した後の生活の見通しを立てることができないことから生じる．このように，退院を目指すという動機づけの部分でまず課題に直面する．退院への動機づけを行い不安を解消していくには，地域の社会資源，地域で行われているさまざまな支援サービスを知ることが必要になる．大阪府では，保健所職員や地域活動支援センター職員が，病院と協力して院内茶話会を企画し，入院患者に退院後利用できるサービスを紹介したり，退院に成功して地域で生活している当事者の話を入院患者に伝える活動を行っている．また，A氏の支援にみられるように，自立支援員が一緒に外出し，さまざまな事業を見学し，地域の活動を理解することで退院の不安が軽減していく．

　病院職員が地域でどのような支援が行われているか，その実情を知らないことがネックになることがある．病院と地域とつなぐ支援の仕組みが弱いため，退院可能な人に対する地域移行の支援が開始されないことが多い．主治医や病院のソーシャルワーカーは，積極的に，地域で提供されているさまざまな生活支援のサービス，福祉サービスを理解し，また，それらのサービスとの結びつきを作りだしていかなければならない．1人ひとりの生活に寄り添い，個別のニーズを考慮しながら支援を進めていくケアマネジメントの考え方を，病院職員も身につけることが必要である．病院ソーシャルワーカー，生活支援員，地域のケアマネジメント従事者などが，地域移行のフェーズに応じてそうした支援を担うことになる．

注6：「日常生活自立支援事業」とは，以前「地域福祉権利擁護事業」と呼ばれていた事業で，2008年度から改称された．利用契約を結んだ精神障害者，知的障害者，認知症高齢者などに対し，福祉サービスなどの利用の援助，日常生活費の管理などの支援を，市町村社会福祉協議会の専門員，生活支援員が行う事業．

地域の側に，精神障害をもつ人の生活を支えていくに足るだけの社会資源が揃っていないことも障壁になっている．住む場所をどうするか．グループホームがあるが数が少ない．アパート入居の場合の保証人をどうするか．これまでの援護寮や福祉ホームといった精神障害者社会復帰施設が，障害者自立支援法に移行して充実していくのか．まだ旧制度から障害者自立支援法への移行は完了しておらず，制度そのものが見直しの対象となり不安定な状況にある．地域での生活支援では，日常生活費の自己管理を一人でうまくできない場合の支援をもっと作りだすことも求められている．日常生活自立支援事業はそのような支援を行う制度であるが，A氏の事例でみられるように，必要性が認められても供給が追いついていない．A氏の場合，結局，病院ケースワーカーがその支援を行った．成年後見制度も，そのような場合に利用を考慮すべき制度であるが，親族以外の後見人の担い手が限られており，一人暮らしの精神障害者の支援に十分活かされていない．

退院後，円滑な医療の継続をはかることも課題である．A氏の場合，入院していた病院が近く，そこへの外来通院と，退院後間もない期間は訪問看護を利用することで，医療の継続が保証された．今後，訪問看護，医師の訪問診療，医療機関同士の連携システム，ACT（包括型地域生活支援プログラム）などの普及をはかることが課題となっている．

退院促進・地域移行支援事業は，投入している予算に比してまだ実績が上がっていないようにみえる．しかし，この事業で始められた仕組み作りの中に，今後の発展を期待するものが含まれている．病院と地域の関係機関で構成される協議会（自立支援促進会議など），利用者に寄り添いながら個別支援に従事する職員配置（自立支援員など）であり，大阪府でみられたような，病院と地域の社会資源をつなぐさまざまな取り組みである．こうした地道な努力を積み重ねていく以外に，わが国の永年の精神保健政策の歴史的過程で作り出されてきた社会的入院という負の遺産を解消していくことはできないであろう．

退院促進・地域移行支援に必要なのは当事者の意欲や自信を回復することと，住む場所，人とのつながりの保持，日常生活を手助けする支援，それに医療の継続である．病院関係者が地域の資源を知り，それを拡大させながら，自分たちの仕事の場も病院の中から地域に移行していかなければ，社会的入院者の地域移行を進めることは難しいであろう．この事業が内包している可能性に目を向け，その可能性を伸ばしていきたい．

【文献】

1) 黒田研二：精神病院から地域への移行をめざして．精神医療 33：62-75，2004
2) 日本精神保健福祉士協会：精神障害者の地域移行支援—事例調査報告からみる取り組みのポイント—．2008
3) 泉　賢祐：長期入院者被保護者社会復帰事業について．福岡県社会福祉士会，2007
4) 辻井誠人：社会的入院解消への取り組みと精神保健福祉士の課題．金子　努，辻井誠人（編）：著精神保健福祉士への道—人権と社会正義の確立を目指して，pp103-132，久美，2009
5) 大阪府健康福祉部障がい保健福祉室地域生活支援課：平成19年度大阪府精神障がい者退院支援事業報告書．2008
6) 辻井誠人（編著）：一緒に行こか—大阪府の退院促進支援事業．財団法人精神障害者社会復帰促進協会，p66-73，2005

（黒田研二，藤田健三）

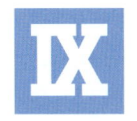

IX 特色ある取り組み

A 看護からの取り組み

　精神に障害をもつ患者への生活援助として，従来は生活指導，作業療法を中心に実践されてきた．看護が関わるものとしては，身の回りの整理，入浴や洗濯への自立援助，外出訓練，買物同伴，などを通して退院への準備をしていた．しかし，長い歴史の中で長期入院をもたらした要因として，患者の主体性を軽視した対応であったことは負の遺産として認めなければならない．自分の洋服や身の回りの整理を看護師に依存し，中には入浴，洗濯，髭剃りまでもきれいにしてもらい，自ら行動を起こさなくても生活が成り立ってしまう中に患者は埋没していた．何不自由ない生活の中で「退院したい」「働きたい」という意欲や希望は薄れ，人生のほとんどを病院で生活している患者たちは，いざ周りから「退院」と言われても環境の変化を受け入れられず，抵抗や不安，拒否のほうが前面に出てしまう．

　そこで退院支援を行動に起こすためには，チーム医療として看護の取り組みが望まれる．患者が入院から退院までの一連の取り組みの中で接する職種は，まず初めに医師，看護師であり，主に生活面では看護師，医療面に関しては入院全権を握っている医師にほとんどが占められて過ごすことになる．しかし，退院へ向かうときはこの2職種のほかに作業療法士（以下OT），精神保健福祉士（以下PSW），薬剤師，栄養士，事務とたくさんのスタッフから支援を受けることになる．これらの職種が一同に集まり話し合う場としてカンファレンスが必要となる．ここで当院でのカンファレンスについて触れてみる．

1 カンファレンス

　吉祥寺病院ではケースカンファレンスを入院してから退院まで行っており，時期と患者の状況により①入院時カンファレンス，②中期カンファレンス，③退院前カンファレンス，④拡大カンファレンス，⑤地域移行支援カンファレンスに分けて行っている．

a 入院時カンファレンス

　入院して2〜3週間のうちに必ず行うことになっており，情報の共有，今後の方針の確認を主に話し合う．

＜事例1＞
　初めは家族相談で来院し，後に医療保護入院したケースで家族の情報と入院してからの患者の様子が全く違う印象を得た．家族の情報では引きこもり，昼夜逆転，家族に対して

威嚇，暴言，暴力と浪費があり，家族との会話は何年間もないとのことだった．入院してから病棟での患者は，病棟の規則正しい生活にすぐ慣れ，おだやかで他患者ともよい関係を維持でき，会話の疎通性や表情は問題なかった．患者は入院をきっかけに「自分は引きこもって，家族に対して申し訳ないことをした．家族との関係を修復したい」と過去について振り返り，今後についても自分の課題を話すようになった．そこで診断の見直しと生活上の行動を観察し，家族から自立するためのプログラムに導入することになった．本人には何が問題だったかを振り返り，今後は家族調整と自立に向けた支援を計画している．

b 中期カンファレンス

やや長期化し退院への方向性の情報を整理したり，症状や行動が落ち着かず治療的に方向を見失ったり，本人の退院意欲が薄れたり，環境調整が必要な事態になったときに行う．

＜事例2＞

入院時カンファレンスのときは，リハビリ目的で他院から転入院したため，作業療法や退院準備のプログラムに導入し単身生活への援助を計画していた．ところが，プログラムに導入しようとすると「リハビリ目的？　そんなことは聞いていない．今すぐでも退院できる．病気でもないんだから薬なんて必要ない」とプログラム導入には強い拒否がみられた．家族調整と今後の方針の確認のために家族面接を実施した．転入院時の目的だった単身生活のためのリハビリについて話し合うが，患者は妄想の世界に入ってしまった．家族は自宅への受け入れはできないこと，単身生活を望んでいるという話を本人へ話すのだが進展せず家族は「退院なんて無理です．ずっとここに入院させてください」と退院の受け入れも拒否された．長期入院を覚悟して2カ月ほど様子をみていると，本人が退院への気持ちを看護師に伝えるようになり，「家には帰れないようだから…」と現実的な話が出てきた．方針の確認のためにカンファレンスを実施し，再度プログラム導入を試み，情報を共有した．

c 退院前カンファレンス

退院を前に家族，地域支援者，外来，福祉PSW，などの関係者が参加し，退院後の生活について本人も同席して共有と確認をし合う．

＜事例3＞

7年間入院して症状の安定をはかり，やっとグループホームへ退院予定となった．本人と関係者の間で今後の生活について調整し，問題が起きたときの対処についても共通理解をはかった．日中は作業所に通い，夕食は週に1回夕食会を利用し，週に4回院内のナイトケアに通うことになり，訪問を週に1回受け入れた．日課，週間予定，外来通院日，訪問スタッフの紹介など本人を交えて退院後の生活環境を整えた．

d 拡大カンファレンス

難治性疾患など病状の悪化を繰り返し，安定や改善がみられず今後の方針に困難を極めたときや，トラブルが頻発したときなど，関係者スタッフのほかに複数の医師(院長，副院

長，病棟医）の参加によって話し合い問題解決をはかる．

<事例4>
　数年前に措置入院となったケース（措置入院を繰り返していた）で10数回離院を繰り返し，いつもアルコールの問題があった．アルコール教育への参加や断酒をする意志はなかった．家族は「病院に居てくれれば安心なので退院させないで欲しい」と強く訴え，病院の方針の理解を得るため何度も説明を重ねた．しかし，離院を繰り返すたびに行動は制限され，家族の理解を得るまでに至らなかった．長期にわたり漫然とした入院を強いることになり，本人の退院したいという希望にも叶うことなくいたずらに時が過ぎた．カンファレンスで副院長を交え新たな提案がされ，今後の治療展開を試み，処方の工夫と家族調整（退院への理解を得る），福祉とも連携をとることで半年をかけて退院に至った．

<事例5>
　ホームレスの男性で関東周辺の病院へ数回の措置入院を繰り返していた．犯罪歴もあり他院の入院中で離院，治療中断してさらに措置入院となるパターンで，治療環境を受け入れた経験がなかったと思われる30歳代の男性である．当院でも何度か離院を繰り返してホームレスに戻りたがっていた．治療の展開や病棟環境を守るうえでも困難を極めた．院長，副院長，病棟医の参加を得て，患者の生活特徴をさまざまな視点で情報の共有をし，患者の希望を聞きながら患者に合った退院へ導くために話し合われた．服薬の継続が最大の必要条件（病状から犯罪を繰り返す）であったため，福祉との連携をとり退院先を探してもらった．病棟では治療環境での生活の受け入れとスタッフとのコミュニケーションや生活上の交流（病棟以外でも買物外出やレクリエーションを取り入れた）をはかり徐々になじんでいった．病棟生活で「約束を守る」「人を信頼する」ということを理解するようになり，入院してから3年後に無事救護施設へ退院できた．

e　地域移行支援カンファレンス

　入院して5年以上の長期入院者に対して，退院支援の可能性について毎年話し合う．

<事例6>
　5年以上の長期入院者は今まで何か問題にならないとカンファレンスの機会が少なくなっていた．11年間入院しているケースで家族は関係拒否，意欲低下が目立ち全く先がみえない状況であったため，2008年では「退院支援不可」と結果が出ていた．しかし，このときのカンファレンスで処方の見直しを検討し，生活面での関わりで今後の可能性として時々声かけを続けていた．このケースは「退院したい」と言葉では出るが，行動が全くみられず作業療法や作業所へ促しても参加することがなかった．外出はおやつやタバコを買うときのみで，セルフケアもほとんど自力では不完全である．しかし，2009年に入った春には「退院できるのなら作業所に通ってみる」と自ら伝えてきた．中期カンファレンスを開き，本人を交え主治医，担当看護師，PSW，OT，作業所の職員など関係者が集まり，退院への意欲を確認し，作業所通所を計画，今後の協力を約束した．そこで1年後のカンファレンスでは「退院支援可」半年以内に退院の可能性ありという方向になった．休むことはあるが週に2日程度作業所に通い，今後はグループホームを見学予定である．

カンファレンスにおいては，①本人はどのような退院を望んでいるか，②各職種やスタッフメンバーが患者をどのようにみているか，③できていること，できていないことの情報を集める，④病状の病期と今後の治療方針の確認，⑤症状と本来の性格を見定める，⑥取り巻く環境(家族環境，生活環境)の情報と今後に生かせるものは何か，⑦退院を阻害するものは何か，これらのさまざまな視点からアセスメントし，どのような環境のもとに退院することが望ましいかを検討する．そして，精神に障害をもつ方が①退院後のイメージをどれだけもっているか，②彼らができる具体的行動は何か，③それらに支援できる内容は何かを確認し合い，それぞれのスタッフの役割分担(医師として処方の見直しや支持的精神療法のあり方，看護師として病棟生活の関わり方と観察，生活指導，PSWとして生活支援，相談の関わり方，OTとして作業や対人能力の観察と関わり方)，今後導入するプログラム(情報を伝え本人が望むものと進めるものへの調整)，を検討し提示する．

2 プログラム

ここでは作業療法と社会生活技能訓練(SST)について述べるが，ほかに服薬指導，栄養指導，デイケア通所訓練，ナイトケア通所訓練，作業所通所訓練がある．

a 作業療法

社会療法部が中心になって運営している．プログラム内容はその患者の病状や行動制限，生活スタイル，希望するものを聞いて段階を踏んで進める．例えば作業療法では病棟内レク体操，病棟レク，カラオケ，音楽鑑賞，テレビ・映画鑑賞，どっこいしょ散歩(病院周辺をゆっくり散歩する)，ゲートボールやキャッチボール，料理グループ，外食ツアー，園芸グループ，手芸，皮細工，パソコン，楽器演奏など多様に選べるようにしている．患者の程度に合わせて身体をウォームアップすることができ，少しずつ入院前の行動に戻すことができるようリハビリに取り組んでいる．併せてグループ内での対人交流も活性化してくる．

また，退院促進プログラムとしてチャレンジグループを病棟単位で実施している[1]．これはOTが中心となってPSW，病棟看護師が協力し，長期入院者が退院のイメージをつけるために作業所やグループホームを見学し，地域で暮らしている先輩たちの話を聞き，服薬管理，金銭管理やゴミを溜めない工夫など生活に密着した内容を盛り込んでグループワークと見学演習を実践するグループである．症状は落ち着いているが入院が長期化したことによって生活環境の変化についていけない患者を中心に行っている．

b SST

SST委員会の委員である医師・薬剤師・OT・PSW・看護師の多職種構成で運営されている．年間を通して①ステップバイステップ共通課題グループ[2]，②服薬教室，③退院準備グループの3つのグループを委員会運営で計画的に実施している．

1 ┃ステップバイステップ共通課題グループ(1クール12回,週に1回,1時間)

　基本訓練モデルのスキルをステップに分けてグループ共通の目標に向かって個別的に練習していくもので,コミュニケーションスキルの向上に大変効果がある.ステップバイステップグループ担当委員は,病棟や医局から推薦され了解したメンバー数人をそれぞれ面接し,共通となるグループ目標を作成する.例えば「自分の思いをうまく伝えて相談できる人間関係を作ろう!」とし,個人の目標は「家族とうまく話ができるようになる」「援護寮に退院し,困ったときや新しいことを始めるときに援助者に相談する」などそれぞれの目標に向かって練習していく.

＜事例7＞

　病状悪化から家族への暴力とトラブルにより医療保護入院となった20歳代後半の男性である.病状がやや落ち着いた頃,ステップバイステップグループに導入された.彼の長期目標は「自立して仕事ができるようになる」短期目標は「家族とうまく話ができるようになる」として毎回熱心に参加していた.入院中から単身生活を目的とし,アパートを探し外泊訓練を並行して行っていた.傾聴スキルを使うことで「相手の話を聞く練習をしてから一呼吸おいて聞くようになりました.今まで親から一方的に言われてつい喧嘩ばかりしていたけど,僕も親の話を聞こうとしていなかったことに気付きました」と相手あってのコミュニケーションに気づきがみられた.途中で無事退院しSSTへは修了するまで通院で継続参加していた.「SSTに参加することが僕の退院のきっかけになったと思います」と何事にも周りのスタッフに相談しながら生活している.

2 ┃服薬教室(1クール7回,週に1回,1時間)

　退院前に導入するプログラムとして位置づけられ,「薬について正しく知ること」を目標に服薬行動が身につくプログラムである.服薬自己管理モジュール[3]を使用している.今回のグループは9名中4名が途中で退院し,通院で継続参加する.セッションが始まった頃は「膝が痛くて入院したのに先生は診てくれない…」「薬を飲むとのどが渇いたり,だるくて眠くなったりいいことがない」と言っていたが,セッションが進むにつれて「先生に薬のことを相談したら,私の困っていることがわかってくれた.少し薬も変わってだるいのが気にならなくなった」「入院中は食事や入浴,服薬など当たり前のこととして受身だったが,退院したら自分でしなければならないことに気づいた.今までできていたことが意外と大変でそんな自分を知ることができた」日常での受身の行動が主体的な行動へと変わり,その気づきをメンバーに伝えてくれた.飲まされている薬から自分の病気にとって必要な薬へ変化が出てくる.そして「再入院したくないので,毎日食事を3回とることと同じように,身体に必要なものとして薬を飲んでいこうと思います」と病気と薬へ向き合いが意識化されてくる.

3 ┃退院準備グループ(1クール16回,週に1回,1時間)

　退院準備グループは退院の方向性が見えてきた患者を対象に,「退院したあとも,地域で安心して生活できるように準備すること」を目標とし,「自立生活技能(SILS)プログラム」の「地域生活への再参加プログラム」[4]を原型に日本版として編集された「退院準備プログラム」[5]を使用している.疾患や薬の理解と注意サインを見つけて症状対処,日課やストレ

ス対処，食事や金銭管理，実践編として社会資源の紹介や見学を織り込んでいて日本の精神科医療の実際に即した内容になっている．これらは精神に障害をもつ患者が知識と情報を得て，主体性をもって具体化して行動できるような練習をすることで相談の仕方を身につけることができるプログラムである．

＜事例8＞

30歳代の男性で家族への暴力がひどく今回は2回目の措置入院だった．症状が落ち着いた頃，任意入院に切り替えリハビリプログラムに導入された．当初は思考障害が強く話が紆余曲折しまとまらなかったが，ステップバイステップ共通課題グループを修了した頃はグループでもリーダーシップを取るほどしっかりとコミュニケーションスキルを獲得できるまでになっていた．病棟では措置の要件が想像できないほどおだやかな表情で物腰も落ち着いていて，援護寮に申し込み定期的に面接にも通っていた．コミュニケーションスキルに問題はほぼなくなったため，このまま援護寮入所を待つことでほかのプログラムへの導入は必要ないと思っていたが，本人から「次は退院準備グループですね」と自ら希望を述べてきた．導入してわかったことは病気への向き合いはなく，自分の症状を認識していないことから，薬の必要性や今後の症状対処に大きな問題があることがわかった．「僕は入院する前，どう具合が悪かったのか，薬を飲まないとどうなるのか，薬がどう効いているのか，今はよくなったのかもわからない…」とセッション中に述べている．そして退院までによくしておきたい症状について聞くと「朝が眠い」「体重が増えたので筋肉をつけたい」という回答をしていた．ビデオを見て回答することは完璧に答えられるし，ロールプレイは慣れたもので皆のモデル的に演じてくれる．しかし，自分の症状を理解することができないと「薬がどこに効いているのかわからないから，薬をやめてみよう」という行動は容易に想像できる．そのようなとき，グループワークでメンバーたちの体験を聞くうちに「そういえば，入院する前に光のようなものが見え，何か人の声が聞こえていた」と話すようになった．地域でうまく生活でき，再入院せずに自分らしく過ごせることができるように，そしてセッションで何かを得て役立ててもらえるようなセッションを実施している．

さまざまなプログラムに導入することで，スタッフから見えなかった患者の持っている力を発見するという経験を多くする．できていることやできていないこと，がさらに明確化され，アセスメントするうえでも貴重な情報となる．また，患者へ服薬教室や退院準備グループのような医療サービスを提供することは，医療従事者として当然の義務と考え，今まで以上に研鑽を積む必要を感じる．

3 症例を通して

さまざまな事例を通して当院における退院支援を紹介してきたが，ここで退院が非常に困難と思われた症例について紹介したい．

<事例1> 不安定な病状との向き合い
●Aさん：40代男性・統合失調感情障害

a．生育歴と入院経過
3人兄弟の第2子として生育．大学卒業後，抑うつ気分でX-20年に2カ月ほど入院．その後，外来通院しながら就職したが長続きせず，安定と抑うつを繰り返していた．父はAさんが大学生の頃他界，姉は他県へ嫁いでいる．弟は結婚して自宅にいる．母はAさんが今回の入院中に老人ホームに入所．

X年頃，衣類関係に勤めたが，成績を上げるために多量に衣類を買い込んで会社に不利益を与え辞めさせられる．同時に躁状態となり多弁，多動，姉弟に暴力，不眠となり，X年7月に当院へ2回目の入院となった．

b．感情の波
入院当初は興奮が強く幻覚妄想状態で支離滅裂となり，隔離治療が1カ月も及んだ．次第に落ち着き，軽うつ状態と活気のない生活が続いた．作業療法には時々参加していたが，X+2年，料理教室で突然包丁を自分に向けたりしたため作業療法への参加も制限せざるを得なかった．安定期がなく，半年ごとに襲ってくる躁状態には隔離や拘束を要すほどの激しさがあり，その後，長いうつ期に入り不安定な精神状態のまま入院生活を続けていた．繰り返す症状は行動の制限を緩める間もなく時が経ち，退院への方向が見えにくくなっていた．社会復帰を促すために再度作業療法へ促すが「僕は何でもできます．仕事をしていた人間です．単身生活の経験もあります．いまさらここでやることはありません」と言うが，午前中はほとんどベッドの中で午後に院庭にでてタバコを吸うという生活が続いた．

c．退院先の選択
Aさんの退院先は長男であるため自宅に帰ると決めていたが，家族は躁状態のときに被害にあったことが忘れられず，Aさんが自宅から出て病院近隣で単身生活になることを望んでいたが，Aさんは家族の提案を受け入れられなかった．何度か家族面接やカンファレンスを開き，病状の不安定さから生活の場をグループホームに入所し，作業所に通うことを提案されAさんも了解した．

d．病状への向き合い
X+8年を経過したとき，長い軽うつ状態が続きやや元気を取り戻したのを機に服薬教室へ導入した．服薬の必要性を知り，効果と副作用を学ぶことで服薬について主治医と相談ができるよう練習した．当初Aさんは「薬のことは主治医を信頼していますから問題ありません」と発言していたが，病状過程の中で怠薬していた時期もあり，主治医に相談していくことは今後の生活で必須な事柄であった．このプログラム導入中でも感情の不安定さがあった．続いて退院準備グループに導入し，再発の注意サインを知ることで症状自己管理ができるよう支援した．病棟生活において注意サインは「不眠（入眠困難，中途覚醒）」，「浪費」を挙げ，「最近寝つきが悪いので先生に相談して薬の調整をしてもらおうと思います」「ちょっと気分が高くなってきたみたいです」「買

物したくてたまらないので，スタッフのほうでお金を制限してください」と言えるようになった．服薬自己管理も始め自己評価用紙と注意サイン評価記録用紙をつけることで自分の状態を自ら見ることができ，感情の波は少しずつ小さくなっていった．入院中から作業所へ通い，規則正しい生活ができるようになり，X+9年にグループホームへ退院となった．その後，週に1回の訪問看護を実施しているが，部屋の様子や表情，作業所での様子をみると相変わらず襲ってくる感情の波は続いている．看護師が訪問した時は外来での相談の仕方や日常の過ごし方などを話し合い，主治医へ情報を入れることができ，薬の調整を早期にすることで再入院にならずに1年半を経過している．

＜事例2＞　意欲の欠如

●Bさん：40代男性・統合失調症

a．生育歴と入院歴

M市で出生．同胞無し．高校を卒業後ビル建築会社に勤務していた．バブル崩壊後，仕事がなくなり家でぶらぶらする生活となった．X-1年ごろより独語，空笑がみられコンビニなどで万引きをするようになった．X年深夜のコンビニで食品に「毒が入っている」などと支離滅裂な内容のことを叫んだり騒いだりしたため夜間救急で他院へ医療保護入院となった．幻覚妄想状態の衝動行動とされた．入院後は自室を中心に閉じこもりの生活が続き主治医より作業療法を促されるが「そうですね〜」と返事のみで動く気配がなく意欲も見られなかった．1年ほど経過するが入院したときとほぼ変わらず，X+1年に自宅近くの当院にリハビリ目的のため紹介され入院となった．

彼は質問に対してやや時間をおいてうなずきはみられるが，言語的コミュニケーションはほとんど聞かれなかった．1日の大半がベッドの中で服装はだぼだぼのゴム入りズボンとよれよれのTシャツ，着替えは各1枚ずつしかなく，購入を勧めても「いいです」と硬く拒んだ．日常生活は必要最小限の動きしかみられなかった．入院時カンファレンスでは以前できていたこと（仕事をしていた，武道を好んで習っていた有段者である）の情報と現在の状況（最小限の動きと緘黙状態）とのギャップを感じ現状のアセスメントができないほどであった．父親は高齢のため近々老人ホーム入所待ちであったため，退院先はグループホームを予定していた．

b．リハビリテーション

まず作業療法へ導入されたが，病棟レクから開始し受身的な過ごし方をしていた．自ら発信することはほとんど見られず誘われてついていく，促されて参加するという程度だった．しかし，毎日拒否することなく淡々と過ごしていた．

①チャレンジグループ

カンファレンスにおいて本人が「退院したい」という言動が出ていること，父親は単身生活ができるようにグループホームから希望されていたことから，退院の準備としてチャレンジグループへ導入された．チャレンジグループでは具体的に退院のイメー

ジ作りから実際にグループホームや作業所へ見学に行き体験することができ，食事については簡単料理を作るために買物をして皆と一緒に作って食べるという一連の流れを実習する．グループワークでは服薬の必要性や管理の仕方を心理教育的に行う．最初のアンケートでは退院のイメージを聞くと「分かりません…」，これからどんなことを必要とし，どういうところで生活したいかを聞くとやはり「分かりません…」という返答だった．毎回参加しまじめに聞いているが，メモをとることはほとんどなく，マンツーマンでフォローが必要だった．回を重ねるごとに「消しゴム貸してください」と言いながらメモもとるようになった．

作業所見学では真面目に作業ができコツコツとこなしていた．「どうですか？」と声をかけると「難しいですねぇ…」と返事があり，それでも手を休めることなく数をこなしていた．作業内容を見ると正確に丁寧にできていた．12回のグループが修了したときの感想で退院のイメージがついたかを聞くとやはり「わかりません…」とパターン化した答えのみだった．病棟での生活は自床で独語，空笑が目立ち何もプログラムに参加しなかったら埋もれてしまう患者であった．このグループを修了後早速作業所の見学から通所を開始した．週に2回午前中のみから開始し，いつもよれよれの洋服だが作業所に行く日は薄手のブレザーを着て時間通りに出かけていった．

②退院準備グループ

定期的な作業所通所ができていたので，さらに退院準備グループに導入した．導入面接では質問に対して短い言葉で好きな食べ物や趣味，今後どうしたいかを話せるようになった．「映画は特に格闘技が好き」と話し，「退院したいです…でもどうしたらいいか分かりません…」「作業所は…難しいです，週に2回行くのがやっとです」と話す．退院準備グループの実施前テストでは文章を読んではいるが，書こうとせず「難しいです…わかりません」と手が止まってしまっていた．結局全く白紙のままで0点だった．

退院準備グループではチャレンジグループより踏み込んだ内容でテキストに沿ってビデオをみながら実施していく．ロールプレイでは小さな声だがリーダーの声かけで何とかこなしていった．そして16回を修了し，終了後テストを行うがやはり「わかりません…」と同じように手は止まってしまい0点だった．また，病気との向き合いではほとんど語ることがなかったが，以前のような自床で独語，空笑は目立たず，女性の看護学生が担当すると時々笑顔が見られ，看護学生と過ごすことを楽しむ様子が見られ感想を聞くと「いいですね…」と照れ笑いがみられた．

c．退院

開放病棟に移り作業所通所回数を増やし，服薬自己管理をはじめ，グループホームへの外泊訓練を通して，当院に転入院してから3年後に退院となった．現在は作業所へ通所し，訪問看護を週に1回受け入れ，ナイトケアを週に4回，夕食会を週に1回という支援を受けながらなんとか生活を維持している．

4 退院を困難としている要因

表28に示したようにカンファレンスにおいて検討されたことが，退院基準のどの項目について，今後取り組む必要があるかを抽出する必要がある．症例Aさんについては病状（感情）の不安定さによって退院を困難にしていた．表28[6]の4.を強化し，同時に2．3．5．6．を病棟場面で取り組み，外来や作業所職員との連携をはかることで退院を可能にした．特にAさんに適切なプログラムを導入したことは病状の安定につながり，現実的な生活への再チャレンジができたことは，Aさんの人生にとっても大きな転機となった．社会資源の利用によって支えられ，訪問看護での継続的支援を受け入れることで，地域での生活をより安定したものにしていけることを願っている．

また，症例Bさんはさまざまな困難を持っていた．第1部Ⅲ-Bでは池淵が，退院困難と判断される理由を次のように挙げている（表2⇒17ページ）．

- 本人の意欲がない
- 病状の不安定
- 多飲水など薬物療法が十分には期待できていない病状
- 日常生活などの生活能力に問題がある
- 通院や服薬などのアドヒアランスが不安
- 身体合併症がある
- 家族の賛同や協力が得られない
- 居住場所の確保ができない
- 経済的基盤，金銭管理
- 自傷行為をはじめとする逸脱行動
- けんかなどの対人関係における問題行動

Bさんには意欲が全くないわけではなかったが，自ら行動することができなかった．生活能力の低下が著明で，内在化する病状の不安定さもあり，通院や服薬などのアドヒアランスへの支援，援助なくして退院の可能性はないに等しかった．しかし，カンファレンスで情報を共有した後に，さまざまなプログラムに導入できたことと作業所などで見学，体験ができたことで，Bさんが持っている作業能力と継続する力があることを発見できたことで，新たな評価ができ，退院へのステップとなった．また，当院の近隣には社会資源に恵まれた地域性もあり，グループホーム，作業所との連携もとりやすかったことで，退院へとつなぐことができた．しかし，日常的な支援，援助が必要であり，連休が続くことで訪問看護やナイトケア，作業所が休みになることは不安定さを色濃くしてしまう．まだ毎日何らかの多くの援助を必要としている中で，生活している．これからは訪問看護の工夫が必要で依存型対応ではなく，主体的な生活が営めることができるような支援をしていくことが課題である．特に困ったときに自ら援助者に相談できることを共に目標としたい．

事例5にあげた患者は家族との連絡はとれず措置入院を繰り返すだけでなく，犯罪も繰り返していた．また，知的障害を伴い長い間治療に結ぶことができなかった困難事例だった．表28で安西が挙げている退院基準の5に関してはカンファレンスで十分話し合い，病

表28 統合失調症患者の退院基準

1. 退院後の生活について家族の支援が得られるか単身生活の場合は住む部屋と経済的支援が得られる.
2. 地域で生活するための最低限の日常生活技能(食事, 金銭管理, 火の始末など)があるか, 不足している場合には家族などの支援が得られる.
3. 自分で服薬でき, 定期的に通院できる.
4. 再発の注意サインをモニタでき, サインが出現したときに医療スタッフに連絡できる.
5. 現在の入院の契機となった問題(たとえば興奮や暴力, 自殺企図, 違法な薬物やアルコール摂取など)がほぼ解消され, 地域生活における自傷他害の危険が低い.
6. 必要な場合に訪問看護師や保健師, 精神保健福祉士やホームヘルパーなどの訪問を受け入れることができる.
7. 重い身体疾患がないか通院で治せる程度に改善している.

(安西信雄:退院における障害と支援方法. 精神科臨床サービス 4:388-393, 2004 より)

棟スタッフとの関係性を作ることで治療関係ができ, 「外来通院をして治療を受ける」「薬を飲む必要がある」ことを理解し, 退院基準3を実現することができた. 退院するときに「ここはよかった, 楽しかった」と笑顔で施設へ退院していった[6]. その後も電話や面会があり, スタッフとの関係性を大事にしている.

5 目標を持つこと, リカバリーへ

長期化する患者には退院を困難にする要因が必ず潜んでいる. 漫然とした日常に流されてしまうと, 埋もれてしまう患者は機を逃してしまう. そのような患者を見逃さないために, さまざまなカンファレンスを実施することが最も重要である. 事例を交えたカンファレンスを紹介したが, それでももれてしまう患者がいる. 入院して2~4年の患者は問題がなくなるとカンファレンスの機会も薄れるので, 今後はその時期に実施するカンファレンスの意識づけを忘れないようにする必要がある. 日頃の看護場面で「困ったとき」「ゴールを見失ったとき」「疑問に思ったとき」は『カンファレンスしよう!』を合言葉にしている.

ここで「リカバリーへの道」[7]の中で述べられているリカバリーの4つの段階, 第1段階「希望」, 第2段階「エンパワーメント」, 第3段階「自己責任」, 第4段階「生活の中の有意義な役割」について考えてみたい. 「希望」を持つことは何を進めるにしても基本である. 私たち医療スタッフは, 本人の希望が何か, どのような生活, 人生を望んでいるのかを傾聴することから始め, 今現在できそうな(かなえられそうな)形や方法はあるかを本人とともに考え, 調整していく必要がある.

「エンパワーメント」では本人の持っている選択能力や自己主張, 自尊心を引き出すことが求められる. そのためには彼らを「人として」接し, 寄り添うことを意識しなければならない. Bさんが精神の障害をもつことで以前できていたことが失われたとしても, プログラムを通してさまざまな機会を作り, 一見失われたと思われた作業能力や真面目さを発見することができた.

「自己責任」では病状の中に埋没され「病気だから」で許されていたことが自身の責任において処理していく過程が病気との向き合いに転じていく. 筆者が勤めている病棟では男子

閉鎖病棟で病状の悪い方々が集まっている．男性特有のエネルギー発散として，暴力が往々にして起こりやすく壁に穴を開ける，蹴りを入れる，対人暴力に至ることもある．暴力によって起きた事態を「病気だから」として片づけることは「病気ならやってもよい」という認識になりやすい．暴力によって起こるリスクと不利益を，自己の責任において処理することへ進めると，暴力をしない対処の仕方を身につけてくる．

「生活の中の有意義な役割」においては，長期化すればするほど役割認識が失われやすい状況となる．自分の居場所，自分の役割を持つことは生きがいや希望にもつながり，「私がここに居ることの価値」「役に立っている自分」を発見できたときは，自ら自分の人生をイメージできるようになる．これらの段階を経る中で障害を持つ方々は主体性を持ち「退院したい」から「退院できる」「生活できる」ことへつながるのである．そして目標を持つことでそれぞれの人生を生き直すことが可能になる．多職種のチーム医療の一員として，看護師は常にリカバリーの段階を意識し，彼らと目標を共有しその目標達成に向かってお手伝いしていくことがまさに「看護からの取り組み」と考えている．カンファレンスにおいて，さまざまな視点から精神に障害を持つ方々へのアプローチを考えることが，今後の退院支援に取り組む鍵だと思う．

【文献】
1) 河岸光子：退院促進グループ．精神看護 9：18-26，2007
2) A.S.ベラック，他（著），熊谷直樹，天笠 崇，岩田和彦（監訳）：わかりやすいSSTステップガイド第2版．星和書店，2005．
3) Liberman RP（原著），安西信雄，池淵恵美：服薬自己管理モジュール；自立生活技能（SILS）プログラム．丸善，2002．
4) Liberman RP（原著），井上新平（監訳）：地域生活への再参加プログラム；自立生活技能（SILS）プログラム．丸善，1998．
5) Liberman RP（原案），井上新平，安西信雄，池淵恵美（監）：精神障害を持つ人の退院準備プログラム．丸善，2006
6) 安西信雄：退院における障害と支援方法．精神臨サービス 4：388-393，2004
7) マーク・レーガン（著），前田ケイ（監訳）：ビレッジから学ぶリカバリーへの道．金剛出版，2005

（河岸光子）

B 治療共同体に基づく力動的チーム医療

1995年に精神保健福祉法が制定され，わが国の精神障害者の社会復帰に関する法的整備は何とか欧米先進国並となった．しかし，今なお長期入院患者の退院支援は遅々として進まぬ状況にある．確かに経済的後ろ盾となる診療報酬制度や障害者自立支援法上の不備は大きな要因ではあるが，それだけではないように思う．退院が進まぬことで生じる何よりの危惧は，精神科スタッフにとっては退院，地域生活支援の経験を積むことで初めて獲得し得る種々のスキルを身につける機会を失うことであるし，長期入院患者にとってはさらなる高齢化により退院の機会を失ってしまうことであろう．

こうしたわが国の決して満足とはいえぬ精神科医療・福祉施策の環境下にあって，医療

法人コミュノテ「風と虹」のぞえ総合心療病院(以下「当法人」)では1996年8月より米国メニンガークリニックで学んだ「治療共同体に基づく多職種による力動精神医学的チーム医療」(以下,「力動的チーム医療」)を[1)2)],社会復帰部門に導入し,この15年間で平均在院日数を2156.7日から63.7日に激減させた(図40).

むろん,長期入院患者全員が回復し,地域生活へと移行できた訳ではない.導入当時入院中であった152名中85名(55.8%)の患者は,「適材適所」という考えのもと,老人は老人病院や施設に,知的障害者は知的障害者施設に,また「全員退院を目指す」という当院の治療目標に合意できぬ患者(正しくは家族であるが)は他精神科病院に移ってもらったからである.つまり,2009年7月末日現在,他の67名(44.2%)が当院で治療中(入院5名,ほかは外来)であるが,彼ら全員が何らかの形でこれまでに少なくとも一度は退院し,多くのものが地域生活を体験している(図41).

こうした結果は,退院・地域生活支援システム構想の下[3)],ニーズに先んじてデイケアやグループホームや生活訓練施設や福祉ホームBや共同住居などのハード面を整備し,治療ソフトにおいては当法人の「治療共同体」想定に基づき(詳しくは後述),多職種によるスタッフチームだけでなく患者チームを育成し,スタッフ,先輩患者が後輩患者の退院を支援するという「治療文化」を築き上げたことにより成し得たものと考える[4)].

そこで,本稿では特に慢性統合失調症長期入院患者に焦点を当て,まずは退院・地域生活支援システム(図42),次いで治療ハード,そして要となる治療ソフト「力動的チーム医療」とその実際について述べる.

1 退院および地域生活支援システム

a システム論的視点の重要性

長く米国メニンガークリニックで活躍した高橋哲郎[5)]は「精神科病院も生きているシステムで,複層の下位システムをもつ生物原則に従う.細胞膜を介して環境との間で,物質,エネルギー,情報の交換を行い,適応,柔軟な平衡を保ちながら分化,成長する.病院における複層のシステム間のバウンダリーは細胞膜と同様の機能をもつ.また,上下システムを通してシステムのどこかである変化が起こると,同じ変化が全システムに起こる(同形原則)」と説く.

このシステム論に従えば,現在の精神科病院の抱える入院や外来,地域支援の在り方など,多くの問題点が見えてくる.例えば,かつての「収容所的精神科病院」には社会システムとは異質のシステム,つまり全体主義,権威主義,極端な階層秩序,閉鎖主義などが存在していた.いわば刑務所のような,地域社会システムから断絶した閉鎖システムである.そのような精神科病院に長年入院していれば,たとえ退院したとしても,すぐに再燃し再入院するのは当然のように思われる.

さらに,精神科病院内においても上位システムにある経営者や院長や下位システムにあるスタッフとの間で,あるいは同位システムにある各職種間,各部署間,同職種間,同部

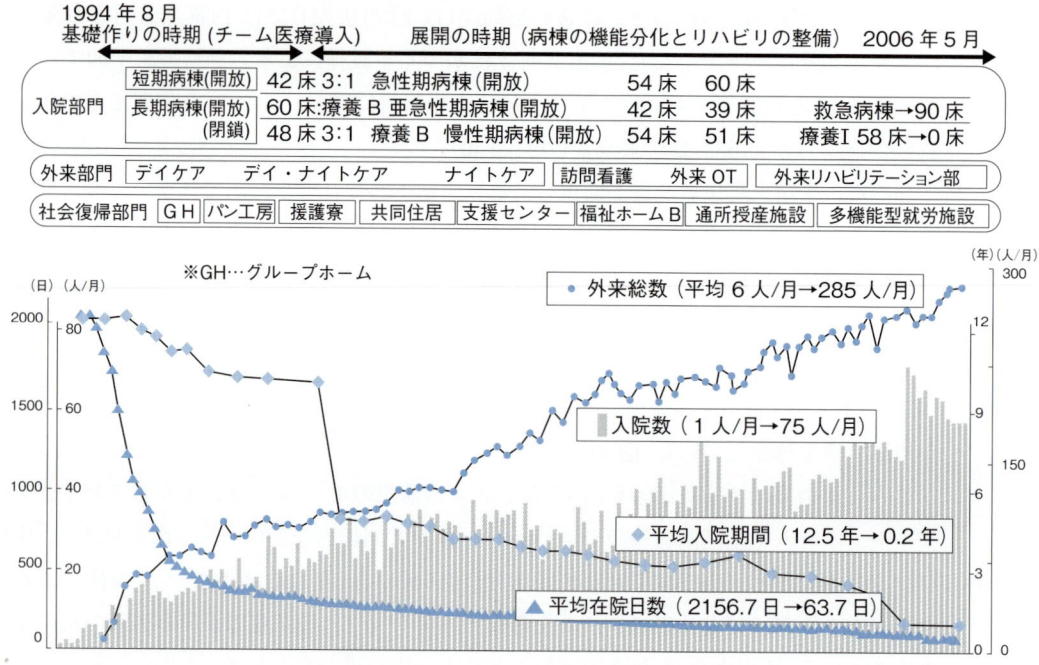

図40 当院の精神科医療改革の経緯と成果

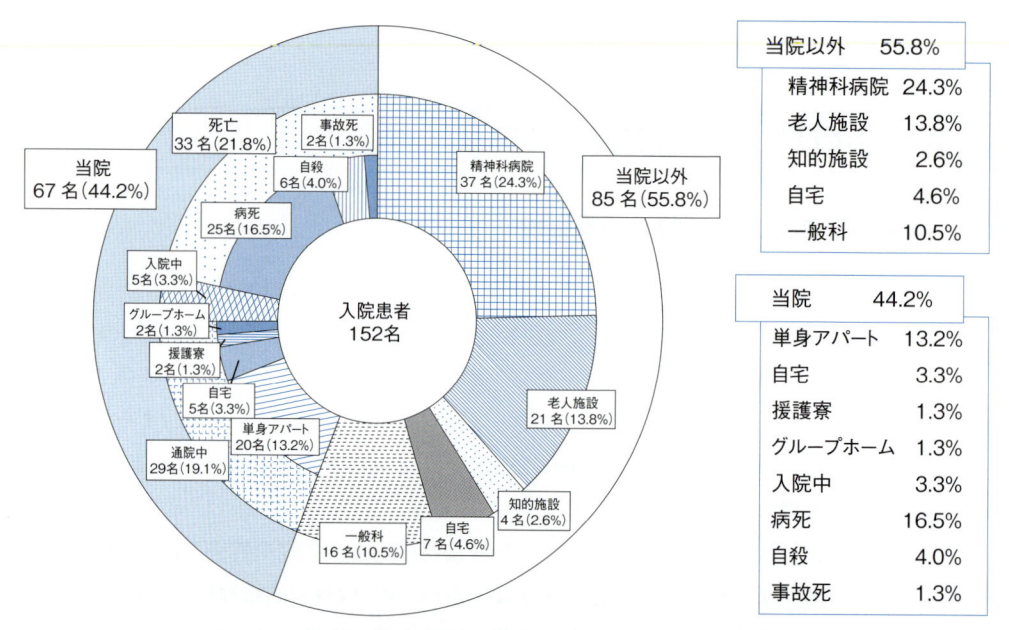

図41 医療改革開始当時入院患者152名の15年後の転帰
（2009年7月末日現在：のぞえ総合心療病院）

当院以外　55.8%
精神科病院　24.3%
老人施設　13.8%
知的施設　2.6%
自宅　4.6%
一般科　10.5%

当院　44.2%
単身アパート　13.2%
自宅　3.3%
援護寮　1.3%
グループホーム　1.3%
入院中　3.3%
病死　16.5%
自殺　4.0%
事故死　1.3%

署間で，長期入院患者の退院支援の見解に隔たりがあるようでは退院は困難となる．その結果，退院支援に関わったスタッフや患者は絶望の淵に追いやられ，スタッフも患者も燃え尽き，慢性化をさらに進ませる結果となろう．つまり，経営，管理のトップからスタッ

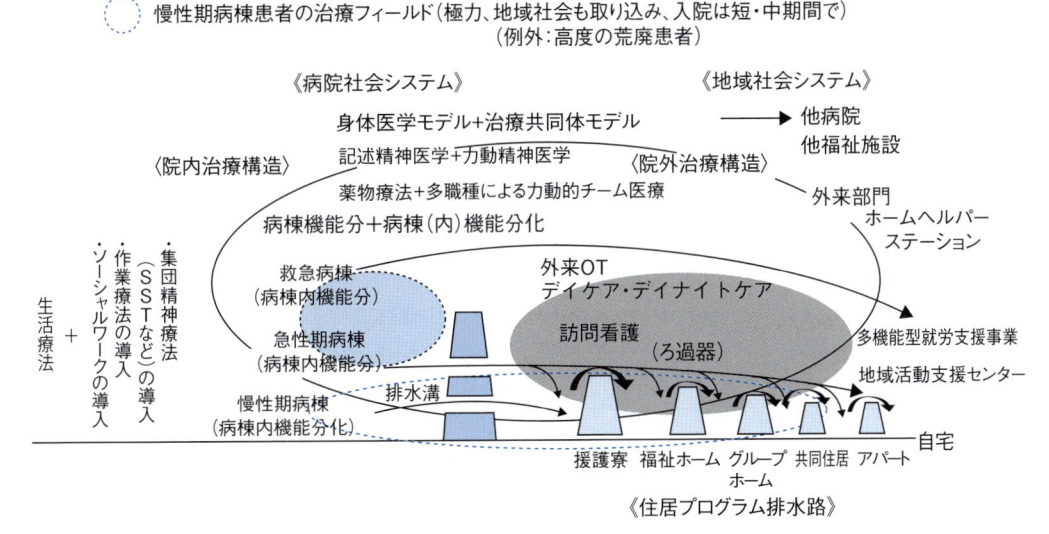

図42 「開かれた」精神科医療（退院）システム（短期入院・外来精神科医療中心：学校モデル）

フ，さらには薬物療法に至るまで，すべてのシステムが退院というベクトルに向かっていてこそ長期入院患者の退院は可能になる．

ちなみに，2009年11月14日現在の当院における抗精神病薬の全単剤化率は95.7％と高く，平均クロルプロマジン（CP）換算値は503.5mgと低く，新規抗精神病薬の使用率は92.6％と高い．入院中はむろん，退院してからの予後を決めるものの1つが薬物のアドヒアランスであれば，こうした努力は当然必要となる[6]．

b システム論からみた退院促進・地域生活支援システムとしての精神科病院の姿

当院が目指してきた「地域に開かれた精神科病院作り」とは，単に病棟を閉鎖から開放にしようというものではない．システムとして地域に開かれた精神科病院にしようというものである．つまり，「患者を社会復帰させるためには，まずは精神科病院そのものが社会復帰せねば」という考えは，まさにこのシステム論に由来する．

そのシステム論的観点から精神科病院のあるべき姿をダムで例えたものが図42である．ダムそのもののサイズ（平均在院日数を表す）は小さくなり，病棟は病勢期ごとに機能分化され（病棟機能分化），各病棟は直接地域に開放されている（どの病棟からも入退院が可能である）．

さらに各病棟は病勢期や状態や回復度だけでなく，スタッフの関わり方も示す精神発達論的視点や，治療に適した集団サイズなど集団力動論的視点により分けられている．50床の病棟であれば，観察室2室（超急性期：新生児期想定，ゆりかご），PICU 6床（急性期：乳児期想定：家庭），閉鎖ゾーン20床（回復前期：幼児期想定，幼稚園），開放ゾーン24床（回復後期：学童・思春期想定，学校）に分けられている（病棟内機能分化）[7]．

院内同様に，院外の地域生活支援システムも精神発達論的理解に基づき，病院を中心に

住居プログラムや活動支援センター，多機能型就労支援事業などが配置されている．つまり，患者だけでなくスタッフ，さらには地域住民の安全感や安心感(成長度や成熟度)を配慮した形で配置されている(詳しくは後述).

以上を踏まえると，入院患者の主たる治療の場が何処にあるかも明確になる．救急や急性期の患者であれば主たる治療の場は病棟となるが，それだけに入院期間は短くせねばならぬ(当院では平均2カ月)．一方，慢性期の患者(欠陥，荒廃の著しい慢性患者を除く)であれば入院期間は長いだけに(当院では4～5カ月)，帰るべき地域との繋がりを切らせぬためにも，主たる治療の場は病棟だけでなく近隣や地域へと拡がる.

以上のごとく，精神科病院が地域と一体となり連続性のあるシステムとなってこそ，院外生活を促進するための地域生活支援システムは有機的に機能する．つまり，地域生活支援は退院してからではなく，入院したときから始まる.

c システムの統合

多くのシステムが有機的に絡み合いあい，効果を発揮してこそ，初めて長期入院患者の退院，さらには地域生活支援は可能になる．これらを可能にする統合機能こそが毎朝1時間かけて行う全体スタッフミーティングである．ここでは，上位(経営，管理部門)，同位(関連社会復帰施設)，下位システム(各部署，各治療集団，各職種集団)のスタッフ40～50名ほどが集い，法人内のイントラネットや電子カルテを駆使して情報を共有し，討論し，対応策などを即決していく．時には他国の精神科医療の有り様やわが国の精神科医療や福祉施策の動向についての報告や，他病院，他福祉施設との連携の有り様についても討論される．このように，退院入院に限らず，当院を取り巻くあらゆるシステムの情報の共有とスタッフ間の情緒の共有が行われてこそ，長期入院患者の退院支援は可能になるし，継続して行い得ると考える.

2 治療ハード

治療ハードの整備は，ヒトの精神発達と玩具，道具との関係を参考に考えている．つまり，乳児期前半で乳母車，後半で歩行器，幼児期で三輪車，学童期前半で自転車，大人となれば車が成長・発展を促すように，病院や法人やスタッフとて同様である．病院においてのハードとは保護室，閉鎖病棟，開放病棟，デイケア，住居施設，生活・活動支援センターであり，多機能型就労支援事業などである.

この文脈からすると，こうしたハードを患者も病院も法人も，そこで働くスタッフも，自らの発達段階に適した時期に供与されて初めて成長は促進される．さもなくば，生かされぬどころか，自転車を与えられた幼児のように怪我をするのが落ちである．何があって何がないかだけでなく，その時期や場所の配慮も重要となる.

こうした理解のもと，当法人ではスタッフや患者のニーズに幾分先んじてハードを整備してきたし，場所も図43にみるように，病院を家に，患者を乳児期の赤ん坊に見立てることで，病院敷地内を地域社会への移行空間として重視し，そこに生活訓練施設，福祉ホー

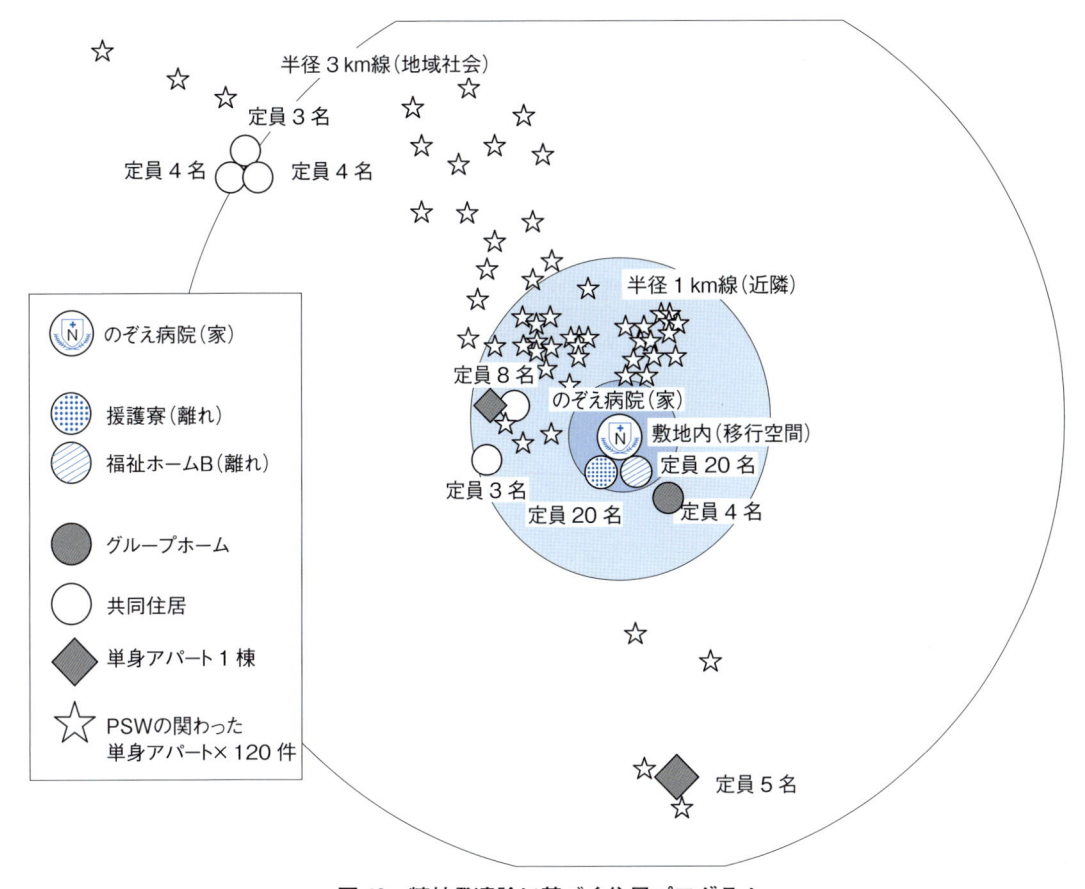

図43 精神発達論に基づく住居プログラム

ムBを設けてきた．それによりスタッフや患者の分離不安は減じられ，多くの退院が可能になった．

さらに，それらを地域社会への発射基地，前哨基地とすることで，既に地域生活を営んでいる先輩患者の助けを借りながら，隣接地，近隣地（半径1km以内），地域社会（半径3km内外）に在る共同住居やアパートへと巣立ち，デイケアや訪問看護や生活支援センターの支援を受けながら地域生活ができているように思う．

3 治療ソフト

「力動的チーム医療」の要となる構成要素「治療共同体」を中心に以下，述べる．

a 「治療共同体」

病院システムを社会システムにより近づけると，入院し精神科病院に適応していくことが社会に適応する過程となる．その点において，前述のごとき従来の伝統的精神科病院における全体主義，権威主義，階層秩序の著しい「伝統的身体医学」モデルも，そのアンチテーゼとして現れた平等主義を掲げる M. Jonse 型の「治療共同体」モデルも社会システムとの

表29　精神医療と医学モデル

身体医学モデル	治療共同体モデル	
	T. Main の治療共同体	M. Jonse の治療共同体
従来の身体医学に基づく医師，看護師による伝統的階層秩序のもとに行われる治療．医者は治す人，患者は治される人．一対一の治療関係	力動的精神医学に基づく社会の階層秩序を取り入れた治療．権限委譲を明確にした病棟を1つの治療のための共同体と考え，患者の責任感，主体的治療参加を重視．集団療法だけでなく個人精神療法も重視．スタッフを含むメンバー間での自由なコミュニケーションの重視	イデオロギー的色彩の強い階層秩序を排した，平等主義，治療過程の民主化を強調． 同左 自治主義 許容性と直面化（集団課程の重視） 同左

連続性という点において賛同できない[8]．なぜなら，病院での適応が社会での不適応に通じるからである．当法人が一般社会的な枠組みを重視した T. Main 型に近いメニンガー型の「治療共同体」にこだわる理由はここにある(**表29**)．以下，メニンガークリニックを参考にした当院と関連社会復帰施設の「治療共同体」想定を紹介する．

(1) 社会的な構造（コミュニティ）そのものが考えや感情や行動を修正する力をもつ．
(2) 社会的規範は行動を修正させる潜在的力である．
(3) 精神機能に障害をもつ患者であっても同時に多くの未知の能力をもっている．
(4) スタッフ同様，患者も援助能力をもっている．
(5) スタッフ同様，患者も責任ある行動を取りうる．
(6) 心を開いてほかの人と交流し合うといった結びつきは，コミュニティを治療的なものにするには不可欠なものである．こんなことから当院では多くの会合を必要とする．
(7) スタッフ間の障害された人間関係と患者の障害された行動には直接の因果関係がある．
(8) スタッフの役割は患者が"成長"することを，つまりコミュニティにおける生活体験から多くのことを学び，成長するよう勇気づけ，それを許すことである．
(9) 各専門職間の情報交換は治療上きわめて重要である．患者の治療に関する重要な決定は，チームレベルでなされてこそ最良である．
(10) チームは決定において民主体制をとっているわけではないが，患者も治療スタッフも誰もが自分たちの考えを出し合うよう鼓舞されるものである．
(11) 治療共同体とは治療形態であると同時に，1つの生活共同体である．多くの治療形態のように，その最終目標が治療的であるということである．また多くの生活共同体のように常に変化している．つまり，そこに住む人々の必要性や息遣いや価値観や振る舞いや生きる術を反映している．このように，治療共同体とは近づいても決してたどり着くことのない目標に向かう発達過程なのである．

b 「患者チーム」の育成

　以上の「治療共同体」想定の中には，「力動的チーム医療」のエッセンス，つまり「治療共同体」は当然のこととして，精神分析理論や社会学的研究や集団力動論やシステム論的見解が盛り込まれている．この想定にあるごとく，真の「力動的チーム医療」とは，「スタッフチーム」を育成するとともに，患者の持つ責任能力，相互扶助能力を信じ，決定過程に患者を極力関与させることで「患者チーム」を育て，スタッフとの1対1の関係だけでなく，両チームの集団的関わりの中で共に成長（治療）しようというところにある．

　この方法論は職種を問わない．患者自身はむろん，家族も地域の住民も参加できる．さらには急性期患者が集う病院よりも慢性期の患者が集う社会復帰施設においてより効果を発揮する．そのことは「治療共同体」想定下に運営する当法人の生活訓練施設（定員20）や福祉ホームB（定員20）では年間40名近い患者が地域の共同住居やアパートに巣立っていることからもわかる．わが国ではこうした方法論を持たぬ社会復帰施設が多いことも，その後の地域生活の展開に結びつかぬ原因の1つのように思う．

c 「スタッフチーム」の育成

　長期入院患者の退院支援を積極的に行っている精神科病院が少ないとなれば，研修する場も少ない．それであれば自前で育てていくしかない．現在，当法人には常勤だけで精神科医が12名，PSWが30名，OTが11名，CP（臨床心理士）が4名，看護師が100名ほどいるが，スタッフ教育も患者の治療プログラムと同様な形を取っている．つまり，新入院患者に先輩患者が紹介され，先輩患者の指導のもとに種々のミーティングへ参加し，ほかの患者やスタッフとの言語的，情緒的交流により回復，成長していくように，新人スタッフも先輩スタッフの指導のもと，種々のミーティングに参加することで，教育され成長していく．

　つまりは，「治療共同体」という治療文化をスタッフも体験し，共有することで，親も子の成長により成長し，子も親が喜ぶ姿を見て成長していくように，先輩スタッフもまた後輩が成長していくことで成長し，新人スタッフも先輩や患者が喜ぶ姿を見て成長していく．

　以上のごときシステム，ハード，ソフトが整ったことにより，当法人の退院促進，地域支援は可能となり，前述のような成果を得られたのだと思う．

4 長期入院患者の退院支援と地域生活支援の実際

a 長期入院患者をいかに理解するか（乳児期想定による理解と対応）

　長期入院患者をどうとらえるかで退院支援のあり方も変わる．長期入院患者を，たとえ実年齢は50歳や60歳になっていても，精神的にはWinnicott[9]の言う「相対的依存期」にとどまる乳児ととらえている．そのように理解することで，スタッフは，管理者は，経営者は何をすべきか，いかなるスタッフが，そしていかなる施設が必要かも見えてくる．

b なぜ退院に尻込みし，退院を拒むか？

　前述のごとく想定することで，この問いの答えは容易に出るし，見直すべきことも見えてくる．看護師の関わりはどうなのか？　good enough なのであろうか…？　多くの看護師は長年にわたる相も変わらぬ看護に，従順な患者に対し，批判的で敵意に満ち，自分の感情を抑えきれずに巻き込まれ，高 EE 状態に陥りかねない．こうした過保護で過干渉な too much な関係から good enough な関係に変わるべきであろう．さもなくば，長期入院患者は退院することなく病棟の中で寛解と再発を，回復と再燃を繰り返し，さらなる慢性化へと進むように思う．

　そうさせぬためにも，まずは看護師自身がエンパワーメントされねばならぬ．これは精神科医，病棟医長，管理者，経営者しかできぬ役割と思われる．そのためには病院内のあらゆる組織，つまりは各部署間だけでなく，スタッフ間，職種間など，上位・下位，同位システム間だけでなく，外部システム（他病院など）との交流が必要となる．

c 患者-スタッフ関係

　病棟における患者-スタッフ関係も患者-患者関係も，すべては退院後の地域生活を見据えたものが必要であろう．しかし，多くは 30 年も 40 年も同室に入院しているにもかかわらず互いに名前程度しか知らないし，さらにはそうした関係であることをスタッフも知らない．こうした状況を変えるためにも，スタッフと患者との関係は階層秩序の強い身体モデルから，前述のより対等な「治療共同体」モデルに変えるべきと思う．

　そうなれば，入院生活の有り様も変わってくる．食事と風呂と作業が中心の入院生活から，すでに退院し地域生活をしている先輩患者との話し合いや退院後の生活を見据えた作業療法を中心とした入院生活に変えるのが自然である．洗濯，掃除，炊事など，できることは極力患者自身が行ったほうがよいし，退院という目標が定まってこそ，患者-スタッフ関係がより対等となってこそ，こうした試みは使役ではなく，生活訓練として認められるように思う．

　また，先述のごとく，入院生活も病棟中心ではなく，極力，病棟外での時間を確保すべきであろう．公共機関を用いて公共施設に出向くことも必要であろう．自分たちの先輩が日中はどんなところで活動し，地域のどんなところに住み，どんなところで働いているのか，最初はスタッフ付き添いで，やがては仲間同士で，あるいは一人で出かけてみるよう鼓舞することもスタッフの役割であろう．

　むろん，このような刺激により不眠や幻聴や妄想が再燃し，不穏状態となったりもする．しかし，それを悪化とみるようでは先には進まない．何十年も入院し，退院など夢にも思わず，またそう思わぬことで偽りの精神的平和（自閉）を保ってきた患者にとって，むしろ動揺が生じて当然であろう．それはむしろ健全な反応，退院の可能性と解すべきである．

d いかにして生活訓練施設への退院を可能にしたか

　以下，前述のごとき考えに基づき生活訓練施設へ退院した長期入院患者を 3 群に分け，

その方法について述べる．

1 ▍「自転車乗りの練習」により退院できた第一陣

最初の第一陣は，自ら退院を希望したものたちであったが，多くのものが目前になって尻込みした．そこで，「練習だから」，「外泊だけだから」と「嘘」をつき，患者も半ば嘘と知りつつ練習をした．2，3週間ほどすると彼らは言った．「先生，本当は退院しているとでしょう！　こすか（ずるい）！」と．このこっそりと自転車から手を離して走らせる「自転車乗りの練習」と称する方法により，第一陣の12名（平均年齢50.6歳，平均入院期間16.8年）のメンバーが退院に至った．

かつて自分も親からそうされてきたように，親となっては自分も子どもにそうしたように，未知なるものへの挑戦に際してはその不安を主治医がいったん引き受け，患者に挑戦する力を与えることは重要なことと思う．

2 ▍「勧誘焼肉パーティー」を契機に退院できた第2群

次なる候補者として，スタッフはADL評価表などを踏まえ，自立度の高い患者を挙げた．しかし，第一陣のメンバーは難色を示した．それならばと，第一陣自ら候補者を選んでもらったが，頑として受け入れなかった．そこで，長期入院患者を対象に焼肉パーティーを開き招待することを提案した．入所候補者も含め20人ほどの長期入院患者を招いた．

すると，それを契機に8名（平均年齢54.5歳，平均入院期間17.8年）が入所となった．これは大学入学時のサッカー部の勧誘活動から得たヒントであった．第一陣の先輩らは言った．「妙に気の利いた者より，感謝してくれる者の方がよい．教えることならいくらでもできる…」と．なるほど，自分たちにしても誰かと住むように言われたら，そういう人を選ぶだろうなと納得したものだった．

3 ▍大集団精神療法「社会復帰フォーラム」を介して退院できた第3群

やがて生活訓練施設から近隣の共同住居に，共同住居から近隣のアパートへ，あるいは市郊外の共同住居へと巣立つメンバーも増えてきた．しかし，新たな長期入院患者の生活訓練施設への退院となると，「まだ被害妄想があります」「夜，眠れません」などと訴え，尻込みした．そこで，今や生活訓練施設や共同住居やアパートで生活している元長期入院患者（先輩メンバー）中から10名ほどを金魚鉢の金魚，つまり中核メンバーとして召集し，退院前の不安から今の生活までの思いなどを話してもらうことにした．そして金魚鉢を覗くがごとく，長期入院患者（後輩患者）や病棟スタッフに彼らの話を聞いてもらうことにした（図44）．

かくして総勢40〜50名ほどが集まる金魚鉢討論会（大集団精神療法）を社会復帰フォーラムと称して，月に2回（第2，第4火曜日）のペースで1996年より開始した．以下は，開始後半年ほど経ったあるセッションの一場面である．

＜社会復帰フォーラムの一場面から＞

開始以来沈黙を続けていた入院患者のAさん（統合失調症，入院歴13年）が突然，中核メンバー達の話に小さな声で語りかけた．「料理は誰でも上手ですか…？」と．そこで「料理ができないと退院できないと思うんだね」と返すと，Aさんは「ほかにもいろいろあるでしょうもん？　書類や市役所の手続きとか，分からんですもん…」と続けた．すると，今や

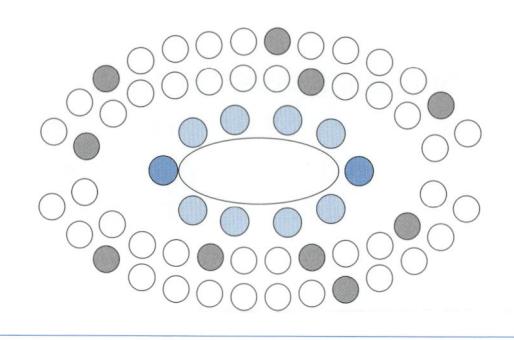

○ 退院した長期入院経験者　● セラピスト　○ 長期入院中の患者　● スタッフ

図 44　社会復帰フォーラム(金魚鉢討論会)

　共同住居入居中の先輩 B 氏(統合失調症，入院歴 9 年)が「それは専門のソーシャルワーカーに聞けばいい．意外と簡単ですよ．料理もできるようになるし…」と答えた．
　A さんに触発されたのか，入院中の C さん(統合失調症，入院歴 32 年)も初めて口を開いた．「退院したら家族と仲良くできんでしょう…」と．そこで「家族との関係を心配しているのだね．その点はどうですか？」と問うと，グループホームからアパート独居中の先輩 D さん(統合失調症，入院歴 11 年)は「病院から離れるにつれ，家族がよく関わってくれるようになった」と答えた．そこで「それはどうして？」と問うと，D さんは「どうしてでしょうか…」と答えに窮した．そこで「入院患者でいる方が家族に敬遠されるのかな？」と返すと，D さんは「今や，私のアパートが母の逃げ場になっているですよ…」と言い，クスクスと笑った．
　さらに入院中の E さん(統合失調症，入院歴 35 年)も初めて口を開いた．「私は人と会話ができず，料理もできず，働けないし，自信がない…」と．すると，共同住居入居中の先輩 F さん(統合失調症，入院歴 1 年)が「初めは料理ができなくても当たり前．どうしてもできなければ，給食に夕食だけ頼んだり，ラ・ミネット(当法人の職親のパン工房)からパンを買って食べたらいい…」と応じた．そこで「ラ・ミネットの宣伝，ありがとう」と返すと，会場は爆笑の渦となった．笑いが一段落するのを待って，さらに F さんは続けた．「インスタント食品もいっぱい出ているから，それにちょっと手を加えると豪華になる…」「働くことについては，お見掛けしたところ 40 歳は過ぎていらっしゃると思うんですが，働くといってもパート職しかない．障害年金とかもらいながらパートをすれば，アパートでも一人で十分生きていけますよ．そのワンステップとして生活訓練施設やグループホームはあると思うんです．いきなり退院じゃ私も自信ない…」と．
　そのやり取り聞いていたベテラン看護師(看護歴 30 年)は驚きを語った．「びっくりしました．きちんと意見を言われる姿に…．これまでの長い入院は一体，何だったのか…」と．すると再び B 氏が「入院当初は何もわかっていなかった．ただ入院して朝昼晩，無駄な時間を過ごしていた．やっと人前に出て，恥ずかしいことは恥ずかしいが，自分の意見を主張できるようになった．それまでは無口で人と話すのが苦手で，暇さえあればベッドで横になっていた…」と．すると，共同住居入居中の G 氏(統合失調症，入院歴 3 年)が続けた．

「ミーティングというものが相当ためになる．皆の意見を聞いたり，自分の意見を言ったり，デイケアのミーティングは必ず参加しているから，それが頭の回転にもよいし，ストレスもなくなる…」と．さらにB氏は続けた．「薬をただ飲ませるだけではだめだと思う…」と．

以上は開始後半年ほど経った頃のセッションの一場面であるが，当然のごとくこの回で初めて口を開いたAさんもCさんもEさんも，その日の夜は不眠となった．しかし，前述のごとく，これを悪化ではなく，スタッフが「自閉」の殻を破る退院支援の好機ととらえることで，スタッフも「退院」という患者と共通した目標を持って入院治療に向き合えるようになり，やがて3人とも退院し，地域で生活するまでになった．

2009年までにこの社会復帰フォーラムを通し，40名という多くの長期入院患者（平均年齢57.1歳，平均入院期間26.7年）が退院するに至った．今や1年以上の入院患者はわずか2名となり，本フォーラムのテーマは「いかに地域社会で生きるか」となっている．

e 地域生活支援について

患者が退院してから地域生活の支援について考えても遅い．母親が妊娠中から，出産前から誕生後のことを，誕生後も常に子どもの成長の幾分先を見据え準備し，育てていくように，スタッフも入院中から備えるべきものは備え，練習させておくべきものは練習させておくべきであろう．

1 スタッフができるサポート

「孤独」という根源的な病理を持つ統合失調症のメンバーにとって，仲間と集える安全感の高いデイケア，デイナイトケア，ナイトケアは，そしてそれらのない週末などの訪問看護などは，地域生活を行っていくうえで不可欠なサービスと考える．また，炊事，洗濯，掃除などの生活能力の低下したメンバーにとってはホームヘルパーは大きな助けとなる．

また，30年，40年といった長期入院経験をもつ患者にはメリットもある．多くが60歳近いということは，もはや仕事を焦る年代でない．また同世代の友人達ももはや葛藤的存在ではない．こうしたライフサイクル的視点を持ち対応することは重要である．

また留意すべきことは，数年経ったら必ず再燃し，再入院が必要になることである．それを治療の失敗と考える必要はない．「里帰り」と称し，「よくがんばったね．しばらく病院(実家)でゆっくり休んでおいで．でも長居は駄目だよ…」と肯定的に対応することが肝要である．事実，再入院中の治療姿勢からは明らかに社会性が増していることがわかるし，またそれに応じるがごとく，しばらくすると「先生，もう元気になったから退院してもよかごたる（よいようです）」と，元気な姿で退院していくものである．

2 メンバー同士でないとできないサポート

社会復帰フォーラムに見るように，メンバーが為し得るサポートは大きい．しかしそれは，入院中からそのことにスタッフが気づき，メンバー同士の相互交流，相互扶助を尊重し，生かし，育てて初めていえることである．先述のデイケアも，そうした関係の中で育まれた仲間との関係があればこそ安全感に満ちた，落ち着く場になっていると思う．

先述の「社会復帰フォーラム」を契機に退院した入院歴13年のAさんはその後生活訓練

施設への退院を経て共同住居で生活するようになった．しかし，5年後には共同住居から飛び降り自殺した．入院歴32年のCさんはその後生活訓練施設を経て母の元に帰り，再入院もせず現在に至っている．入院歴35年のEさんはその後生活訓練施設を経て自宅に戻り，長く親の看病をしていたが脳腫瘍が見つかり，脳外科に転院した．

さらに，当時先輩患者として助言していた入院歴9年のB氏は，この12年間に7回の「里帰り入院」を繰り返したが，現在は共同住居で何とか過ごしている．入院歴11年のDさんはこの12年間で同様の入院を7回繰り返したが，この3年は安定してアパートでの独居生活を楽しんでいる．入院歴1年のFさんはその後Aさんを共同住居に迎え入れて生活していたが，3年後に飛び降り自殺した．また入院歴3年のG氏はその後10回の入退院を繰り返しながらも共同住居からアパートで暮らすうちに他メンバーとのトラブルが増え，他地区へと転院したが，そこでもうまくいかず，さらに転院した先で心筋梗塞にて亡くなった．

このように退院がすべてよい結果に結びつくというわけではない．多くの患者がスタッフの，何よりも仲間の力を借り，自閉という殻を破り得たことで現実生活を取り戻せはしたが，当然のごとく平和な暮らしが待っているわけではなかった．ストレスにことのほか脆弱な統合失調症患者にとって，喜怒哀楽に満ちた現実の世界に戻るということはリスクが増えることを意味する．ここで思い出すのがFromm-Reichmann著の本の一節"I never promise you Rose Garden"である．長期入院患者が退院し，地域で生活を送るということは現実の一員として人生の選択をすることであり，その結果はバラ色の人生とは限らない．

【文献】

1) 岩崎徹也：精神分析的病院精神医学—第Ⅰ部（基礎的な発展）．精分析研 20：171-186，1976
2) 岩崎徹也：精神分析的病院精神医学—Ⅱ部（その後の発展）．精分析研 22：14-57，1978
3) 堀川公平：地域生活促進のためのシステム作り：長期入院患者の退院，地域生活を可能にするシステムとは—当法人（小規模精神科病院）の12年間の実践と障害者自立支援法施行後の課題．日精協誌 26(3)：32-39，2007
4) 堀川公平：堀川公平会10周年記念論文選集．医療法人コミュノテ風と虹，2005.
5) 高橋哲郎：久留米大学医学部精神科第20回同門会夏季セミナーにおける「力動的入院治療」講演資料．2004
6) 堀川公平：新規抗精神病薬は精神科医療を変えたか：非定型抗精神病薬と力動的チーム医療．臨精薬理 12：2283-2293，2009
7) 堀川公平，堀川百合子：精神発達論，集団力動論から見た「病棟内機能分化」の提唱—治療的にも経営的にも貢献できる病棟を目指して．病・地域精医 49(3)：286-288，2007
8) 舘 哲朗：治療共同体—力動的入院治療の構成要素として．精分析研 35：98-114，1991
9) Winnicott DW：The Maturational Processes and the Facilitating Environment. International Universities Press Inc, 1965〔牛島定信（訳）：情緒発達の精神分析理論．岩崎学術出版，1977〕

（堀川公平）

C 地域生活支援と危機介入

　筆者の所属する東京武蔵野病院の1つの病棟を舞台に，1990年から，東京武蔵野病院精神科リハビリテーションサービス（Musashino Hospital Psychiatric Rehabilitation Service：MPRS）という，主に長期在院者の退院促進・地域生活支援のためのプログラムが行われた．10数年にわたる実践を経て，MPRSはひとまずその役割を終えて，プログラムとしては院内から姿を消したが，そこで培われた退院支援・地域生活支援のノウハウは，今も当院に脈々と受け継がれて，形を変えて当院の医療に寄与している．また現在もMPRSを経た多くの患者が病院周辺の地域に定着して生活を続けており，そこではなおMPRSでの経験が日々の営みに混じり合って息づいているのを感じる．

　今回機会をいただいたので，MPRSの実際，中でも特に危機介入を含む地域生活支援の実際について，具体例を交えながらあらためて紹介をしたい．そしてMPRS開始後10年目の2000年に，統合失調症の患者を対象として行った予後調査の結果なども参照しながら，MPRSがもたらした具体的な「効果」について検証し，地域生活を支援し，地域に定着させることの意義について考えていきたい．

　ところでその後当院は，東京都における精神科急性期・救急医療の基幹病院として，大きく変化を遂げていったが，その過程でMPRSは大きな壁にぶつかり，結果的に終結していくことになる．この経験を通して考えることになったMPRS的な援助の「限界」についても，最後に触れることができればと思っている．

1　東京武蔵野病院精神科リハビリテーションサービス（MPRS）とは

　MPRSについては，既にいろいろな形で紹介をされているので，詳細はそちらに譲りたい[1~7]．ここではその概略について述べる．

　MPRSが開始された1990年以前にも，当院には開放病棟である「社会復帰病棟」は既に存在し，服薬や小遣いの自己管理や外勤作業への出勤などは日常的に行われ，決して単に閉鎖的・収容主義的な病院ではなかったが，多くの長期在院者を抱え，彼らの生活の場として病棟が機能していたことも事実であった．そこに1989年にカナダのバンクーバーで地域精神医療をつぶさに見てきた医師の野田文隆が当院に着任，その後まもなく「MPRS構想」が野田によって打ち立てられることになる．

　MPRSは民間病院の60床（当初は80床）の病棟（リハビリテーション・ユニット：以下RU）を中心とした「入院中から退院後まで連続した包括的社会復帰プログラム」であり，退院への移行期間や退院して地域での生活に移った後も，病棟のスタッフが連続してケアをしていくことを最大の特徴とした．また患者自身がサービスを受ける主体であることを明確にし，医師だけでなくナース，ケアワーカー（看護補助者），PSW，作業療法士，臨床心理士などが一体となった「多職種による多角的接近治療（multidisciplinary team approach）」を採用．病棟スタッフが地域に出て行くことだけでなく，地域の機関のスタッフ

表30　MPRSの実際

```
＊院内での治療的関わり
    多職種による多角的接近治療
    病棟環境(ミリュー)の改革
        患者自治会，自己申告制の面接
    さまざまな病棟内プログラムと作業療法
        服薬教室，料理教室，生活クラブ，JOBクラブ，余暇クラブ，さわやか(高齢者対象)，家族教室，
        家族セッション，SST
＊地域とのリエゾン的援助
    アパート・居住施設の開拓，不動産屋との連携，職場の開拓，職場パトロール・JOBコーチ，院外の
    社会復帰施設との連携，保健所・保健師との連携
＊地域生活での援助
    訪問看護，ヘルプライン(電話での援助)，休息入院，患者会への援助，危機介入
```

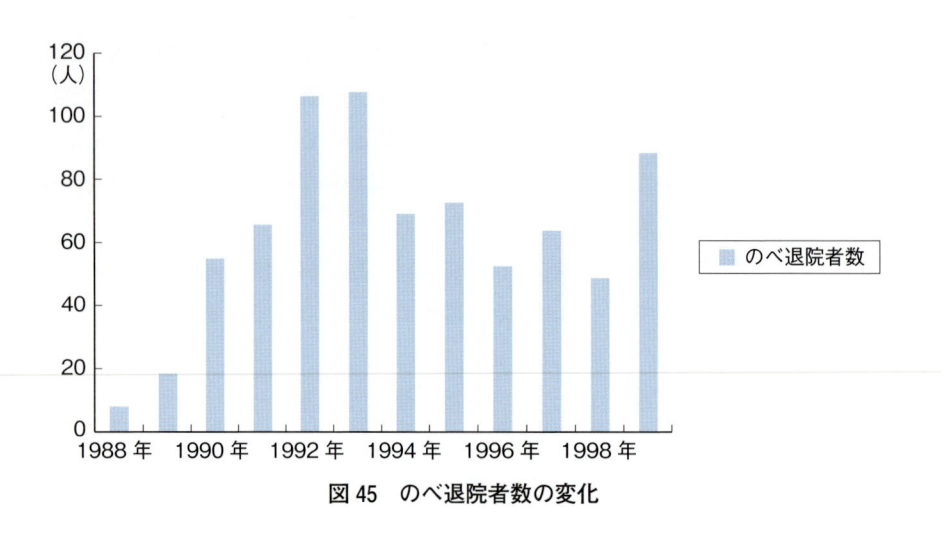

図45　のべ退院者数の変化

との「相互乗り入れ」を積極的にはかって，地域との連携を進めていった．MPRSのプログラムの全体を，表30に示す．

　MPRSの対象となったのは，多くは20歳代に発病し，10数年の経過を経て，40歳代に入った統合失調症の患者であった．当院での入院期間も数年～10数年の長期に及ぶものが多かった．上述のように病棟が生活の場となった，いわゆる「社会的入院」の患者も多かったと思われる．

　このプログラムにより，MPRS開始以前の1988年には年間8名であったRUからの退院患者数(のべ人数)は，89年18名，90年55名，91年66名と年ごとに数を増し，92年，93年はともに100名以上と1つのピークを作ることになる(図45)．退院者の多くは，あとでも述べるように病院周辺にアパートを借りて，そこで退院後もRUスタッフの援助を受けながら，一方でデイケアや作業所あるいは保健師の訪問などの地域の資源を積極的に利用しながら，生活していくこととなった．こうしてMPRSはわが国の精神科リハビリテーションの新しい試みとして，注目されることになる．

2　地域生活での援助

　表30に示したように，MPRSはその援助を行う場によって，「院内での治療的関わり」「地域とのリエゾン的援助」「地域生活での援助」の3つに分けられる．しかしMPRSの特徴は入院中も退院後も同じスタッフが時間的な連続性を持って，ケアや援助を行っていくことであるから，この区別は厳密なものではなく，むしろ援助の「流れ」のほうが重視された．その結果，患者が地域生活にトライするようになるころまでには，ある程度の治療関係，相互の信頼関係が患者とスタッフの間にできあがっていることになる．地域生活での援助は，この患者-スタッフ間の信頼関係を基盤に進められることが多かった．

　「地域生活での援助」には，訪問看護，ヘルプライン（電話での援助），休息入院，患者会への援助，危機介入などが含まれる．このうち特に初めの3つが，患者の地域生活を支え，維持していくために重要なものと考えられた．

a　訪問看護

　冒頭に述べた統合失調症の患者を対象とした2000年の予後調査では，全体の約半数の47.3％がアパートに退院，24.1％が家族のもとに退院している．同じ調査で，退院後の経済基盤として，半数弱の46.9％が生活保護を受け，29.9％が障害年金を受給，25.9％が家族の援助を受け，何らかの賃金を得ていた12.5％を含め，多くがこのうちの複数の基盤によって生計を立てていた．すなわち退院後，病院周辺のアパートで，生活保護や障害年金を主な収入源として頼りながら，単身生活を始めた患者の姿が見えてくる．

　このような生活基盤を背景に，地域生活を開始した患者たちへの援助は，まずは訪問が基本となった．入院中にはそれぞれの患者に担当のスタッフとして常にナースとケアワーカーが一組となり，退院に向けての援助に当たった．原則，ナースが精神症状や身体状況など医療的な側面を担当し，ケアワーカーが主に生活面の援助を担当した．この同じ組が，退院後も病棟からの訪問の担い手となった．訪問の計画は，退院後のケアの計画を決める多職種による会議で，本人の希望を聞きつつあらかじめ決められたが，退院直前の地域への移行期や退院直後は頻回に，患者によっては毎日のように訪問を行い，それから漸次減らしていくという形をとった．退院して地域でどうにか生活できるようになってからは，デイケアなどほかの資源につながるかどうかによっても変わったが，1～2週に1回のペースが多かった．また病棟スタッフは，すぐに訪問に出られるよう，病棟内でも私服で勤務をしたが，これは「治療共同体」的発想が根底にあった野田の発案であった．なおMPRS開始当初には，地域精神科ナース（CPN）という，病棟所属のナースの中で訪問を主な業務とするものを一人決めたようであるが，これはやはり業務的な制約などから，上記のような形に変わっていったと思われる．

　また退院前より地域保健所の保健師に，ケアの計画を立てる段階から入ってもらい，退院後も病棟スタッフと保健師が交互に訪問していく方法をとった場合もあった．

　その後当院では平成8年4月に，RUとは独立して訪問看護を専門に行う部署「スペース21」が立ち上がり，院内全体からの訪問看護の依頼を積極的に受け付け，行っていくことに

なる．「スペース 21」開始後は，RU からの訪問も一部を「スペース 21」に依頼し，これらのケースについては通常の訪問は「スペース 21」で行い，臨時や緊急時の訪問を RU で行うという役割分担をした．このことは，患者の「抱え込み」過ぎによって RU の「機動性」が低下するのを防ぐ一方で，院内他部署にはまだなじみのなかった訪問看護という方法を，さらに広げるのに役に立ったと思われる．

b　ヘルプライン（電話での援助）

　MPRS は，病院の 1 つの病棟が中心となったプログラムであったから，その大きな特徴の 1 つとして，「24 時間連絡がとれる」という点があった．その点をスタッフ側も最大限活用して，患者を地域に送り出す際には，病棟直通の電話の番号を伝えて，そこに電話をかければ必ずスタッフと連絡がとれることを保証する．実際には夜間帯や休日などは，急な訪問などはまず不可能で，対応できることには限界があったが，常時スタッフと電話を介してつながっていることは，患者に大きな安心感を与えるようであった．スタッフは患者からの電話の内容に応じて，夜間・休日であれば病院の当直医に連絡するように，あるいは緊急時と思われたら，救急車を呼ぶようになどの指示を出した．電話のほとんどはそのような緊急対応は必要なく，眠れない際の不安や孤独感，軽い身体的な変調に対する不安，あるいは生活上わからないことなどであったが，対応した電話は，どのような些細な電話であっても，担当ナース/ケアワーカーや，主治医に申し送るようにしていた．

c　休息入院

　MPRS は退院を促し地域生活への定着をはかるためのプログラムであったが，一方で退院後の生活を維持するための一時的な再入院も，プログラムの 1 つにあらかじめ含んでいた．多くが数日から長くて 1 カ月程度の短期入院であるが，これを「休息入院」と呼んで，早めの「休息入院」をむしろ勧めるようにしていた．スタッフは診察時や訪問時の患者の状態や，生活状況を手がかりに，タイミングを見て「休息入院」を勧めた．患者によっては 3 カ月ごとなどの定期的な「休息入院」の計画を立てる場合もあった．あるいは「盆暮れ」などの病院やスタッフが休暇をとる時期に，前もって「休息入院」を予定．その間は入院して過ごして，休みが明ければ速やかに地域に戻っていくものもいた．このように MPRS では病棟が中心であるという特徴を生かして，入院の機能を柔軟に使いながら，結果的に地域生活を維持させることを目指した．その実際の結果（outcome）については，あとで述べる．

d　患者会への援助

　MPRS 開始当初から数年にわたり，RU から地域に退院した患者を中心に「クローバー友の会」という患者の集まりが結成されていた．「クローバー友の会」では月 1 回院内で例会を開くほか，定期的に外出や旅行，あるいは院外での交流会を企画・開催．20 人ほどのメンバーが毎回参加していた．これにメンバーの一員として毎回数名のスタッフが参加，例会の運営や，外出・旅行などの企画のサポートにあたった．この「クローバー友の会」に参加した患者はむしろ MPRS 初期に退院した患者が多かったが，彼らが次第に地域に定

着して，デイケアや作業所などの地域資源がその生活の中心になっていくのに伴い参加者も減り，「クローバー友の会」は役割を終えて，自然に終結することになった．

e 危機介入

これまでに挙げた援助，つまり訪問を行い，患者の状態を把握し，必要であれば「休息入院」につなげる，あるいは深夜の孤独感や眠れぬ不安に対して電話で対応する，これらも広い意味では「危機介入」に含まれると思われる．より正確にいうなら「危機前介入」というべき，患者が本当の「危機」を迎える前に対応をしていく，「転ばぬ先の杖」的な介入である．一方ここでいう「危機介入」は精神的，身体的により緊急性があったり，具体的・直接的で速やかな援助が必要とされるような介入である．

例えば訪問しても本人が出てこない，電話をしても返事がないというような場合．それが数日続いているようなときには，鍵をアパートの大家から借りて，室内に入って安否を確認せざるを得ないような場合もある．

あるいはアパートの鍵をなくしてしまい部屋に入れない場合や，薬を置き忘れて，今夜飲む薬がないという場合なども，速やかで具体的な対応が求められ，時には訪問，同行など直接的な援助が必要とされる．

どこまでの援助がいつまでに必要かについては，主治医を交えたチームで検討して，そのときに可能な態勢の中で判断した．日中は柔軟に対応できることも多いが，前述のように夜間や休日では，対応にも限界がある．福祉，ヘルパー，救急車要請など，ほかの利用できる資源も常に考慮に入れつつ，最適な介入法を選択していった．

3 MPRSがもたらしたもの

MPRSでは，開始からちょうど10年を経た2000年に，統合失調症の患者224名を対象に，その転帰を測るための予後調査を行った[8]．また2001年には，MPRSの主観的な効果，つまり「満足度」についてのアンケート調査を行い，101名から回答を得た[9]．以下その結果を大まかに紹介する．

a 入院期間の減少と地域滞在期間の増加

MPRSの効果をみる1つの材料とするために，対象者が初めてRUでMPRSに導入された入院の，その前と後の入院期間や地域滞在期間を比較してみた．MPRS導入前後の両方で，2年，5年，7年の3通りの経過が把握できる群に対象者をまとめ，それぞれを2年群，5年群，7年群と呼ぶことにした．すると2年群には189名，5年群には116名，7年群には73名の対象者が含まれた．当然経過を長く追える群ほど対象例の数は減ることになる．そしてこれらの患者群のMPRS前後の入院期間を，患者一人当たり，1年間の日数に直して比較した．その結果MPRS前後で，一人，1年間につき，2年群では75日，5年群では103日，7年群では123日の，有意な入院期間の減少を認めることになった．逆に言えば，それだけの日数，地域滞在期間が有意に増加したことになる（2年群 $t=5.81$, $p<$

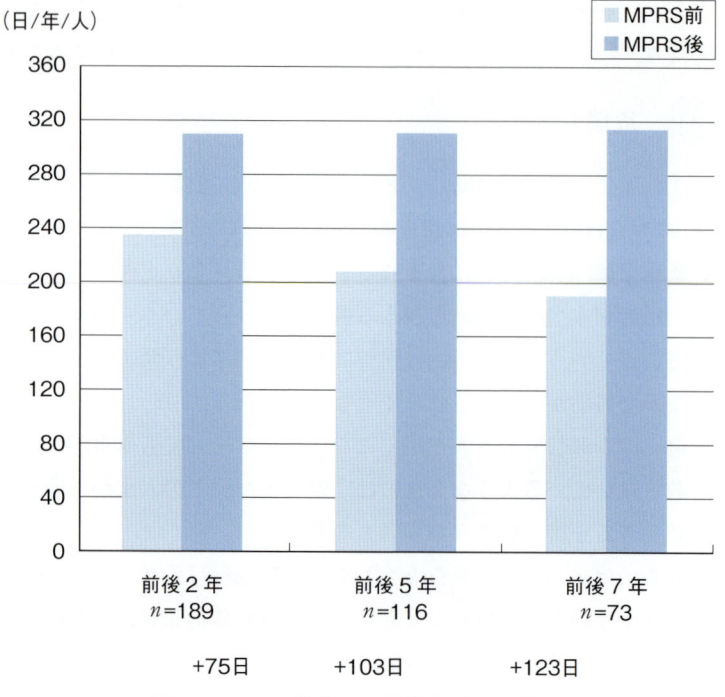

図46 MPRS前後の地域滞在期間の変化

前後2年 n=189 +75日
前後5年 n=116 +103日
前後7年 n=73 +123日

0.001，5年群 $t=6.03$，$p<0.001$，7年群 $t=5.80$，$p<0.001$，図46）．

ここで重要なことは，MPRSでは再入院である「休息入院」をプログラムの1つとしてあらかじめ組み込んで，患者の状態に応じて柔軟にこれを利用しながらも，結果的にはMPRS後の入院期間は有意に短縮し，地域滞在期間の有意な延長をみたということであろう．これはMPRSのような援助が，地域生活の維持に有効であることの1つの証左であると考える．

b 満足度調査から

2001年の調査では，MPRSがその利用者にもたらした主観的な「満足度」を主に調べることにした．回答を寄せた101名のうち，無効回答を除いた85名が分析の対象となった．

まず「入院時の生活」と「退院後の地域生活」のどちらのほうに満足しているか，という問いには，84.7％が「退院後の地域生活」に満足と答えた．またMPRSの個々のプログラムについて，「満足したもの」を選んでもらったアンケート（複数回答）では，多い順に「服薬教室」「料理教室」「ソーシャルワーカーの援助」「外泊訓練」「休息入院」「アパート探し」が並んだ．

またあわせてこのときに，欧米で広く使われている医療サービスの満足度を測る調査票CSQ（Client Satisfaction Questionnaire）の日本語版であるCSQ-8Jを対象者に行った．CSQ-8Jは既に信頼性，妥当性が確認された調査票である．その結果対象者のCSQ-8Jの平均値は23.82（SD＝3.83）で，これはこれまでの調査での平均値に近く，MPRSは一定の評価を利用者から得たと考えられた．

これら以上に興味深かったのが，それぞれのプログラムを「満足したもの」として選んだ者と選ばなかった者について，CSQ-8J の得点を比較した場合，有意な差のみられたプログラムは，危機介入（$t=2.37, p<0.01$），ヘルプライン（$t=2.68, p<0.01$），ソーシャルワーカーの援助（$t=2.65, p<0.01$）であり，いずれも選んだ者の得点が多かった．すなわち MPRS のうち地域生活後や直接地域生活につながるような援助に対して，対象者はより「満足している」と回答したことが示唆された．

これについて，この調査を中心になって進めた前田は「病院が提供する『地域に開かれたサービス』は受療者のニーズに適い，かつ高い満足をもたらすもの，と考えることができるだろう」と述べている．

4 あらためて危機介入について

ここまで MPRS が行ってきたサービスのうち，地域生活支援に関わることを主に振り返り，それが客観的あるいは利用者の主観的に，どのような効果や意義をもたらしたかを見てきた．ここでこれらのサービスを，もう一度地域生活における危機介入の視点から，検討してみたいと思う．

先の，MPRS のサービスとしての危機介入の項でも述べたように，訪問を行う，電話で対応する，休息入院につなげるという個々の営為は，それ自体が広い意味での「危機介入」でもあると考えられる．正確には「危機」の芽が本当の「危機」になる前に介入する，「危機前介入」というのが適当かもしれないが，実際にはこれらの日常の援助と，実際に「危機」が起こったときの援助（狭義の「危機介入」）との境目は明確ではない．すなわち本来「危機介入」は日常と「地続き」のところで行われるべきもので，また「危機」が収束した場合にも戻るべきところは本来の日常であって，それ以外ではない．これは MPRS だけでなく，地域精神科医療に携わる者の基本的な認識であるべきだと思う．

このような「危機前介入」「（狭義の）危機介入」のほかに，もっと「大きな危機介入」がまれならず必要となることがある．いったん地域に戻り，あるいは長年地域で生活してきた患者が再発，病状悪化し，治療的な入院が必要となる場合である．このような再発による生活破綻を防ぐために，日々の援助は続けられているのであるが，それでも不可避的にこのような事態は起こりうる．病状の不安定な急性期にはもちろん，薬物療法を中心に身体的状況にも配慮した強力な治療が求められるが，いったん急性期を脱した後，再び地域に戻って行くにあたり，そこで必要な援助は地域生活支援のノウハウを総動員したような「大きな危機介入」であるはずである．そしてそこでもそれまでの日常に即した援助が行われることが重要であり，できるだけそれまでの日常に戻していくことが原則であることはいうまでもない．

5 ケースで振り返る「大きな危機介入」

この「大きな危機介入」の例として，再発後急性期の治療を経て MPRS に導入したケー

スの中で，それまでの日常につなげるという原則を守りつつ，複合的・包括的な援助を行って安定した地域生活に戻すことのできた代表的なケースを，ここで紹介することにする．なお，紹介するケースに関しては個人が特定されるのを防ぐため，ケースの特徴を損なわない程度に変更を加えている．

＜事例＞
●51歳・男性・統合失調症
●経過

　東北地方のA県の出身．5人兄弟の第3子，次男．20歳代より関東で生活．30代初めに結婚歴があるが，その後離婚．子どもはいない．兄弟のうち東北地方に住むすぐ下の妹とはたまに連絡をとっているようだが，それ以外は交流はない．発病は30代初めと思われるが，詳細は不明．40歳より都内B区に在住．アパートで単身生活．41歳時よりB区内の精神科病院に3回の入院歴があり，しかし退院するとまもなく通院・服薬を中断してしまう．病状悪化すると，窓から近隣住民を威嚇，物を投げる，あるいはアパートのほかの住民宅のドアを叩いて回るなどがあり，以前より近隣から区役所や保健所に苦情が出されていた．また選挙の時期になるとより気分高揚，易怒・攻撃的となるようで，役所を訪れ延々とまとまらない演説をすることもあったという．このため地域住民が区役所に対応を求める署名活動を行う事態となり，対応に苦慮した区役所や保健所が都立精神保健福祉センターに相談．センターの医師・保健師も関わるようになっていた．そのような状況で当院に入院の依頼がある．入院時にはセンター医師，保健師，福祉ワーカーに加えて，警察官にも立ち会いを依頼．入院を渋る本人をどうにか病院まで連れてきて，当院に妹を保護者とする医療保護入院となっている．

　2カ月ほどの急性期病棟での入院治療を経て，滅裂，易怒性，高揚気分などは落ち着いてきたが，もとのアパートは大家から退去を申し渡され，退院後の帰住先もないために，RUに転棟となった．

　RU転棟後，本人はすぐに新しいアパート探しを開始するつもりでいたようで，それを留保すると焦りと苛立ちを見せる．また金銭的なことには非常に細かく，また不安も強く，納得できないとスタッフにくってかかることがままあった．このため金銭面では，PSWが福祉との間に入って，細かく粘り強い対応をしていったら，少しずつ落ち着いていく．そこである程度関係ができたところで，服薬の自己管理や金銭管理について，具体的な介入をしていった．

　一方これまでの地域での経過から，もともと住んでいたB区の福祉や保健所は本人の受け入れに拒否的であり，今後アパートをどこに決めて，どのような形でフォローするかについては，関係者間で大きな意見の隔たりがあった．このため都立センターの医師，保健師に間に入ってもらい，当院で関係者が一堂に会する合同ミーティングをもつことにした．退院までに何度かもたれたその話し合いで，安定して以前とは全

く変わってきている本人にその都度実際に会ってもらいながら，もとの地域には戻れないが，これまでの福祉や保健所との関わりなど「なじみ」のものをできるだけ維持するために，B区内でできるだけ当院に通いやすい場所に，新たにアパートを借りていくことで合意．福祉からも情報をもらいながら，アパート探しを始める．

アパートが決まった後は，荷物の搬入や外泊訓練などの退院準備を行う．その間退院後の支援態勢につき，病棟からの訪問と保健所の保健師，福祉ワーカーの訪問を交互に（メッシュのように）入れていくこと，また退院後も定期的に合同ミーティングを当院で開いて，支援の態勢を見直していくことを確認した．こうして退院となった後は，約3カ月〜半年ごとに合同ミーティングを開催．その中で新たにヘルパーの利用も開始した．退院から約2年半を経過して，本人が地域に十分に定着したと判断された後は，合同ミーティングは必要時に行うことに変更して，その後は現在まで行われていない．

6 MPRSのその後

1990年代前半に，多くの長期在院者を地域に送り出し，代わってほかの病棟から入院の長期化しつつある患者や，急性期治療だけでは退院まで持ち込めない患者を積極的に受け入れ，病院全体の活性化の「発信源」となったMPRSであったが，その後90年代終わりから2000年代初めにかけて，大きな壁にぶつかることとなる．すなわちこの時期その舞台であるRUが，いわゆる「定床割れ」することが多くなっていく．当院のような民間の病院では，定床を維持できないことはそのまま病院の経営を左右する大きな問題となる．

これにはいくつかの要因が考えられる．まず1つ目として，この時期院内で，急性期治療病棟の新設やデイケアの拡張，訪問看護部門（前述の「スペース21」）の設立などが相次いで行われ，これらを利用した，急性期で「完結した」治療が機能し始めたことである．これには「急性期入院料」などの保険制度上の理由も大きいと思われる．また2つ目には，MPRSによって，退院し地域生活を送るようになった患者の多くが，この頃までに地域に定着してきたことが挙げられる．RUが日頃から濃厚に関わり，適宜危機介入や休息入院を行う必要のある患者の数は年とともに減っていった．一方で，3つ目として，新たに転入してくるより若い患者たちが，RUに馴染まないことが多かったこと．急性期治療を経たばかりで，背景状況や診断的にもばらつきのある患者たちは，MPRS的な方法になかなか乗れず，ドロップアウトしてしまうことがしばしばあった．MPRSは基本的には長期在院者の退院促進により有効なプログラムである．さらに4つ目に，院内外に地域生活を支える資源が多くできてからは，それらをマネージメントする役を，1つの病棟が担っていくのが難しくなったことが挙げられよう．病棟内に次第に高齢化してきた長期在院者をなお多く抱えて，これらの患者に対するケアの量が増大してきたことも，その困難を倍加した．入院患者に細やかな配慮をしつつ，併行して地域への援助を従来のやり方でやっていくことが非常に難しくなってくる．このため当初掲げたような病棟を中心とした入院中から退

院後まで一貫したケアというMPRSの中核をなす方法自体に，限界が生じるようになった．

これに対し，RUも転入・転出のスムーズな流れができるよう工夫したり，リハビリテーションに向けてのコンサルテーション機能を強化させたりなど，新たな試みをいくつか行ったが，その効果が現れて，再びRUを活性化させるまでには至らず，次第にMPRSの独自性は院内で薄らいでいく．

こうしてMPRSは，2000年代初めには実質的に役目を終えて，2006年にはRUという病棟の名称も，当院からなくなることになった．

地域生活支援と危機介入の視点から，MPRSの10数年の営みを，あらためて振り返ってみた．

地域生活支援におけるMPRSの一番の意義は，それまで病棟が生活の場となっていた長期在院者たちに，退院して地域生活を送るという「選択肢」を，具体的な方法とともに，提示したことであろう．そしてそれを入院中から退院後まで，ケアの「連続性」「一貫性」を保ちながら行うようにしたこと．こうしてそれまでの関係が切られることなく，「なじみ」の関係を残したままで行ったこと．これが2番目の意義であろう．したがって危機介入の原則も同じようになる．「危機前」の細かな介入から，生活の立て直しといえるような「大きな危機介入」まで，どれもそれまでの日常に即して，日常をできるだけ壊さないように行われる．これがMPRSの方法の核心であり，このやり方は長期在院者を中心とした利用者からも多くの支持を得たわけだが，それが同時に限界を生むことにもなった．

すなわち次第に活発化していく病院医療や地域資源の活動の中で，多様化するサービスを，病棟が中心となってまとめ上げていくのが難しくなってくる．また医療経済的な問題も当院のような民間病院では切実であった．その結果MPRSは当院では，いったん区切りをつけることになった．

しかしおそらくMPRS的な方法は，わが国の精神医療の大部分を担う精神科病院で，なお有効であると考えられる．あるいは長期在院者の退院を促し，病院全体の活性化をはかるその端緒としては，非常に有効であると思われる．また，さらにこの方法は，仮に病院を出て，地域の中にその拠点を置いて，地域に混じって行うことができるなら（例えばACTのように），一層有効な方法になりうると思われる．

MPRSの10数年は，現在なお次の展開の大きな可能性をはらんでいると，筆者は考えている．

稿を終えるにあたり，一緒にMPRSを支えてきたすべてのスタッフと，そしてもちろん野田文隆先生に，感謝いたします．

【文献】

1) 野田文隆，蜂矢英彦：包括医療システムの中のリハビリテーション—精神障害者リハビリテーション「東京武蔵野病院リハビリテーション・サービス」について．総合リハ19：29-32, 1991

2) 野田文隆：東京武蔵野病院リハビリテーション・サービス（MPRS）—民間精神病院における包括的プログラムの試み．こころの臨床ア・ラ・カルト 10(2)：17-20，1991
3) 野田文隆，蜂矢英彦：地域精神医療の時代と病院の役割．こころの科学 37：6-11，1991
4) 野田文隆，矢野栄一，宮良康永，他：退院のさせ方，支え方．伊藤順一郎，後藤雅博，遊佐安一郎（編）：精神科リハビリテーション（Ⅰ）援助技法の実際，pp 25-56，星和書店，1995
5) 野田文隆，蜂矢英彦編：誰にでもできる精神科リハビリテーション—東京武蔵野病院精神科リハビリテーション・マニュアル．星和書店，1995
6) 野田文隆，寺田久子：精神科リハビリテーション・ケースブック—Back to the Community．医学書院，2003
7) Noda F, Clark C, Terada H, et al：Community Discharge of Patients with Schizophrenia：A Japanese Experience. Psychiatr Rehabil J 28(2)：143-149, 2004
8) 林　直樹，前田恵子，寺田久子，他：東京武蔵野病院精神科リハビリテーション・サービス（MPRS）：10年目の予後調査（第1報）．精神医 47(1)：19-26，2005
9) 前田恵子，林　直樹，寺田久子，他：東京武蔵野病院精神科リハビリテーション・サービス（MPRS）：10年目の予後調査（第2報）．精神医 47(6)：623-630，2005

（林　直樹）

D グループ退院実践

　当院，谷野呉山病院は，富山県の中央部に位置する呉羽山の麓にある，開設昭和16年という長い歴史をもった単科の精神科病院である．病床数は310床と県内では，一番規模が大きく，県下全域から，急性期治療あるいは，回復期治療を求める入院者が多い病院である．

　当院では，長期入院者の退院支援の1つの方法として，グループ退院実践を昭和63年から繰り返し行っている．

　初回の対象者が，このグループを「あすなろ会」と名づけたが，「あすなろ会」は，当院の退院促進の取り組みの代名詞となり，入院患者やスタッフに根づくまでになっている．また，この取り組みは，長期入院者の退院に向けての意欲を高めること，関わるスタッフの士気を高め，支援の力を結集することにおいて，大きな効果があったと考えられるので，その概要を報告する．

1　取り組みのきっかけ

　当院は，昭和40年代から，精神保健福祉士や臨床心理，作業療法士などのコ・メディカルスタッフの採用と配置と，居住支援施設や精神科デイケア，共同作業所，ソーシャルクラブなどの地域生活支援の体制を整えながら，長期入院者の社会復帰支援を行ってきた．対象者1人ひとりの病状，社会的状況や生活課題に合わせて個別に関わり，一定の成果を上げてきていると考える．

　しかし，その一方で，いわゆる「院内再発」であるが退院目前に不安から症状を再燃させたり，「退院」ということに拒否反応を示す者もあり，なかなか退院までこぎつけられない患者を多く経験し，スタッフも「退院は無理な人」とあきらめてしまっていたという状況もあった．

表31 あすなろ会の実施期間と退院者数

	実施期間	退院者数(性別)
第1回	1988年 7月～1988年 9月	10(男性10・女性0)
第2回	1990年 6月～1990年 8月	9(男性 7・女性2)
第3回	1990年 8月～1990年 9月	5(男性 5・女性0)
第4回	1992年 6月～1992年 9月	8(男性 3・女性5)
第5回	1994年 1月～1994年 4月	8(男性 8・女性0)
第6回	1995年12月～1996年 5月	7(男性 4・女性3)
第7回	1996年12月～1997年 2月	5(男性 5・女性0)
第8回	2001年 1月～2001年 4月	6(男性 3・女性3)
第9回	2004年12月～2005年 2月	6(男性 2・女性4)
第10回	2005年 9月～2005年11月	6(男性 4・女性2)
第11回	2007年 8月～2007年11月	8(男性 7・女性1)

のべ78名(実人数72名)

　そこで,「一人では不安に負けて退院ができないのであれば,仲間と一緒であればどうだろう？」と考え,昭和63年から始めたのが,グループ退院実践＝「あすなろ会」である.

　あすなろ会の実施回数と期間は表31に示すとおりである.11回のグループ活動で計78名(実人数72名)の長期入院者の退院が実現した.

2　グループ退院実践の基本的な考え方

a　対象者

　グループ退院実践＝「あすなろ会」は,病状は安定しているものの,本人の退院意欲の低下,家族の反対,本人の状態に応じた生活支援の体制の不足など,さまざまな要因により,結果的に長期間の入院となってしまった患者を対象としている.わかりやすく表現すれば「退院したい」とは言わない,あるいは自ら「退院は無理」と,退院をあきらめてしまっている患者である.自ら「退院したい」ということのできる患者は,まれに,グループをひっぱる役割を担ってもらうために,対象とする場合もあるが,基本的には,個別の支援で退院を目指すことにしている.

b　グループ退院実践の特徴

　「あすなろ会」は,同じような状況の長期入院患者5名から10名程度でグループを作り,退院を目指す活動であるが,活動に参加することによって社会生活への自信をつけ,退院への意欲を高めることを目標にしている.

　その活動の特徴を挙げると以下のようになる.

1　全員で同じ日の退院を目指す

　「メンバーみんなで一緒に」という意識を強めるために,同じ日の退院日を設定し,グループの発足時に,退院日を告知する.

発会式	退院式
場所　病院会議室 出席者 グループメンバー(5〜10人) 院長，事務局長，主治医全員，看護部長，担当病棟師長，あすなろ担当スタッフ(PSW, Ns 2〜3名)，外来スタッフ，支援センタースタッフ，デイケアスタッフ，外来担当スタッフ 内容 院長より挨拶(退院日のお知らせも行う) スタッフより，グループ活動の説明 あすなろ会代表決意表明 スタッフより，1回目のグループの日時，内容についてお知らせ	場所　病院会議室 出席者 グループメンバー(5〜10人) 家族(5〜10人) 院長，事務局長，主治医全員，看護部長，担当病棟師長，あすなろ担当スタッフ(PSW, Ns 2〜3名)，外来スタッフ，支援センタースタッフ， 内容 院長より挨拶(退院の祝辞，全スタッフが退院後の生活を支援する) 退院者代表挨拶　乾杯 各自のアパートやグループホームへスタッフが同行し，環境整備と当日の食事の準備，施設職員への申し送りなどを行う．

図47　あすなろ会発会式・退院式

2 ▍「発会式」・「退院式」の実施

　図47のように，会の開始時に「発会式」を，退院日に「退院式」をおこなう．

　式には，院長はじめ主治医，看護部長，事務局長，担当病棟師長，担当コ・メディカルスタッフ，地域支援担当スタッフなどが，勢ぞろいで参加し，病院総体として，メンバーの退院と地域生活を応援し，支援する姿勢を示す．「発会式」の直前まで，参加を迷っていたメンバーが「退院を目指して頑張りたい」と決意表明することができたり，「退院式」で院長に病状悪化時の対応を明言してもらうことで，家族が安心するなど，メンバーや家族の不安軽減に大変効果があると思われ，毎回のあすなろ会で実施している．

3 ▍短期・集中的プログラム

　メンバーの参加中断があると，グループ全体の士気の低下につながるので，プログラムの実施期間は，3カ月から6カ月の短期間に設定し，週1回から2回のグループ活動を集中的に行う．

c　チーム医療での関わり

　「あすなろ会」には，医師，看護師，精神保健福祉士，作業療法士，臨床心理士，栄養士，薬剤師などの医療チームスタッフで関わる．グループ活動には，看護師，精神保健福祉士，作業療法士が参加し，病棟の個別担当スタッフと連携をとりながら，退院支援を行う．

d　個別支援チームとケアマネジメント

　グループ活動と並行して，主治医，受け持ち看護師，精神保健福祉士，作業療法士などの病棟での個別担当チームが，退院に向けての個別支援を精力的に行う．その際に，あすなろ会のスタッフと連携をとり，グループ活動での様子の報告を受け，医療・生活面での個別ケア目標を設定し，日々の支援プログラムを作っていく．

また，ご家族や地域支援スタッフに参加してもらい，本人の希望を中心に据えた，ケア会議を開催し，地域生活支援のシステムへとつないでいく．

e 病院総体としての関わりと新たなサポートの創設

「あすなろ会」が始まると，病院全体があわただしくなる．「あすなろ会」の進捗状況は，病院全体の運営会議(現在は，地域サポートシステム委員会)において報告があり，退院候補者の状況などあわせて，地域生活の支援体制が十分であるか検討が始まる．支援体制が不足の場合には，支援者のネットワーク作りや医療・福祉両分野の日中活動，グループホームやアパートなどの居住の場など新たな，サポートを創設するという動きを病院総体で起こすことになる．

3 「あすなろ会」の実際

a 対象者の選定

あすなろ会の対象者の候補は，まず，病棟のカンファレンスで検討される．検討のポイントは，第1に，精神症状がある程度安定しており，入院治療は必要ではないと主治医の判断があるもの，第2に，重篤な合併症がなく，また，ADLが自立しているもの，第3に，グループ活動が大きなポイントになるため，グループ活動に参加でき，調和を乱さないもの，第4に，困ったときに誰かに援助を求めることができるものもしくは，そのサインが見つけられるもの，第5に，退院に向けて強力な働きかけや退院後継続的な支援が必要なものなどが挙げられる．

また，スタッフが候補者として推薦しても，本人がなかなか承諾しないことも多い．このような場合，スタッフが根気強く働きかけるが，実は，このことが，長期入院の退院支援にとっては，一番難しい部分ではなかろうかとも思われる．その際には，先の「あすなろ会」での退院者の例を出しながら，モデルを示し，「Aさんも退院して頑張っているから，あなたも大丈夫」，「あすなろ会ならみんなで一緒」，「発足式に参加だけしてみたら？」などと話したり，実際に，デイケアや福祉ホームともに出向き，先輩の退院者に誘ってもらうことが，有効に働いているように思う．

計11回の「あすなろ会」で，退院者が78名(実人数72名)となったが，統合失調症が，62名86.1%である．図48のように，合計の入院期間の平均は，約178.4カ月＝約14年10カ月であり，5年以上の入院期間を有する方が67名で，85.9%を占める．また，退院時の年齢は，図49の通りである．

b プログラムの立案

グループの活動は，3カ月～6カ月の短期間で集中的に行う．そのプログラムは，退院後の生活を想定し，その生活に最低限必要な内容で簡単なものをグループ担当スタッフがミーティングを行い決定していく．表32は，第11回の「あすなろ会」のプログラムである．

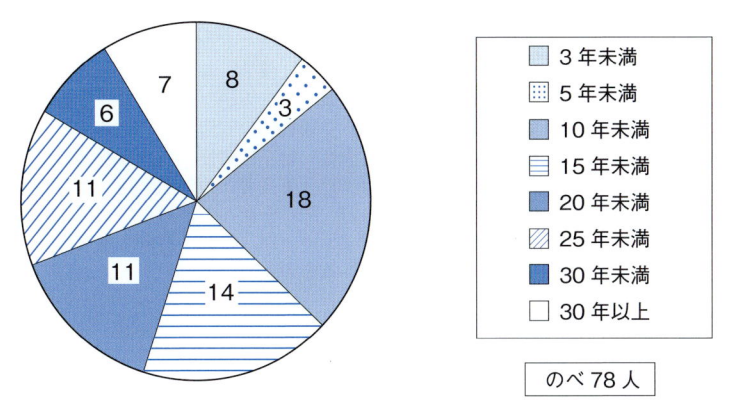

図48　退院時までの合計入院期間

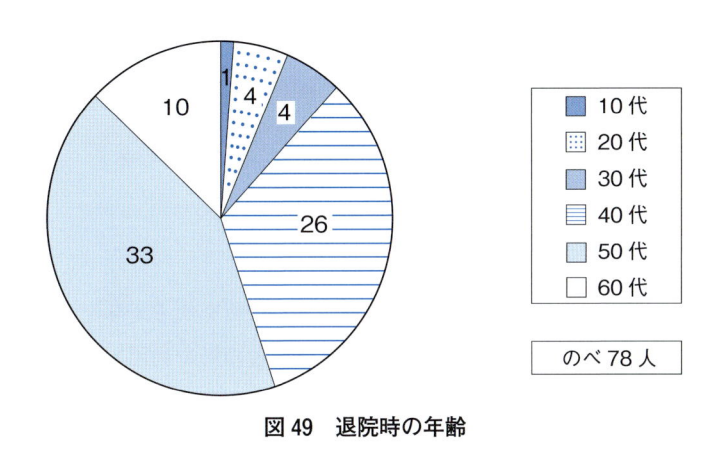

凡例：3年未満／5年未満／10年未満／15年未満／20年未満／25年未満／30年未満／30年以上

のべ78人

図49　退院時の年齢

凡例：10代／20代／30代／40代／50代／60代

のべ78人

表32　あすなろ会プログラムの一例（第11回　2007年8〜11月実施）

第1回	発会式(顔合わせ・動機づけ)
第2回	退院後の生活について
第3回	福祉ホーム・グループホームの見学
第4回	デイケア・グループホームの見学
第5回	近隣の店舗・金融機関体験利用
第6回	再発防止・健康管理について
第7回	緊急時の対応(「困ったとき」はどんなとき)
第8回	生活費について
第9回	外出について(買い物計画)
第10回	交通機関の利用(コミュニティバスを利用しての買い物)
第11回	交流会(地域支援スタッフとの顔合わせ・意見交換)
第12回	退院式(退院に向けて決意表明・乾杯など)

表33 病棟生活の状況と自己評価チェック項目

1) 食事　2) 生活リズム　3) 保清・身だしなみ　4) 掃除・かたづけ 5) 金銭管理　6) 火の始末　7) 大切なものの管理　8) 服薬自己管理 9) 身体健康の管理　10) 交通機関の利用　11) 公共・金融機関の利用 12) 電話の利用　13) 協調性　14) 自発性　15) 近所との付き合い 16) 友人等との付き合い　17) 支援者との関係　18) 社会的役割をもつ 19) 趣味・余暇の過ごし方　20) 心配ごと　21) 病状悪化時の対処 22) 会話の適切さ　23) マナー　24) 自殺・自傷念慮や行為 25) 社会的行動をさまたげるもの

表34 各職種の役割

医師	グループ参加への指示，病状管理，最終的な退院の判断
看護師	候補者の推薦，グループへの参加，病状観察，退院準備，個別ケア目標に沿っての看護（服薬・対人関係・金銭管理・身辺整理など），不安の受容
精神保健福祉士	プログラム案の提案，個別ケアチームのコーディネート，社会資源の確保，ケア会議の招集，家族調整，経済的問題調整，地域関係者との連携
作業療法士	グループへの参加，作業療法場面での状態観察
その他	対象・プログラム内容によって，臨床心理，栄養士，薬剤師，地域支援スタッフなどが参加

　初期の頃は，ガスレンジでお湯を沸かす，ご飯を炊く，味噌汁を作るなどの極めて簡単な調理実習も行っていたが，時代背景，対象者の層や利用できるサポートから，最近では，コンビニで買い物をし，電子レンジで温めるなどに変化してきている．
　いずれにしても，食生活，社会生活，疾病の自己管理，緊急時の対応，具体的な退院準備などを柱に，全員ができるような簡単なプログラムを設定する．
　グループ活動は，「食事を作ること」や「金銭管理ができること」などの社会生活技術の習得や訓練を目標にするのではなく，グループ活動に参加したり，体験したりすることで，自信をつけること，また，患者本人ともできることと，不得意なことを具体化し，共有しながら，地域の支援体制を利用していくことを目標にする．

C　チーム医療と個別支援計画

　「あすなろ会」が開催されると病棟では，グループ担当看護者が決められ，毎回のグループ活動に参加するとともに，活動でのメンバーの参加状況や様子などの報告を行う．一方で，既存の個別支援チームが，退院に向けての支援を行っていく．まず，表33に示す食事・生活リズム・社会的行動など25項目にわたり，病棟生活の状況と自己評価について，スタッフ間でアセスメントし，また，本人と担当看護師，精神保健福祉士が面接をし，自己評価を行う．これらを元に，服薬の自己管理や，金銭管理，食事摂取，対人関係などについて，個別ケア目標が立てられ，退院までの期間，計画的に支援が行われる．退院までの各職種の役割は，表34の通りである．
　さらに，個々の状況や希望に合わせて地域生活に必要なサポートを決め，精神保健福祉

士が中心となり，行政や相談支援事業所，入所施設職員，外来・デイケア担当スタッフなどの地域生活支援スタッフにつないでいく．適宜のミーティングに加え，退院前には，精神保健福祉士などがコーディネートし，本人の希望の確認と，支援方針の確認，支援スタッフの連携・役割分担のための本人参加のケア会議を開催する．

4 家族調整

　長期入院者の場合，家族の反対が障壁となって，退院を断念せざるを得ないことが多々ある．初期の頃の「あすなろ会」では，グループを開始して1カ月ほど経過し，本人の退院への意欲が高まった頃に，家族への説明会を開催していた．対象者の家族全員に参加してもらい，退院に向けて多くのスタッフが関わり，退院後も地域支援スタッフと連携しながら支援していくことを説明する．ご家族も，「自分の家だけが退院させられる」のではないとわかり，退院の同意を得ることができた．

　また，個別にご家族の状況を共有し，退院後の無理のない協力について，精神保健福祉士が繰り返し家族面接し，調整を行う．家族の役割を明確にし，過度に負担をかけないために社会資源を活用していくことや，ケア会議や退院式への家族参加なども，家族の安心につながり，本人の地域生活の支援者の一人になっていただくことに有効に働くようである．

5 地域生活支援体制の整備

a 新たな支援の創出

　長期入院者が退院して地域生活を安定して送るためには，多くの支援が必要である．「あすなろ会」の退院者には，退院者のニーズや状態に合わせて，新たな資源の創出や支援体制の整備が必要であった．具体的には，訪問看護指導体制の再編，デイナイトケアの実施，共同作業所の定員増への支援，グループホームの設立，生活支援センターの設立など，法人全体で検討し，不足している資源は創出するという方針で，取り組んできている（表35，図50）．

　また，最近では，病状も不安定で，退院後，より濃厚な支援が必要な対象者が，退院するようになった．24時間の相談支援体制・危機介入などのシステムが必要となったころから，新しい取り組みとして，平成19年から，ACT-G（assertive community treatment-Gozan＝包括型地域生活支援プログラム-ござん）を実施している（図51）．

b 居住支援施設と「あすなろ会」

　地域生活支援のシステムの中でも，住居の問題は大きな課題であった．長期入院者の場合は，まずは，住居の確保が困難であり，住む場所が決まっても，生活するうえでの支援が必要なため，2回，5回，6回，8回，10回，11回の「あすなろ会」のときに，退院者の層

表35 「あすなろ会」実施以降の地域生活支援体制整備状況

1988年	訪問看護体制の再編
	共同作業所「ワークハウス連帯」の定員増への支援
1990年	中間住居「芝園荘」設立→1992年グループホーム「芝園荘」へ
1994年	グループホーム「家路」設立
	小規模社会復帰施設（県単独事業）「家路女子寮」設立
1996年	グループホーム「若葉荘」設立
1998年	「総曲輪デイケアセンター」にて，デイナイトケア開始
	グループホーム「なごみ荘」設立
2001年	グループホーム「家路（新）」設立
	「脳と心の総合健康センター」（大規模デイケア・デイナイトケア福祉ホームB型，生活支援センター）設立
2005年	「パークウエストハイツ」立ち上げ（ケア付アパート）
2006年	訪問看護室立ち上げ（訪問看護指導専従スタッフの配置）
2007年	ACT-G立ち上げ
	グループホーム「なごみ荘」（アパート型）設立

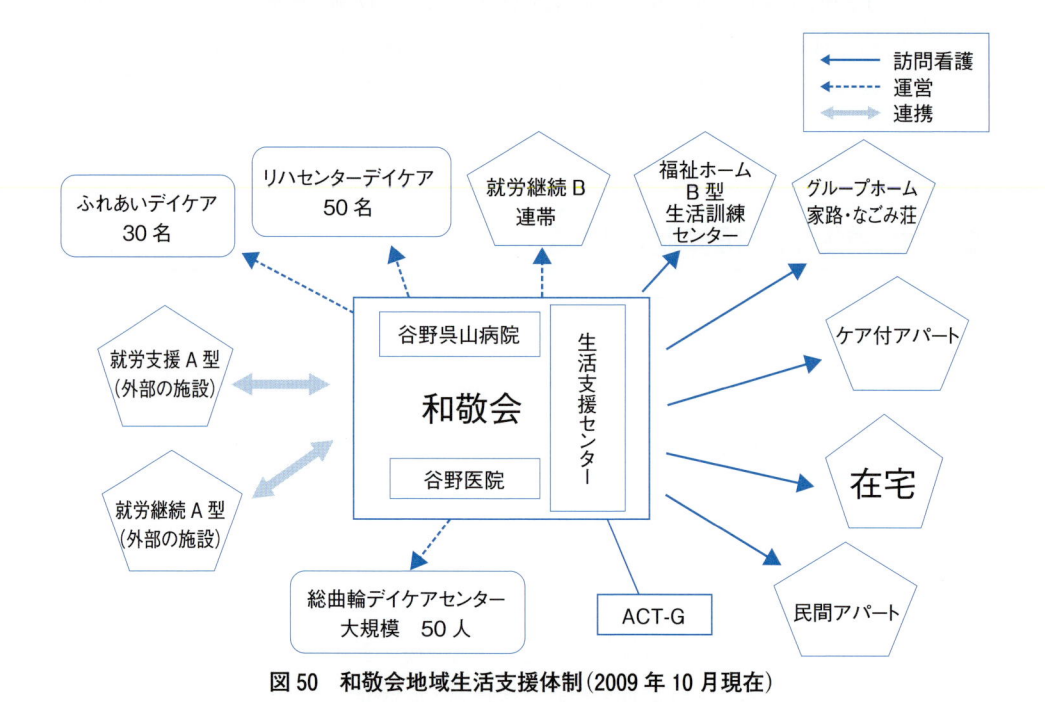

図50 和敬会地域生活支援体制（2009年10月現在）

に合わせた居住形態を模索し，図52のように，グループホーム，福祉ホームなどの居住支援施設を設立している．

「あすなろ会」での退院者78名のうち，79.5％にあたる62名が，退院時に，居住支援施設を利用している．

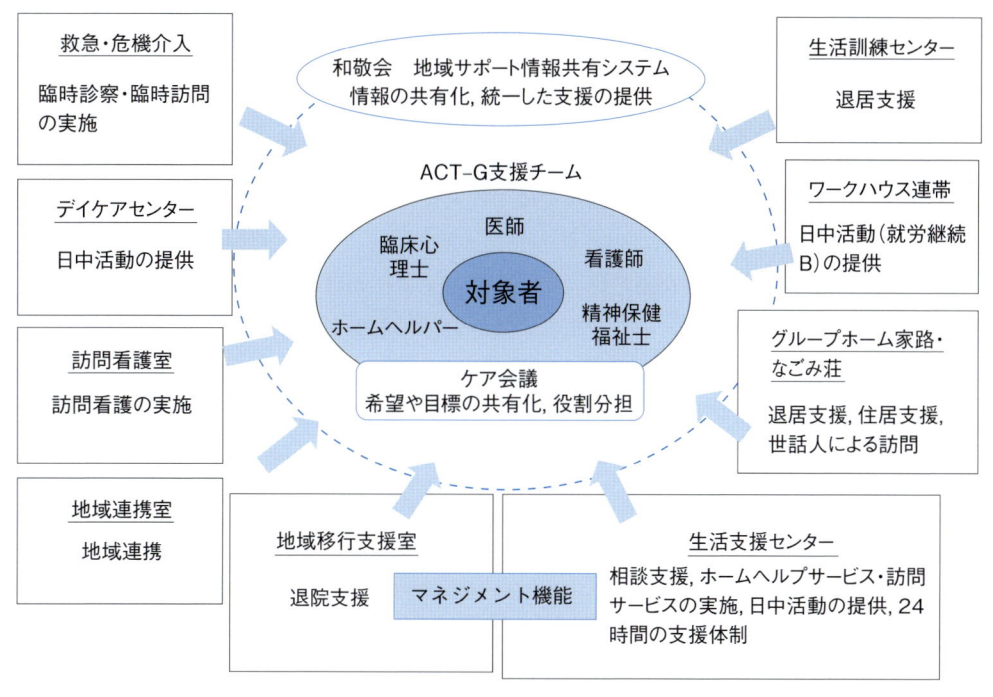

図51　ACT-Gの支援体制

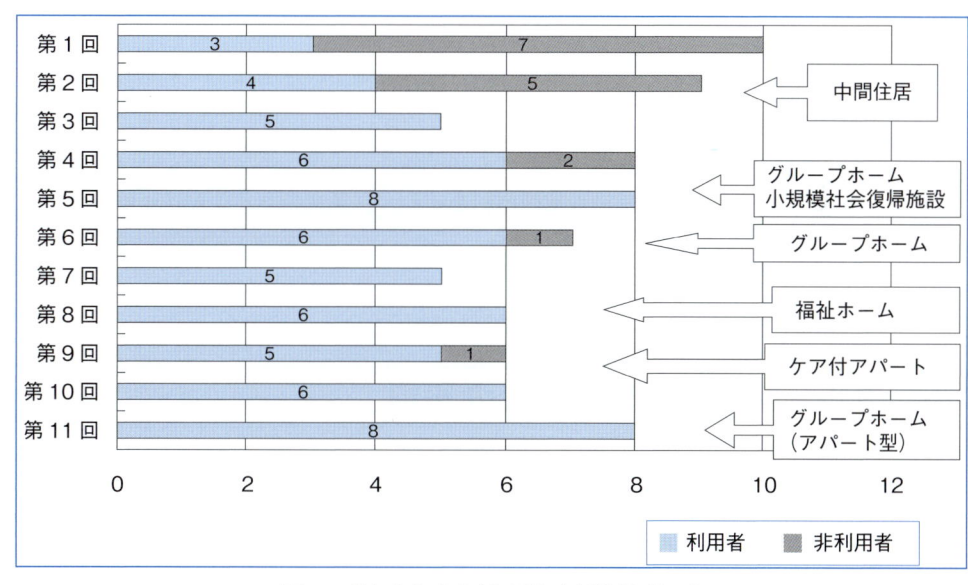

図52　「あすなろ会」と居住支援施設利用者

6　「あすなろ会」で退院した事例

ここで「あすなろ会」で退院した特徴的な，2事例を紹介する．

<事例1>
　Aさんは，20歳代より，統合失調症で長期入院となっていた61歳の男性である．陽性症状はないものの，易怒的・自閉的であり，自分なりの考えに固執し，支援者の助言・指導を受け入れず，近年では，作業療法やグループ活動にも参加せず，退院を拒否し続け，閉鎖病棟に39年間の長期入院となっていた．今回，主治医や精神保健福祉士の勧めや，院内全面禁煙になったことをきっかけに，「あすなろ会」に参加することとなる．自分のイメージと現実が違うと，ことあるたびに「退院やめる」と迷いを見せたが，何とか活動に参加し，福祉ホームに退院となった．Aさんは，個別の退院支援では，福祉ホームの見学や買い物にも行かなかったであろうと思われるが，「あすなろ会」に参加し，「みんなで一緒に退院を目指す」という目標があったため，退院が実現したケースである．

<事例2>
　Bさんは，50歳，男性，統合失調症で，開放病棟に14年間入院となっていた．「自分は神である」という誇大妄想があり，自己評価が高く，ほかの患者に過干渉となったり，支援者との関係構築が困難であった．また，社会生活能力は，ある程度保たれていたが，些細な環境の変化で，誇大的になったり，抑うつ的になったり，不調となりやすい．一方，入院前の妄想に基づいた借金や関係悪化で，家族の支援も全く受けられず，長期入院となっていたケースである．「あすなろ会」に参加することで，担当スタッフに相談することができるようになり，また，家族も「あすなろ会」で本人が努力していることや退院後の支援体制を知り，保証人になることは了解され，アパート型グループホームに退院となった．

7　グループ退院実践の果たした役割

　長期入院者の退院支援は，「病院から送る力」と「地域生活を支える力」，そしてそれらを「つなぐ力（マネジメント）」が，有効に結びつかないと実現しない．

　当院のグループ退院実践は，「自分一人ではない」，「仲間と一緒に退院を目指す」，「多くの支援者の応援がある」ということを対象者が実感することで，退院への不安を軽減し，退院への意欲を高めることに大きな効果があった．

　また，繰り返し「あすなろ会」を行うことで，患者やスタッフの意識の変化がみられた．退院を積極的に望んでいなかった患者であっても，「あすなろ会」で先に退院した患者の様子を見聞きすることによって，退院への具体的なイメージを作ることができ「自分も退院できるかもしれない」と気持ちが変化したり，「次のあすなろ会に入りたい」などと希望するなどの意識の変化がみられた．一方，スタッフも自身が，患者の退院をあきらめていた

ことに気づき，「支援があったら退院できるのではないか」と可能性や強みをみつけ出そうと，意識が変化したことが，退院促進の，大きな推進力となっているといえる．

　長期入院者が退院し，地域生活を送ることは，大変なことが多く，退院したことを後悔しているのではないかと心配していた時期もあった．しかし，「あすなろ会」退院者に聞くと全員が「入院しているより，今の生活のほうがよい」と答える．「時々，淋しいことや困ることはあるが，自由がある」のだという．また，「あすなろ会があったから退院できた」とも話す．このような退院者の声に励まされ，対象者の可能性と仲間の力を信じ，今後も長期入院者の退院を支援していきたいと思っている．

（谷野亮爾，宮部真弥子）

E 統合型精神科地域治療プログラム（OTP）

1 あさかホスピタルにおける退院支援

　近年，統合失調症治療において，生物学的アプローチとしての非定型抗精神病薬による薬物療法に加え，家族，本人への心理教育による疾病理解や，認知行動療法による症状への対処や社会適応の改善をはかるなど，心理社会的リハビリテーションの有効性は精神科医療の現場で広く認識され，作業療法やデイケアなども広く浸透し，リハビリテーションが治療の一環として積極的に行われるようになった[1]．これらの治療の進歩により，多くの新規入院患者は早期に退院していく一方で，在院患者の長期化，高齢化の傾向は改善されない[2]．厚生労働省によれば"受け入れ条件が整えば退院可能な"精神科病院入院患者は現在約7万人以上おり，その中で1年以上入院している約5万人は退院可能ないわゆる"社会的入院"であるとの指摘もある．これらの問題は，総論としては長年にわたり繰り返し議論されてきたが，日本の精神科医療の目指す将来像，そこに至る道筋，あるいは具体的な方法論は未だ示されてはいない．

　精神科病院から長期入院者の退院支援を行うにはさまざまな障壁がある．地域での生活の場や生活支援をどう確保するのか？　病院では退院の可能性をどのように評価すべきか？　退院前に必要な治療プログラムとは？　退院後の地域医療として何が必要なのか？　新たな長期入院を作らないためには，どのような治療（リハビリテーション）を行えばよいのか？　その際，どの専門職が何をすべきなのか？　あるいはそれ以前に，本人に退院の意思がない，また，家族の協力が得られない，等々実際に退院に繋げるための課題は多い．

　当院では，Falloonによる医療モデルと生活モデルを併せた統合型精神科地域治療プログラム（optimal treatment project：OTP）の概念に基づき「ささがわプロジェクト」と名づけ，分院である102床の病院を閉院して地域移行の展開を行った．また，その後も独自の退院支援システムを立ち上げ，病院と地域における統合型のチームアプローチによる治療・支援を目指してきたので紹介する．

a 統合型精神科地域治療プログラム[3]の導入

多職種チームに不可欠な要素としては，治療チームとしての理念，疾患理解，治療チームの目標，そして治療技法を共有することが挙げられる．そのうえで，チーム内で一貫性のある関わりを可能にするツールが必要となる．OTPの基本的な考え方としてのサービスモデルと治療プログラムとは**表36**にまとめられる．このプログラムでは，患者とその援助者を包含した治療チームを形成し，心理教育，ストレスマネジメント，認知行動療法を行いながら，徐々に本人の主体性に沿って，援助者が治療的役割も果たせるように援助していくという考え方が特徴的である．

当院では，このOTPを1998年より採り入れ，日本で第2のセンターとして，Falloonによるワークショップを2004年まで毎年開催してきた．また，併せて2002年からは，OTPの日本の第1のセンター「みなとネット21」の協力を得て，幅広く病院やNPO職員の教育を行っている．職員約500名中370余名がOTPワークショップを修了している．

b ささがわプロジェクトの実際[4]

あさかホスピタルは，急性期の閉鎖病棟，ストレスケア病棟，認知症疾患治療病棟，合併症病棟，リハビリを主とする回復期病棟などの12病棟，571の病床からなる．

ささがわホスピタルは，1978年にリハビリを目的としたあさかホスピタルの分院として開設された102床の開放型病院であった．作業療法も積極的に行っていたが，結果的に長期在院者がほとんどを占め，この病院からの退院が進まない状況に陥っていた．そこで，この病院を閉鎖して，慢性長期在院患者を退院させる「ささがわプロジェクト」の具体的な検討を2000年から開始した（**表37**）．

ささがわプロジェクトの概要は次のようなものである．

①ささがわホスピタルは病院機能を終了し，建物は生活施設の"ささがわヴィレッジ"と精神障害者地域生活支援センター「アイキャン」の集合施設とする．
②これらの施設はNPO法人"アイキャン"により運営する．
③診察，デイナイトケア，訪問看護などは必要に応じて関連施設であるあさかホスピタルから提供する．
④OTPに基づく心理教育と認知行動療法を病院閉鎖前より継続して提供する．
⑤多職種チームのメンバー間ではOTPを共通言語として学び，情報の共有化を行い，統合的なケア体制を構築する．

実際のところ，それまでささがわホスピタルに長期入院していた患者は，病名告知はもちろん，病気の症状や服薬への理解も十分ではなかった．また援助者として家族が一緒に住むという状況でもなかった．したがって，OTPとしても，個別や患者同士のグループという形でセッションを行った．特に薬や病気に関する心理教育，服薬自己管理，症状管理，再発の早期警告サインなどに重点がおかれた．退院の1年前より心理教育に取り組み，退院前半年間には，集中的に1人当たり最低10セッションのOTPプログラムが「精神科リハビリテーション・ワークブック」[5]に基づいて行われた．

表36 統合型精神科地域治療プログラム(OTP)エビデンスに基づく治療方針

サービスモデル	治療プログラム
早期発見・早期介入	非定型中心の薬物療法
多職種チームモデル	ストレスマネジメント
継続的なアセスメント	認知行動療法
訪問サービス	就労支援・社会参加
双方向性の心理教育	

表37 ささがわプロジェクトの経緯

2000.4	ささがわプロジェクト検討,NPO法人 アイキャン立ち上げ
2001.4	ささがわプロジェクトの意義,可能性の確認と経営分析の検討
	Village ISA 研修
	OTPに基づく心理教育 主として疾病と薬に関して
	Village ISA 研修
2001.10	ささがわプロジェクト会議発足(週1回)
	OTPに基づく退院,地域生活に向けたプログラム
	Village ISA 研修
2002.4	ささがわホスピタル閉院
	ささがわヴィレッジ,地域生活支援センター「アイキャン」立ち上げ
2003.10	D-プロジェクト 立ち上げ,E-カレッジ開始
2004.4	退院・地域支援室 設置
2006.4	ささがわプロジェクト 2nd stage ステージ の検討
2007.4	ささがわプロジェクト 2nd stage の具体化

2002年3月31日には実際に病院を閉院して,翌日の4月1日から病院の建物は,NPO法人による居住施設「ささがわヴィレッジ」と精神障害者地域生活支援センター「アイキャン」の2つに機能を転換した.閉院当時には94人が入院しており,78人が統合失調症であった.平均年齢は54.6歳,平均の過去の総入院期間は約25年に及んだ.

C ささがわプロジェクトの成果

ささがわプロジェクトがスタートしてからは,退院を想定した緊張感の中でOTPの心理教育や認知リハビリテーションを導入し,メンバーと向き合い,家族との連絡をより密に取り,改めて地域の方々の理解を得るよう努力し,スタッフ1人ひとりが,それぞれの立場に立って医療や生活支援に新たな取り組みを行ってきた.そういう意味で,全体のスタッフ数では病院時代の45名からプロジェクト後は26名へと半減しているにもかかわらず,以前よりも質の高いケアを提供しており,またメンバーの社会参加の機会も大きく広がった.

地域生活支援センター「アイキャン」はデイナイトケアと協力して就労訓練プログラム「レッツワーク」を開始した.さまざまな仕事の場面に合わせて,実習の細かいステップを定め,習熟度をチェックしながら,段階的にステップアップをはかる.この就労訓練参加者は週1回ミーティングを行い,就労状況などを話し合ってきた.ヴィレッジ以外の参加

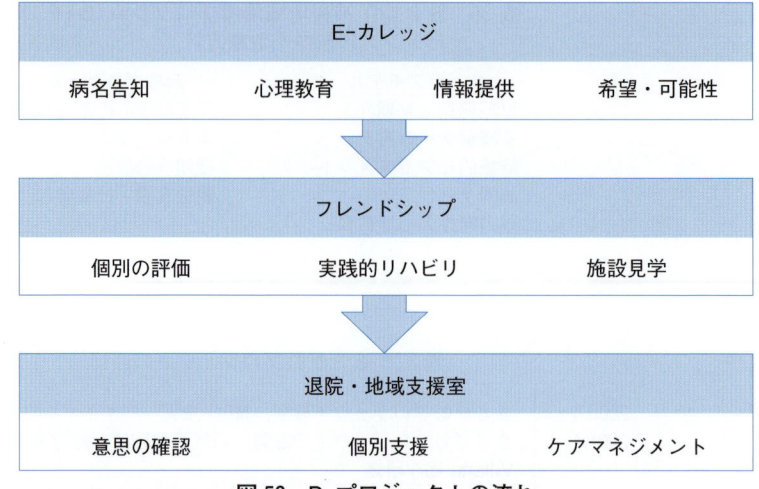

```
┌─────────────────────────────────────┐
│           E-カレッジ                 │
│  病名告知  心理教育  情報提供  希望・可能性 │
└─────────────────────────────────────┘
                  ↓
┌─────────────────────────────────────┐
│           フレンドシップ              │
│   個別の評価   実践的リハビリ   施設見学  │
└─────────────────────────────────────┘
                  ↓
┌─────────────────────────────────────┐
│          退院・地域支援室             │
│   意思の確認   個別支援   ケアマネジメント │
└─────────────────────────────────────┘
```

図53　D-プロジェクトの流れ

者も含めて40人以上が就労プログラムに参加している.

当初の94名中,統合失調症の診断の78名を対象として,検査や評価を行ったところ,2年間に明らかな精神症状悪化を認め脱落したケースは78例中7例である.再発率は9.0%で,その7例中3例は短期間の入院治療により,ヴィレッジに復帰して生活している.

退院前より24カ月目までのPANSS(Positive and Negative Symptom Scale), GAF(Global Assessment of Functioning), QOL評価の中ではSQLS(Schizophrenia Quality of Life Scale)の結果を示す.PANSSについては,陽性尺度でも明らかな改善を認め($p<0.01$),総合評価と陰性尺度の評価においては,極めて有意な改善を示した($p<0.001$).生活機能レベルを表すGAFにおいては平均で56.6から64.3と明らかに社会的機能の改善が認められた($p<0.001$).SQLSでは,心理社会的領域で有意な改善が認められている($p<0.01$)が,動機と活力,症状と副作用に関しては有意な変化は認められなかった[6,7].

d　あさかホスピタルの退院支援システム "D-プロジェクト"[8]

1 ▎D-プロジェクトの概要

ささがわプロジェクトの経験に基づき,2003年秋よりあさかホスピタルの回復期病棟において長期在院患者に向けた退院支援プログラムとして「deinstitutionalization」から名づけたD-プロジェクトが立ち上げられた.試行錯誤の後,実質的には2004年の初めから現在のシステムがほぼ構築されている[4](図53).

D-プロジェクトは主としてE-カレッジ,フレンドシップ,退院・地域支援室での支援の3段階からなる.E-カレッジでは週1回32回にわたり医師,PSW,OT,退院したメンバー,栄養士,歯科医師などからさまざまな情報提供,OTPに基づく心理教育が行われる.第2段階のフレンドシップではOTが中心となり,E-カレッジで退院への興味を示す患者数名の小グループに対し,E-カレッジの復習,OTPプログラムを施行しつつ,退院後の生活に向けた実践的なリハビリテーションや施設見学などを行う.

このフレンドシップで関わりつつ,退院への明確な意思確認ができたところで「退院・地

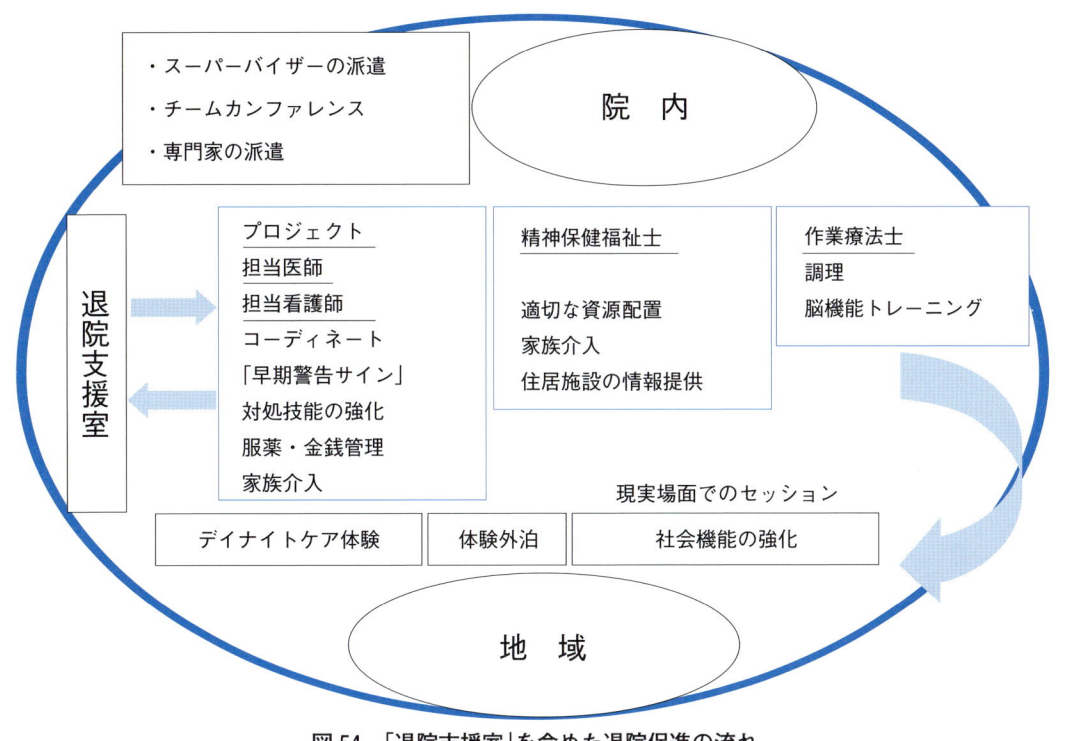

図 54 「退院支援室」を含めた退院促進の流れ

域支援室」への登録を本人が行い，その後個別に具体的な退院支援が行われる．

毎週退院支援会議が開かれ，登録者のプログラムの進行状況，退院者のその後の経過について，退院・地域支援室が中心となり，デイケア，デイナイトケア，訪問看護や地域生活支援センターのPSW らを含めて継続的に検討されている（図 54）．

2 退院支援システムとクリニカルパス

これら，ささがわプロジェクトと D-プロジェクトの経験から，地域ケアチームによる統合的な治療を実現するには，単に多職種によるチームを形成するだけではなく，そのチームアプローチを培うための共通の理念と治療技法に基づいたスタッフ教育や情報共有やチームの方針を確認するケア会議を積み重ねることの重要性が改めて認識されてきている．継続的なスタッフ教育は，患者の疾病や心理・社会的状況について正しく理解し，またスタッフ間で共通の具体的な治療技法を身につけるためにも欠くべからざるものである．またケア会議は，チーム間のコミュニケーションを深め，それぞれの専門職の果たすべき役割を状況に応じて確認していくうえでも極めて重要である．

さらに，入院医療から地域へ移行するプロセスの中では，地域の社会資源との連携をどのようにもつか，それぞれの機能分担を明確にしていく必要がある．当院では，D-プロジェクトの流れの中で，病棟の医師，看護師，精神保健福祉士，作業療法士，退院後に関わる地域生活支援センター，訪問看護，デイケアあるいはデイナイトケア，そして家族や周囲の社会的な支援など，どの段階で，誰が，何を，どのように行うかについて試行錯誤が繰り返され，徐々にクリニカルパスという形に集約されてきたところである（図 55, 56）．

図 55 回復期リハビリテーションプログラムパス

第Ⅸ章 特色ある取り組み／E．統合型精神科地域治療プログラム（OTP） 227

退院支援パス		入院(転入)日　年　月　日			
	退院までの流れ	実施されること			
			病棟(Dr・Ns・OT・PSW)	地域(アイキャン)	DC DNC その他
				訪問	
退院支援室への登録(する)(しない) □退院支援室への登録	①チームの結成 (病棟内での検討) 評価の実施	チーム：主治医・プライマリー・OT・PSW 役割 Dr：チームリーダー全体の治療方針の決定・家族介入 Ns：人的配置のコーディネート・日常生活上の相談 服薬・金銭管理 PSW：社会資源の配置・地域との連絡・調整、家族介入 OT：スキルのアセスメント・スキル獲得の練習 評価を実施する Dr：BPRS Ns：REHAB OT：精神障害者ケアアセスメント 登録用紙兼プロフィールを作成する(紙は様式2-1・PCは様式2-2) プロフィールの提出　※作成のルール参照	□その他	
1カ月目	□1回目	②登録者の把握	□アイキャンに登録した場合※意見書の提出(アイキャンへ) (PSW 担当)	□登録者の把握 □アセスメント結果の把握	
	□2回目	③登録者のアセスメント アセスメントの結果必要とされるスキルの獲得・補い的支援、住居の検討 ※今まで行われてきたリハビリテーションでみることもきるものが中心 ※スキルの獲得が十分な場合は、不要	病棟と地域のスタッフでの共通理解ができるようにする 病棟で実施されたアセスメント ニーズの検討	□当事者との面談 □ニーズの把握	
2カ月目	□3回目 □4回目	④登録者の補いとエンパワメントのプログラムの決定の援助 エンパワメントが必要なスキルのプログラム 服薬管理・金銭管理・清潔・生活リズム 地域生活をする上で不足する技能 アウトカムの設定 期間の設定 OTP の実践 十分と思われる項目について実践をする 提供できる住居の意思確認 体験入所の検討 スキルの確認など 補い支援の配置	※当事者の意思とニーズの確認を怠らない 支援会議までの間にカンファレンスを開催 □プログラムの内容　※チームカルテに入力 □役割分担　　印刷し提出(様式3) □アウトカム □期間 支援会議までの間にカンファレンスを開催 支援会議でのアドバイスを考慮 支援チーム・体験DC・DNCの目的の共有 体験入所・体験DC・DNCの記録はチームカルテへ入力カンファレンスの記録(様式4退院支援会議共通入力)	□エンパワメントが必要なスキルについての情報の提供 □住居についての情報提供 □補い支援についての情報提供 □プログラム内容のアドバイス □評価・修正への対応可能について □体験支援の方法の情報提供	
3カ月目以降(個別性あり)	□5回目以降	⑤情報提供・プログラム提示		□体験の受け入れ <体験の目的> □DC・DNCの体験 　目的：DC・DNCの活動について知る 　　　　DC・DNCに参加しているメンバーとなじむ □体験入所受け入れ 　目的：どんなところかを知る 　　　　退所への意欲を高める □仮入所の受け入れ 　目的：入所に対しての訓練 　既入所者となじむ	目的を確認することが必要 <受け入れ側の目的の把握> □アセスメント 　できることの把握 　問題点の把握 　補い支援の把握
		⑥プログラムの実践・評価・修正 報告内容についての確認 アウトカムの確認 エンパワメントの限界の把握 →補い支援の配置の検討	看護展開 デミングサイクルをまわす　問題点抽出 計画 実践・介入 評価		
退院支援室より本人・家族への情報提供・プログラムの提示(本人のニーズに沿った具体的な情報の提示) 病棟内チームカンファレンス・プログラムの展開 会議での報告・修正(2週間に1回)		⑦実践内容の報告 報告内容についてのアドバイスを受ける 退院先の決定 退院日の決定 各種手続き(訪問看護指示・通院公費手続きなど)	※チームカルテに入力 (様式3計画書と共通)	□退所先がアイキャン系列の場合 入所判定(　/　) 入所契約(　/　)	
(スーパーバイザーの派遣) チーム内カンファレンスへの参加、当事者との面談など 退院・地域生活支援プログラムの終了、地域生活支援者への申し送り		□退院前訪問(　/　)(　/　)(　/　)			
退院後の流れ	・退院・地域生活 □訪問看護師との同行 □退院後訪問 □退院　3カ月後　カンファレンス □退院　6カ月後　カンファレンス □退院　1年後　カンファレンス				

図56　退院支援パス

表38 退院支援室の現状(2004～2008年12月現在)

登録件数	48件	活用資源	
退院数	42件	訪問看護	35件
平均入院回数	2.6回(1～7)	デイナイトケア	28件
平均入院期間	149カ月(2～468)	デイケア	5件
入院期間別人数		外来OT	1件
0～1年	11名	ヘルパー	1件
1～5年	12名	福祉事務所	1件
5～10年	5名	市町村障害福祉課	1件
10年～	14名	作業所	1件
退院先　共同住居	24件	知的障害者施設	1件
自宅	7件	救護施設	1件
グループホーム	6件	生活訓練施設	1件
福祉ホーム	1件	地域活動支援センター	1件
施設	3件		
アパート	1件		

　まだ試行的で,大まかなものではあるが,開始からの支援過程が6カ月までとし,4回までは繰り返すことができることと規定されている.

　図55は回復期リハビリテーションパスである.当院独自のプログラムであるE-カレッジ,フレンドシップに加え,服薬教室,SST,調理実習が組み込まれている.病棟ではさらにOTPの早期警告サインと症状の管理などを中心に行われる.アイキャンからはさまざまな地域の資源の情報が提供される.

　図56は退院支援パスである.退院支援開始時から,回復期リハビリテーションパスと並行して進められる.医師の役割として,チームリーダー・全体の治療方針の決定・家族介入,看護師が人的配置のコーディネート・日常生活上の相談,服薬・金銭管理・家族介入,精神保健福祉士は,社会資源の配置・地域との連絡・調整・家族介入,作業療法士はスキルのアセスメント・スキルの獲得・練習という役割が分担されている.

　一方で,地域生活支援センター(当時),訪問看護,デイケアやデイナイトケアでは並行して必要な支援を行っていく.登録者の把握としては,アセスメント結果の把握,当事者との面談,ニーズの把握やさまざまな情報提供を行い,デイケアやデイナイトケアでの体験受け入れやグループホームなどへの体験入所など,退院後の生活や医療サービスや生活支援について実際に触れ,具体的なイメージをもつことで,退院への不安を軽減し,手応えを実感できる.

　約6年間の経過では,48名が登録し,42名が退院している.在院期間,退院先,退院後必要としたサービスなどを表38に示す.

　このD-プロジェクト開始にあたり,当初は心理教育も不十分な状態で,精神症状の安定している患者を医師や病棟看護師が10名選出して実践的なリハビリテーションを行い,退院支援を進めた結果1名も退院できなかった.その経験に基づき,E-カレッジの心理教育や情報提供を十分に行い,患者自身が退院への意欲や興味を示したケースに,すなわち本人の意思に基づいて支援を行って初めて退院が実現した.いかにして患者本人が退院への可能性を感じ,希望や勇気を持つことができるように支援を行うかが重要であることが

示された．

e ささがわプロジェクト 2nd stage

　2007年，ささがわプロジェクトをスタートして5年目を迎え，2nd stage として，病院の建物で生活することがこのプロジェクトの最終目標ではないと考え，メンバーの新たな生活の実現に向けてさらなる地域移行を目指した．アイキャン・デイナイトケア・訪問看護ステーション・地域連携室・担当医のチームにおける役割を再確認し，ヴィレッジに居住していた85名(70名はささがわプロジェクトのオリジナルメンバー)のメンバーがグループホームやアパートでの単身生活に移行していくための具体的な支援体制を検討した．

　2002年に退院してから，さまざまなメンバーの移動はあったが，プロジェクトメンバー70名を含む85名が元の病院の建物で生活していた．それまでも，集団生活からより地域に分散した生活への移行に際しての不安は思った以上に強く，自らより自立した生活を希望するメンバーは少なかった．

　この2nd stage では，改めてチームがそれぞれの役割の確認を行い，毎週の退院支援会議や月1回のささがわプロジェクト会議において，さまざまな検討がなされた．アイキャンは個別のケアマネジメントとグループでのセッションを組み合わせ，より自立した生活への意思を引き出すよう支援計画を立てた．住む場所の確保も多岐にわたり，経済的なシミュレーションはもちろん，部屋や家を共有するメンバーの組み合わせ，そして症状や生活自立度の程度から検討した．デイナイトケアのスタッフが，1人ひとりの不安への対処や新たな生活への動機づけを目指して，きめ細やかなプログラムを展開した．2007年12月の時点で全員が18カ所のグループホーム，ケアホーム，あるいはアパートへ移行し，旧ささがわホスピタルの建物はその後解体された．

2 統合型支援チームの具体的役割

a 地域支援の実際

　2008年12月，プロジェクト開始時の平均年齢54.6歳，平均総入院期間約25年というメンバー94名(78名；統合失調症)が退院し，6年を経過して，全員の動向が追跡されている．この間に17名が精神症状の悪化で一時的に入院していたが，14名は退院しており，入院中なのはわずか3名である．13名が自立生活，68名がグループホーム・ケアホームに入所し，高齢化での施設入所2名を合わせると83名，実に88％が地域生活を送っていることになる．統合失調症78名についていえば，78名中64名(82％)が地域での生活を継続していることになる(表39)．現在NPO法人アイキャンの運営するさまざまな支援付きの居住施設19カ所には当初のささがわプロジェクトメンバーを含め，110人以上が生活している．

　2nd stage になって，それまで以上に緊急の対応が必要とされた．実際にはこの直近1

表39 ささがわプロジェクトのメンバーの転帰（2008年12月）

統合失調症　78名	
単身	3名
共同住居	2名
グループホーム	48名
ケアホーム	7名
家族同居	2名
老人ホーム	2名
入院中	9名（精神症状7名，身体疾患2名）
死亡	5名（事故1名，病気2名，自殺2名）

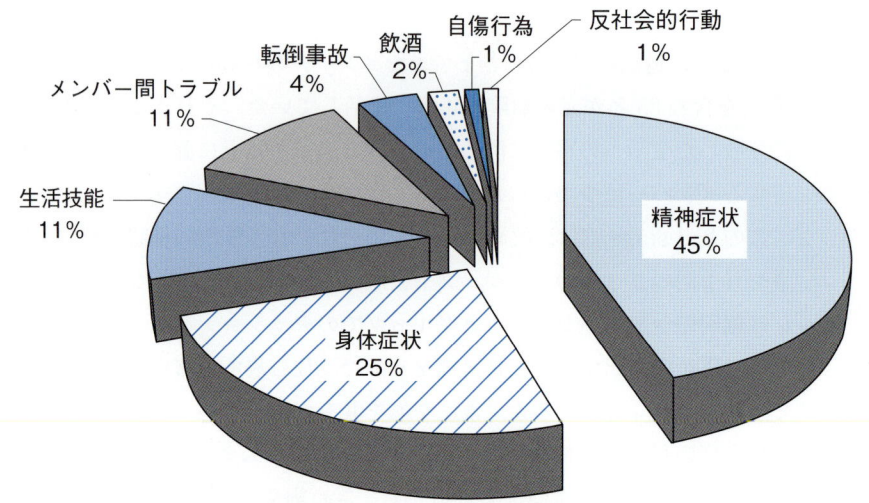

図57 非定期的な介入；144件（2007.12〜2009.11）
（夜間介入　45%，緊急性の高いもの　8%）

精神症状 45%
身体症状 25%
生活技能 11%
メンバー間トラブル 11%
転倒事故 4%
飲酒 2%
自傷行為 1%
反社会的行動 1%

年間の緊急対応を必要とした中で主だったものは144例であり，図57のような内訳であった．精神症状によるものが45%で，身体疾患に起因するもので25%であった．また，地域の方々から，さまざまな声がアイキャンに寄せられた．この1年間では直接15件あり，3分の2が苦情であり，地域の方々の精神障害者への漠然とした不安によるものから，実際に反社会的行為で地域に迷惑をかけてしまったものまでさまざまであった．しかし3分の1が挨拶やゴミ出しへのお褒めの言葉や応援の申し出であったことは特筆すべきかもしれない．

病院時代，ささがわプロジェクトの1st stageそして2nd stageと振り返ってのメンバーの満足度を図58のグラフに示す．これまでの経過を通して，メンバーの生活への満足度が確実に上がっている．

b 訪問看護の役割

退院後，最も利用が必要なのは訪問看護である．2002年のささがわプロジェクト開始当初は，それまで病院でメンバーの状況を把握していきた看護師3名が訪問看護ステーショ

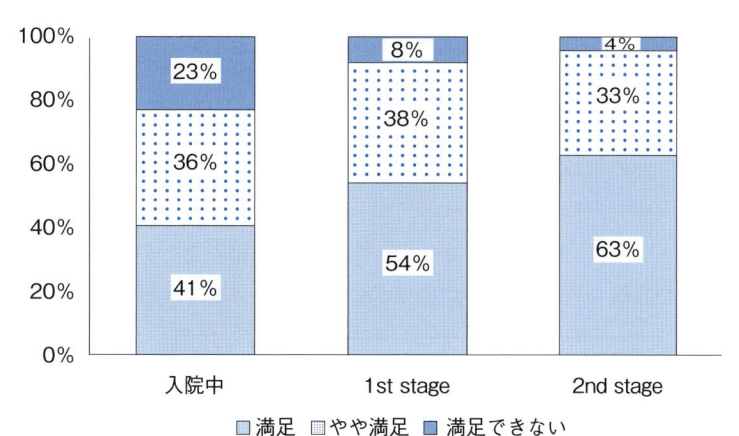

図58 ささがわプロジェクトメンバーの生活に対する満足度

ンに移籍し，その3名が専任で担当した．退院前には病院で，その後は生活の場で，OTPに則って症状への対処，服薬状況確認，生活技能の向上に至るまで，さまざまな面で治療的関わりと支援を行ってきた．アイキャンと訪問看護ステーションが24時間体制で必要に応じて駆けつけることが，メンバーや家族にとっても何よりの安心の材料である．

現在，ステーションは看護師9名で常時約200人に訪問し，約70％が精神科の訪問である．生活面でのADL支援を行うヘルパーステーションと協働して新たな退院支援に際しても，きめ細かい支援を生活の現場で行う機能は，地域での生活を支える大きな軸である．

c メンバー，家族，地域の連携

ささがわプロジェクトは94名の退院という意味では，大胆な変革ではあったが，当初不安を表明する患者にとっては，それまでよく知っている仲間と共同生活を送り，さまざまな医療サービスや支援が手厚く受けられることは，安心の材料であったと考えられる．

また退院に大きな不安と反対を示した家族においては，家族の負担を大きく増やすことなく，全面的に医療と生活面での支援をすることを繰り返し説明した．その後，多くの家族から感謝やプラスの評価を頂いた．退院困難な事例で「家族の協力が得られない」という理由を耳にするが，家族が安心して協力できる状況を作りつつ，時間をかけて理解を深めて貰う工夫が必要であろう．2009年春に，地域に点在して生活する2nd stageの計画について説明会を行った際にも，2, 3人の不安や反対の意見も聞かれたが，多くの家族からは賛同が得られた．結果として，入院中よりも家族からの協力や支援を受けやすく，よい関係が築かれていると考える．

メンバーからは，地域での生活に移行し，「自分の部屋があるのでプライバシーがあってとても嬉しい」という声が多く聞かれる．もちろん生活上の問題や近隣住民からの苦情もあるが，根気強い対応や説明により，多くは解決可能である．本人，家族，近隣住民に対しても，常に誰が担当であるか顔が見え，24時間対応しているということが信頼関係構築の基本となっている．

d デイケアセンターの機能と就労支援の流れ

　デイナイトケアは，ささがわプロジェクト開始時に開設されて以来，訪問看護とともにメンバーの地域での生活の医療的支援として重要な役割を果たしてきた．OTPによる症状管理や対人機能，社会適応訓練を中心的に行うと同時に，アイキャンと協力して就労訓練「レッツワーク」を当初より行ってきた．挨拶などの対人関係や社会性の基本から，就労技能の評価を行い，評価に基づいて段階的に訓練を行う．現場での就労訓練から就労移行後も，OTやPSWがジョブコーチとして関わる体制をとった．障害者自立支援法が施行されてからは，デイケア・デイナイトケアから就労移行支援，就労継続支援，一般就労への流れに沿う形で支援している．2008年12月の時点で，就労訓練に45名が参加し，26名が支援付就労，6名が一般就労を行っている．2009年度からは，これらの就労支援を訓練の場面から地域での実際の就労に至るまで，より一貫した支援を行うことを目的としてOT1名が「ジョブアドバイザー」という肩書で，自由な立場で就労支援を行うようにした．現在新たに3名が一般就労に就き，就労訓練の流れは活性化している．

　また，デイナイトケアは上記に示したようにささがわプロジェクト2nd stageにおいても重要な役割を果たしてきた．実際の生活に向けての意欲を高める"動機づけセッション"，繰り返し現場に行ってスーパーやバス停などの生活環境や資源を確認する"不安解消セッション"，そして一般の社会資源のさらなる活用の訓練など，より個別の生活を想定して自分でできることを確認し，自信をもつための"エンカレッジメントセッション"などを行った．2008年4月には，デイケア，デイナイトケアはデイケアセンター「イル・マーレ(海)」として統合し，3種類の機能別プログラムを提供している(表40)．就労や就学を目指すロッタ(航路)，生活の質の向上を目指すポルト(港)，そして退院後など治療プログラム主体のファーロ(灯台)である．目的別にグループを分け，プログラムを特化することで，より利用者にとって有意義なリハビリテーションを提供できると考える．

e あさかホスピタルの変化

　あさかホスピタルとして，2000年頃よりささがわプロジェクトについて検討を始め，約10年が経過している．この間に病院自体にも大きな変革があった．ささがわホスピタルの閉鎖だけでなく，長期在院者への積極的な退院支援を継続している．現在は，閉鎖処遇の多い難治性の患者の多い病棟においても，Eカレッジが定着し，退院支援が行われている．

　これらの退院支援の動きと並行して，地域の医療ニーズに対応する新たな機能を検討して，ハード面の整備を行ってきた．その内容としては，うつ病やストレス関連疾患，認知症，そして児童思春期への対応である．1994年から病棟の機能はさまざまに変遷しているが，認知症専門病棟，ストレスケア病棟，合併症対応の病棟などを整備してきた．2008年6月には新しいD棟が完成した．精神科救急病棟を目指す30床全個室の急性期病棟，30床全個室の当院として2番目となるストレスケア病棟，外来機能を拡充し，子どもの心外来としての専用のコーナーを設置し，集団療法室なども整備した．急性期リハビリテーションの専門施設としてリハビリテーションセンター「ソーレ」をスタートし，統合失調症やう

表40 デイケアセンター「イル・マーレ」の役割と機能

	目的志向型　ロッタ	日中生活支援型　ポルト	治療主体型　ファーロ
主な目的	○これから仕事を始めてみたい． ○復職したい．仕事を長続きさせたい． ○仕事や学校の合間に疲れを癒しにきたい． ○仕事や学校の悩みを解決したい． ○日常生活の技術(料理，洗濯など)を学びたい． ○社会生活の技術(対人技能，公共機関利用法など)を学びたい． ○家族との良好な関係を築いていきたい．	○日中の居場所が欲しい． ○生活の中で楽しみをみつけたい． ○人とのふれあいの場が欲しい． ○日常生活の技術(料理，洗濯など)を学びたい． ○社会生活の技術(対人技能，公共機関利用法など)を学びたい．	○退院直後の生活が不安． ○病気に関する知識を深めたい． ○症状への対処法を学びたい． ○疲れを癒したい．
特徴	○個別・小集団での活動が中心 ○仕事の準備としての職場実習 ○家族参加プログラム	○集団活動が中心． ○楽しむ，余暇的要素を中心としたプログラム．	○個別でのカウンセリング． ○リラックスできる環境設定． ○退院後のアフターケア．
主なプログラム	○就労準備支援プログラム『レッツワーク』 →仕事への準備(就労技術，症状管理)，職場体験実習 →体力増進 ○リラクゼーションプログラム →休息の場の確保 ○家族参加型プログラム →家族の参加しての情報交換，学習プログラム ○生活技能プログラム →料理教室，金銭管理プログラム ○社会資源活用プログラム →公共交通機関，公共施設など実際に利用した学習 →手帳等の更新，申請を目的とした学習	○趣味・余暇・レクリエーションプログラム →手工芸や趣味活動，集団での軽スポーツ ○脳機能トレーニング →毎朝1回，計算ドリルや間違い探しなど ○身体機能トレーニング →生活習慣病・腰痛予防，身体機能維持を目的とした体操 ○生活技能プログラム →料理教室，金銭管理プログラム ○社会資源活用プログラム →公共交通機関，公共施設など実際に利用した学習 →手帳などの更新，申請を目的とした学習 ○クラブ活動 →シネマ，デジカメ，園芸，クッキング，おしゃれ教室など ○グループ活動・勉強会 →機能別グループによる企画活動や目的に応じた勉強会	○心理教育プログラム →精神科リハビリテーションワークブック ○「からだを知る」学習会 →運動器官，内分泌器官，循環器官，呼吸器官など ○リラクゼーションプログラム →休息の場の確保 ○コミュニケーションの場 →ピアカウンセリング →医療チーム(Dr，Ns，PSW，OT，CP)による個別相談

つ病など，疾患別に急性期から退院後に継続して治療的プログラムを提供できる体制とした．近年，外来患者は若年化の傾向がみられ，初診患者の年齢別内訳を見ると20歳未満が18.9％，20歳代が19.1％と併せて約40％を占める．疾患も気分障害，ストレス関連疾患，発達障害などの増加が著しく，年間の入院数でも2006年以降は気分障害が統合失調症圏を上回っている．精神科病院への地域のニーズが大きく変化していると考えられる．

3 退院支援を行ううえでの課題

a チーム医療を行ううえでの制度上の問題

　地域移行に向けて，精神科病院から地域に向けて送り出す際には，当院においては退院支援室と病棟スタッフやOTがチームとなって支援を行う．そして退院の準備に際しては，訪問看護ステーション，デイケアそして地域活動支援センターが加わっての支援となる．

　例えば現在，訪問は，退院前後は病棟看護師やPSWが訪問する場合，どこかの時点から訪問看護ステーションに引き継ぐ場合，あるいは治療関係の継続性からデイナイトケアからの訪問を行う場合など，さまざまである．これら現在の診療報酬上の制約の中でさまざまな部署が連携を組むことになる．しかし，支援を受ける当事者にとっては，できる限り顔馴染みのスタッフが継続して関わることが望ましい．本来，統合型の地域医療を行うためには，病院も地域も含めて，継続的な地域ケアチームを形成できるシステムが必要であると考える．

　特に今後は，急性期入院治療の早期の段階からケアマネジメントを行い，地域生活の支援と地域医療を継続するためには，長期入院者をケアする以上に統合型の地域医療システムが必須となる．

b 障害者自立支援法の問題点

　2006年施行された障害者自立支援法において，3障害共通の名目のもとに生活訓練，就業移行支援，就業継続支援などが画一的に，自立支援サービスとして位置づけられている．まず，経済的な面では，自立支援法での就労訓練を行う場合に，収入がほとんどない段階から利用料が発生するため，利用者にとっての負担が大きく，利用の妨げとなっている．さらに根本的な問題として，精神疾患の症状は慢性期となっても動揺するため，精神障害者の地域支援においてはほかの2障害と異なり，精神科医師を含む専門職種を中心とする地域ケアチームを形成し，治療モデルと生活モデルを併せた統合的なケアを継続的に行い，地域で生活する障害者それぞれの生活の質を高めるために何ができるかを十分に検討していく体制が求められる．少なくとも，精神障害者の相談支援，活動支援，就労支援には，それぞれの専門職種が配置されることが必要であると考える．

c 地域生活者の高齢化の問題

　病院の長期在院者の高齢化が進んでいるが，当然のことではあるが，長期入院者が退院したのちには，地域生活での高齢化の問題に直面する．プロジェクト当初のメンバーの平均年齢が約55歳であるから，現在は62歳を超えている．身体疾患による合併症治療の必要性とその支援の増加，身体機能低下による介護度の増加，また認知症症状による行動面での問題の出現などが大きな支援上の課題となっている．特に65歳以上では，自立支援法よりも介護保険が優先するということで，市町村で硬直的な運営を行おうとする例も多い．

実際には65歳を超えても，自立支援法での精神科的支援を必要とする例，就労を目指す例，あるいは身体的，精神的な高齢化による問題が主体となる例など，さまざまで両制度の柔軟で重層的な利用が求められる．実際には，要介護となり，自立支援施設で対応が困難となったケースでも，介護保険施設への入所が不可能なため，無理をしてケアホームで対応しているのが現状である．

この自立支援法と介護保険法の狭間の問題は，今後も大きな課題であり，高齢化した障害者が生活できる新たな居住施設が必要となると考える．

d 将来に向けて

ささがわプロジェクトでは，長期入院の患者が病院の建物を利用して退院後の生活を始めた．集団で生活を送りながら徐々に社会生活に慣れ，5年の経過の後に地域での生活に移行した．ささがわヴィレッジの解体後，2008年に，グループホームでは支援困難な長期入院患者の退院に際し，大きな家を借り上げ，7人の患者がそこで集団でも生活を送り，訪問サービスや給食サービスを提供して支援を行っている．当初3カ月は主治医が往診を行うなど手厚いケアを行い，徐々に支援を減らしている．この家からまた，それぞれに準備ができた段階で，アパートやグループホームなどに分散していくであろう．このような過渡的な居住施設は，病床転換も含めて，長期在院者の退院支援の最初のステップとしては極めて有用であると考える．

精神障害者への社会の偏見は，常に大きな心のバリアーとして存在することは事実であるが，社会の障害者の受け入れは変化の兆しを見せている．今こそ，精神障害者への心のバリアーを取り除くためにも，地域と医療，福祉，行政が一体となって，障害者を受け入れる地域づくりに積極的に働きかけ，障害者のセーフティーネットを作ることが重要であろう．また，就労については企業の意識の変化はむしろ顕著であり，制度上も改善がなされており，ハローワークや就労支援センターなどとも協力して，就労の可能性を広げていく好機である．

プライバシーがあり，1人になれる自由があること，仲間がいて交流できること，生活の役割や目的をもつことは，誰にとっても人間として生きていくうえで欠くことのできないものである．自分のペースで生活し，近所の方と挨拶を自然に交わすことができるようになったメンバーは「これで社会の一員になったんだな」と実感したという．

今，障害をもつ方々が当たり前に地域の一員として生活できる社会が求められている．精神科病院も地域の資源として，統合的な精神科地域医療福祉の中での役割を明確にしていく必要がある．

【文献】

1) 佐久間啓：精神科リハビリテーションの現状と課題．日精協誌 25(4)：344-351，2006
2) イアン R. H. ファルーン，グレイン・ファッデン共著：インテグレイテッドメンタルヘルスケア—病院と地域の統合をめざして．水野雅文，丸山晋，村上雅昭，野中猛（監訳），中央法規出版，1997
3) 水野雅文，村上雅昭，佐久間啓（編）：精神科地域ケアの新展開—OTPの理論と実際．星和書店，2004
4) 佐久間啓：ささがわプロジェクト—あさかホスピタルにおける脱施設化の試み．Schizophrenia Fron-

tier 5(2)：94-98, 2004
5) 慶應義塾大学精神神経科総合社会復帰研究班：精神科リハビリテーション・ワークブック．水野雅文，村上雅昭(編著)，イアン R. H. ファルーン，鹿島晴雄(監)，中央法規出版，2000
6) Ryu Y, Mizuno M, Sakuma K, et al：Deinstitutionalization of long-stay patients with schizophrenia：the 2-year social and clinical outcome of a comprehensive intervention program in Japan. Aust N Z J Psychiatry 40：462-470, 2006
7) 佐久間啓：精神科病院から地域への展開—そしてその先にあるもの．最新精神医 10(2)：151-158, 2005
8) 今泉初子，渡邉理，佐久間啓：退院促進と地域移行支援のこれまでとこれから．日精協誌 27(9)：770-776, 2008

(佐久間啓)

F ダウンサイジングと機能強化

1 ダウンサイジングとは

　ダウンサイジングという言葉を精神科で流行らせたことに，私も関係しているので[1,2]，責任上本項の執筆は断りにくかった．まず，なぜこの言葉を使い出したのかを説明させてもらいたい．

　北病院に私が勤めだしたのは1978年からだったが，7年ほど経った1985年夏から1年間，フランス給費留学生として，アルプスにほど近い片田舎の公立精神病院で1年間を過ごすことになった．ちょうどチェルノブイリの原発事故があった年である．日本に帰ってきてから，その経験を北病院で生かすつもりだったので，似た環境の病院を選んだのであった．北病院も南アルプスの麓にある．この1年間の経験はいくつかの論文にまとめてある[3~5]．

　大きなボストンバックを2つ抱えて，妻と小学2年生と幼稚園の子どもと4人で，誰一人知り合いのない(そして日本人すらほとんどいない)フランスの田舎町に着いて，受け入れ機関に教えてもらったアドレスを頼りに，間借りをする予定の家にたどり着いたときのことは，今でも鮮明に覚えている．そこからのことを書けばなかなか面白いのだが，本題から外れるのでやめておこう．

　さて，日本では民間の精神病床が9割で，公立の精神病床が1割であるが，フランスではこの比率が逆転しており，公立精神医療が9割を占めている．この状況はヨーロッパではどこでも似たり寄ったりである．公立の医療が中心で，民間病院は，一部の人を対象としたデラックスなものとされていた．そして，当時のフランスの精神医療状況は，1960年代から始まった地域責任分担制(sectorisation)の流れの中で，病床削減とコミュニティーケアの充実の流れが，1つの完成型に到達した段階といえるだろう．

　フランスには各県に公立単科精神科病院があるが，私が行っていたバッサンス病院も，人口32万人のサボア県の唯一の公的単科精神科病院で，附属に児童思春期の入院ユニットをもっていた．この病院は1953年には1,150床であったが，1985年には657床に減っていて，同時に地域での精神医療体制が構築され，平均在院期間は1984年では約40日間で

あった．バッサンス病院の 657 床は 5 つの治療チームに分割されており，その受け持ち地域をセクターと呼んでいる．私が滞在した Lambert 先生の治療チームはサボア県の県庁所在地であるシャンベリー市の南半分とその近郊の 6 万 5 千人の地域をセクターとしていた．この地域での精神科の外来，入院治療などは，すべてこの治療チームが受け持つことになっていた．すなわち患者はその地域によって，診療を受ける治療チームが決まっているわけで，病院への選択権はない．しかしその患者が悪化したら，必ずその治療チームが責任をもたなければならないので，治療や退院後のサポートの継続性では大きなアドバンテージがある．ケア付き住居（治療的アパートと言われていた），各種の就労支援などは，1980 年代の日本の地方都市では夢のような状況であり，これらを体験できたことは大きかった．当時，日本の一部からは欧米では退院した患者がストリートピープルになっているとか，死亡率が高いとの批判があったが，少なくとも私の 1 年間の体験ではそんなことはなかったし，多くの人々が，それなりに問題は抱えていても，地域で支援を受けながら生活していた．

　1970～80 年代は，ある意味では，地域責任分担制精神医療の中で公立単科精神科病院がもっともその機能を発揮できた時期かもしれない．そこでは精神病床のダウンサイジングに伴い，それまで病棟で働いていたスタッフの多くが通院部門や訪問や地域で活動するようになり，このような中で患者が地域での生活を可能とする方法が模索されていった．expressed emotion（EE），家族教育，そして SST や本人への治療教育などはこのような過程で生み出され，検討が進み，確立していった[6～10]．

　病床削減という言葉には，なんとなく寂しいトーンがあるが，欧州で行われたのは，地域精神医療体制の充実を目的として，その当然の成り行きとして病床が減ったのであり，私は，このような流れをダウンサイジングという言葉で表現したいと思った．すなわち，病床削減とダウンサイジングはイコールではない．ダウンサイジングという言葉には患者の地域移行と急性期も含めた地域医療の充実強化という概念が包含されていると，私は思っている．

2　ダウンサイジング前段階

　大学を出てから勤めだした北病院は，駆け出しであった私を除いて，脂がのった筋金入りの 5 人の精神科医がいて，患者主治医制の元に，初診，入院，外来と一貫した医療を大切にして，各医師はどれだけ沢山の統合失調症患者を外来でつなぎ止められるかを競っていた．しかし，各医師は入院患者を 40～50 人を担当していて，平均在院日数は 300 日前後で，デイケアや訪問などのリハビリ手段もなく，長期在院は防ぎきれなかった．それでも当時から北病院と甲府駅との間に無料シャトルバスが一日 4 便あって，立地の不便さを補っていて，毎日の通院患者数も 100 人前後はあった．さらに，北病院では，超人的な能力のケースワーカーを中心としたスタッフの努力もあって，高齢患者の老人ホームへの退院に取り組み，その増加を防止していた[11]．これらの条件は，その後に結びつく重要な基盤であった．

宇都宮病院事件があって，精神保健法が施行されてまもなく，北病院は，ひどい雨漏りが生じたこともあって，1990年に全面改築された．病院は新しくなったが，300床，5病棟体制というコンセプトはそのままで，それまでの6人室が4人室になり，児童思春期病棟（一般の閉鎖病棟に併設）が作られ，デイケアを開始することになり，私はデイケアの責任者に選ばれた．そして，今も一緒に働いている辻OTなどと一緒に，アンダーソンの「分裂病と家族」などの輪読会をして，psychoeducationやEEなどの最新の考え方に触れて感激したり，そのうちに始まった東大デイホスピタルでのSST講習会に参加し，まだ若かった安西・池淵両先生の活躍する姿にいたく刺激を受けたりした．

1993年に精神保健法が改正されて施行され，同時に障害者基本法が成立した．この頃は，北病院でも長期在院患者の退院促進を始めた頃で，リハビリを取り仕切っていたPSWが，必死にアパートや仕事場を探したが，単身者向けのアパート確保は容易ではなく，PSW自身が保証人になって，アパートを借りたことも少なくはなかった．このような状況をみて，北病院の患者を受け入れてくれていた町工場のA社長がアパートを建ててくれることになり，これが山梨県で初のグループホームであるコパン93となった．これは8部屋，定員16名という，全国で最も定員の多いグループホーム（1993年当時）であり，一応北病院の家族会が運営していることになっていたが，実際にはPSWなどの北病院スタッフの丸抱えであった．そこにエイヤと長期在院の患者を退院させた．

今から考えれば，恐ろしいような思い切りのよさであったが，スタッフと一緒に中古の洗濯機などをアパートに担ぎ上げたりして，なんともいえない興奮があって，楽しかった．しかし，退院した患者は，自殺企図をしたり，行方不明になったり，思わぬ身体疾患で亡くなったりと，事故が絶えなかった．2人部屋のグループホーム運営の難しさが身にしみた．2年後には2つ目のグループホームで，10の一人部屋で構成され，賄い付きのパウゼ95が開始され，ここはすぐ満杯となり，運営は順調で，問題ははるかに減少した．プライバシーとバランスのとれた食事は，誰にとっても大切なのである．

1996年にリスペリドンが市販され，急性期の抗精神病薬治療には変化が生じようとしていたが，地域展開という点では，1990年代後半は難しい時代であった．初期の熱気はあったが，たちまちグループホームは満員となり，訪問スタッフは少なく，デイケアの希望者が多くて，デイケア部門を増築しても，予約待ち状況は悪化の一途であった．少ない社会資源で，これ以上の長期患者の退院促進は困難のように思えてきた．医師の定員枠はいくら要求しても増えず，医療法上の定員を満たさない状況が続いた．これでいいのだろうかという不安と非充足感，県に何を言っても無駄であると勝手にあきらめてそれを理由に動こうとしない怠慢，そしてこれから来るかもしれない精神医療全体の変動の不気味な予感などが交錯していたのが2001年であった．

3　ダウンサイジングのチャンス到来

前書きが長くなってしまったが，ここからが本題になる．2001年晩秋だったと思うが，県の部長と病院幹部で一杯飲む機会ができた．この部長は，精神科になかなか理解がある

方で，その席で，「北病院でなにか要望がないのか」と聞いてくれた．それで，患者の退院する場所がないので，なんとかしてもらいたい，できれば福祉ホームなど県で作ってもらいたいと控えめにお願いした．ところが，部長は，福祉ホームなんてケチなことを言わずに，援護寮でも作ったらどうかと言ってくれた．しかし，建築費はなんとでもなるが，でも「人は増やせないぞ」ということになった．思えば，これがダウンサイジングと機能強化の幕開けであった．

　当時，北病院は 300 床（5 病棟体制：閉鎖 3，開放 2）で 260 人台の入院患者，年間入院は 400 件ちょっとであり，デイケアは 50 人体制だが，予約待ち数カ月で困っていた．訪問専任スタッフ 1 名で，他部門と一緒に年間 700 件台程度は行っていたが，圧倒的にスタッフ不足であり，病棟は 1 年以上の長期在院患者が 7 割で，長期患者の退院は滞っていた．病院では保護室・個室が不足して，新入院の受け入れに苦労していたが，入院患者をすぐに受け入れてくれないという不評が地域や保健所に蔓延していた．しかし経営的にみれば，黒字を続けており，県当局としては，北病院を変えなければならないという問題意識はなかったであろう．そして，2001 年はオランザピンなどの第 2 世代抗精神病薬が，我々の手に入ろうとしていたタイミングであった．

　部長からの提案は，北病院内部で連鎖反応を起こした．「このままでは，続かない，いずれはベッドが空いてきて，病床とスタッフの削減を県側から迫られる時期がくるかもしれない」という危機感で，病院の主要な職員の思いは一致した．それなら，こちらから思い切って打って出ようと思った．そして部長からの宿題を解決するために，医者や看護など中核スタッフ一同で，ホワイトボードを前にして真剣にブレインストーミングを繰り返した．

　県立県営の援護寮職員分の 6 人の常勤スタッフを生み出すには，病棟の規模を縮小しても意味はなかった．開放病棟 1 つ（65 床）をやめれば，18 人のスタッフを他部門に割り振れ，援護寮だけでなく，数十人が待機してなかなか入れない状況のデイケア枠の増加や，絶対に必要と思える訪問専任スタッフの増員もできる．開放病棟の患者は援護寮などに退院をお願いすればいい．私は「これはいいや」とニンマリし，ついにダウンサイジングを，日本で実現できるチャンスがきたのかもしれないと思った．

　しかし病棟を閉鎖するだけでは，当然入院収入は大幅に減るので，そのままではスタッフを減らされるだけで，訪問やデイケアなどへの転用などできなくなる．なんとか入院治療の単価を上げなければならない．急性期治療病棟の運営の話をさわ病院の澤先生や国立肥前療養所の吉住先生に聞いて，新入院数が一定以上ないとだめだと知って，考えれば当たり前のことなのだが，目から鱗という思いがした．そうこうしていると，山梨のある民間精神科病院の院長先生が，「救急入院料という新しい枠が 2002 年度からできるよ，これを北病院でもやったらいいじゃない」と教えてくれた．時代はまさに転機を迎えていたのだ．

　いろいろな情報を突き合わせて，ブレインストーミングを繰り返して，開放病棟の削減，救急・急性期病棟の整備，デイケア・訪問の強化，そして援護寮をすべてセットで実現するのが，臨床的にも経営的にもベストであることが，2002 年当初の時点で我々にはわかってきた．そして，我々はこれらを北病院機能強化プランと名づけ，援護寮だけの話から，

大きく話を展開させたのである．これらの計画の策定には，最初から看護の中心的スタッフに参加してもらっていた．後述するように，ダウンサイジングと機能強化は，病棟看護が，自らの身を削りながら，従来の枠を破って進出することが欠かせない．看護からの強い反対があるのではと心配していたが，それはなかった．当時の状況への不満は，皆が共通にもっていた．

　機能強化プランの根幹は，長期在院患者の退院促進である．2002年度当初から，多職種で，退院促進プランの検討を始めた．そこでは長期在院患者のデータベース作り，毎月病院全体で行う退院促進ミーティングでの長期在院患者の退院可能性の厳密なチェック，盆踊りや運動会などの行事的プログラムの見直しと退院促進プログラムの導入，老人ホームや知的障害施設への申請状況の把握，単身生活のためのアパート情報など，現在でも行われている活動の根幹が作られていった．

　同時期に，急性期の入院診療に対して，急性期治療病棟や救急入院料病棟の整備計画，必要な保護室・個室数，工事費用の見積もり，その場合の必要医師数や看護基準，今後15年間の収支予測まで，病院の事務スタッフも入れて，詰めていった．この中で，後述するように保護室は増やさずに，強化個室（準保護室的な機能を持った個室）やトイレ付きの個室，さらには普通の個室を増やすという考え方が出てきた．

　かなりのやる気で作ったこの機能強化プランを県の担当課に持って行って交渉を開始したのは，2002年度前半であった．しかし当時は，千葉で全国初の救急入院料病棟が認可されるかどうかというタイミングであり，そんな先進的な取り組みを山梨でやるのは時期尚早であるとか，病床を減らしたら必要な入院をさせられなくなるのではないかとか，色々と反対され，交渉は難航した．担当課長からは，「このままでいいじゃないか，どうなるかわからないような危ないことに手は出せない」という雰囲気が濃厚に伝わってきた．今から考えてみれば，担当課長の心配はまことにもっともなのだが，それでも「長期患者を本当に退院させられるのか」と言われたことには相当カチンときた．

　それなら「退院させてみようじゃないか」という気になった．病院全体は機能強化で盛り上がっており，いまさら引くに引けない気になっていた．図59 には，北病院の年間平均在院患者数と外来患者数の推移が示されているが，2001年から2002年にかけて在院患者数が一気に減少したことがわかる．長期在院患者数の推移は表41 に示してあるが，2002度の1年間で51名の長期在院患者を退院させたことになる．

　そんなに退院させられるなら，それまでさぼっていたのではないかと言われると，反論はできないのだが，長期在院患者の退院というのは，相当に気合いが入らないとだめである．なぜなら，このような患者の多くはそのまま入院していたいと言うし，家族は引き取りを拒み退院に反対することが多く，病棟の看護は退院なんて無理とか可哀想ではないかと反応し，急性期の患者の治療には熱心な主治医も，長期在院患者となると，このまま置いておけば無難なのに…と二の足を踏むのである．なによりも精神科病院の入院期間には制限がないことが大きい．しかしこの段階では病院全体の気合いが違って，みるみる長期患者は退院できた．やればやれるのである．しかし，機能強化プランについての県の担当課との交渉での旗色はあいかわらずよくなかった．担当課長レベルをとても乗り越えられ

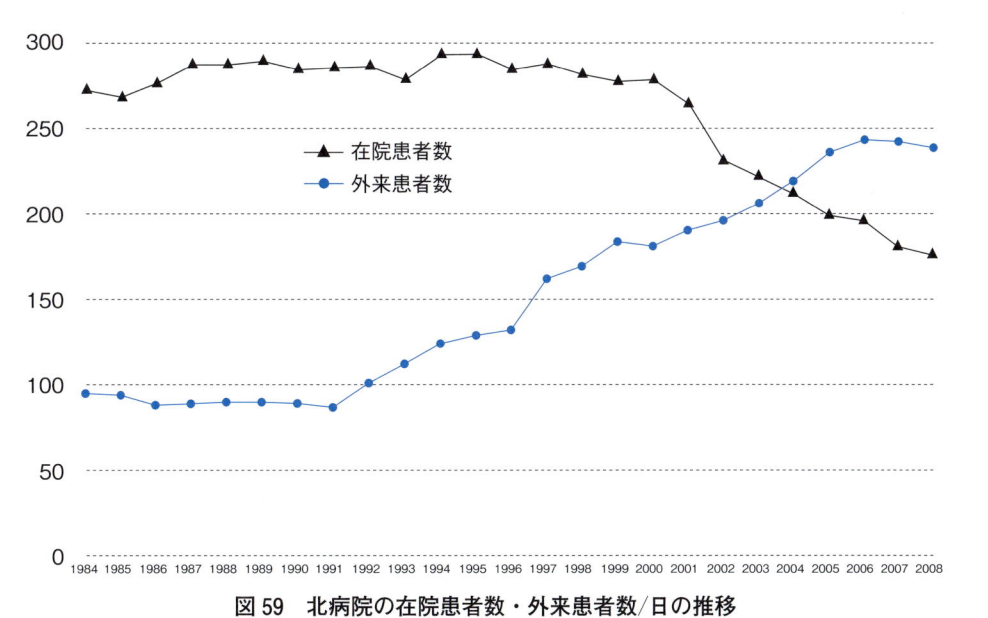

図 59　北病院の在院患者数・外来患者数/日の推移

表 41　北病院の在院数，1 年以上長期在院患者数，長期化率，総病床数，新入院可能病床数，年間入院数，平均在院日数の推移

登録時期	4月の在院数	長期在院数	長期退院数	新たな長期化数	1年以上長期化率	総病床数	新入院可能病床数	年間入院数	平均在院日数
2002/4	251	174			69.3	300	126		
			51	15				467	175
2003/4	226	138			61.1	300	162		
			24	15				600	136
2004/4	234	129			55.1	300	171		
			42	17				716	107
2005/4	204	104			51.0	300	196		
			23	9				727	100
2006/4	203	90			44.3	230	140		
			29	13				736	96
2007/4	184	74			40.2	200	126		
			20	14				700	94
2008/4	168	68			40.4	191	121		
			20	15				718	90
2009/4	172	63			36.6	191	128		
総計			209	98					

そうもないのである．

　ところが，ここで思ってもみない展開になった．2002 年秋には，在院患者の減少のために，病院会計は 2 億の赤字見通しとなってしまった．私は当時，副院長であったが，担当課長からは「患者を退院させれば赤字になるのはわかっているだろう，経営についての計画性もないのか」と強く叱責された．ちょっと前までは，「長期の患者など退院させられないのではないか」と言われていた方としては，反論したくもあったが，我慢しているしかなかったし，担当課長からは「これで北病院の機能強化プランもだめだな」と言われた．

しかし，ここがチャンスだったのである．北病院の赤字化は，県庁内で問題となり，財政課が乗り出してきた．財政課長からは，担当課に赤字削減のための対応方針を求められ，黒字に戻す方策があるなら，早急に検討しろとの指示があった．しかし一度退院した長期患者をまた病院に呼び戻すことなどできない．長期在院患者の退院によって，我々はすでに皆でルビコン川を渡ってしまったのである．この点は，誰の目にも明らかであった．そして，機能強化プランに協力的な担当課の課長補佐の周到な根回しもあって，2003年1月31日に，ついに県庁で，人事課や財政課も入れて，「北病院機能強化庁内検討委員会」第1回の開催に漕ぎ着けた．

4　機能強化プランをめぐる綱引き

庁内検討委員会では，まずは我々の機能強化プランと単なる病床・スタッフ削減案が対立したが，ここが踏ん張りどころであった．病床・スタッフ削減案では，けっして経営はうまくいかないし，公立病院としての役割を果たせない．機能強化プランこそが我々の進むべき道だし，経営的にもそれ以外の道はないことを，繰り返し説明した．そして段々と準備万端であったこちらのペースになってきた．その内に，援護寮などの施設は，県の規則によって，県立県営では運営できないことが明らかになって，県立民営の計画となり，機能強化の最初のきっかけはなんだったのかとも思ったが，もう流れは止まらなかった．

2003年5月15日に，厚労省から精神保健福祉対策本部中間報告「精神保健福祉の改革に向けた今後の対策の方向」が出て，精神病床の機能強化・地域ケア・精神病床数の減少を促すこと，精神病床の機能分化（急性期医療，専門病床）により入院医療の質を向上させること，精神科救急医療体制を含めた地域ケアの体制整備，そして病床の機能強化を推進し，よりよい精神医療を確保するために人員配置の見直しを含めて精神病床の減少を促すことなどが打ち出された．これらの方向は，まさに我々の機能強化プランと同一であり，厚労省の報告にも機能強化という言葉が入っていたのは，思わぬ一致であった．まさに錦の旗がたったような嬉しさを感じたし，流れがこちらに来ていることがわかってきた．

庁内検討委員会はこちらのペースになったが，しかし担当課長はなかなか厳しく，このレベルをなお通過できていなかった．しかし，ここで揉まれに揉まれて，計画はさらに詳細・現実的になって，結果的にはとてもよかった．例えば，2003年9月には，長期在院患者の退院数と新規入院患者数の年次予測を出せと言われた．

2002年の我々の新規入院数は月間30台後半で，2003年度後半には40を超えるようになっていた．担当課長には，これが2004年度には平均49，そして2005年度には52，さらに2006年度には56に伸びると想定して報告した．この数字は，当時の感覚では，ここまではとても行かないかもと思いながら，出したものである．しかし，実際の展開は予想を越えるものであった．図60に示したように，2004年度は年間新規入院716（月平均60）となった．また，2007年度までの1年以上の長期在院患者数の推移の予測では，2007年度では入院患者数172人中，1年以上の長期在院患者が82人と想定されたが，実際には，74人まで減らせている．変動の時代においては，将来の予測は，かなり強気にしてもよいのか

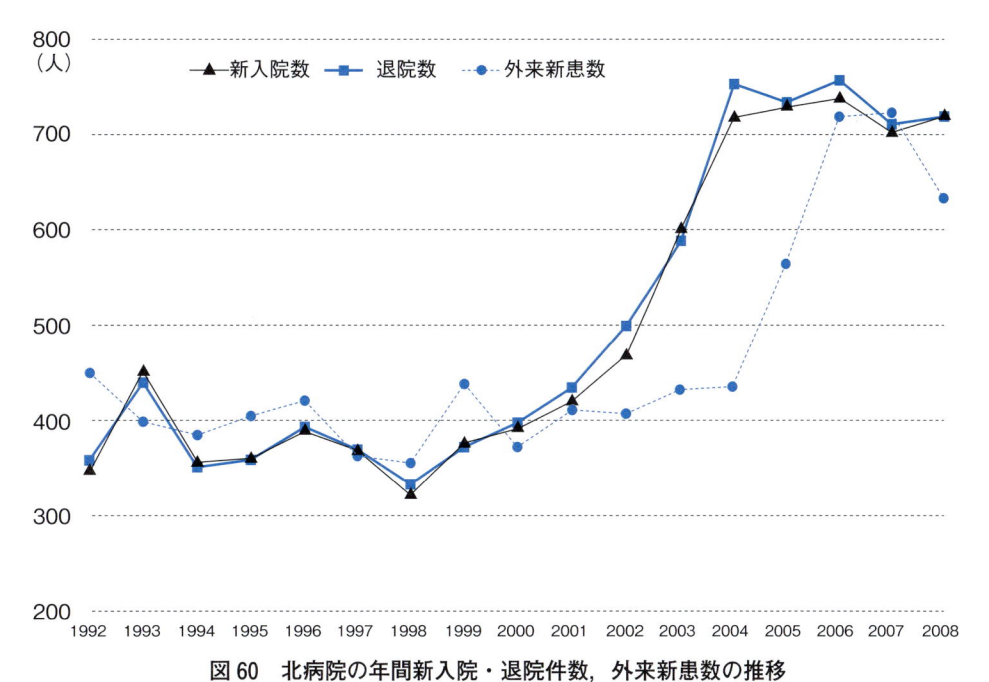

第Ⅸ章 特色ある取り組み／F．ダウンサイジングと機能強化 243

図60　北病院の年間新入院・退院件数，外来新患数の推移

もしれない．

　2003年に入ってすぐに，それまでの病棟の4人室を個室転用したりして，急性期治療病棟の認可準備に入り，8月には認可が得られた．これは確実に収益性向上に結びつき，2002年度の入院収益の落ち込みを翌年は取り戻し，再び黒字に転換させることに成功した．入院患者数が少なくても，新規入院数が増加し，入院単価を上げることで2003年の収支が好転したこと，救急急性期患者の受け入れがむしろスムーズになったことは庁内検討委員会で，我々の主張を強く後押しすることになった．そして，5回の庁内検討委員会の結果，2003年10月には，北病院機能強化検討結果報告書ができあがり，知事に報告することになった．

　報告書に書かれた機能強化プランは3つの柱からなっていた．第1の柱は救急急性期治療の充実であり，精神科救急入院料を算定できる病棟として1A病棟をほとんどが個室（一部はトイレ・モニター付き強化個室）の病棟に全面改修し，ほかの病棟も部分改修して個室化（一部はトイレ付き）を進めること，第2の柱は65床の開放病棟である2B病棟の閉鎖と県立民営援護寮の建設，第3の柱はデイケアや訪問部門の強化であり，2B病棟の跡地に作業療法部門を移動させることによって，デイケアを拡大（120人枠）させ，訪問専任スタッフを増員し，退院後のフォローアップ能力を高めることである．削減される開放病棟スタッフは，他部門のスタッフ増員に向けられることになった．

　そして，話は，予算編成や人員計画，そして設計や工事の方法に移ってきた．紙面の都合で細かくは述べられないが，2005年春に完成予定であったこのプランは，さまざまな要因が重なり，2007年春までかかることになった．病棟構成の変化を図61に示した．

　全面改修した1A病棟は2005年8月から，全国で17番目の精神科救急入院料病棟としての認可を受けた．2002年に，機能強化プランを考えていた頃は，まだどこも認可を得て

～2004年 (300床)	2005～2006年 (230床)	2007年 (200床)	2008～2009年 (191床)	2010年～ (197床)
1A 閉鎖 急性期治療 (60)	1A 閉鎖 救急入院料 (39)	1A 閉鎖 救急入院料 (39)	1A 閉鎖 救急入院料 (39)	1A 閉鎖 救急入院・医療観察 (45)
1B 閉鎖 多飲水・老人 (50)	1B 閉鎖 多飲水・一般 (47)	1B 閉鎖 多飲水・一般 (47)	1B 閉鎖 多飲水・一般 (47)	1B 閉鎖 多飲水・一般 (47)
1C 閉鎖 思春期・一般 (60)	1C 閉鎖 思春期・一般 (54)	1C 閉鎖 思春期・一般 (54)	1C 閉鎖(急性期) 思春期・一般 (45)	1C 閉鎖(急性期) 思春期・一般 (45)
2A 開放 アルコール・一般 (65)	2A 開放 アルコール・一般 (60)	2A 開放 アルコール・一般 (60)	2A 開放 アルコール・一般 (60)	2A 開放 アルコール・一般 (60)
2B 開放 一般 (65)	2B 開放(30)			

図61 北病院の入院治療部門の変化

いなかったが，世の中の流れは実に速い．2010年の現時点では，スーパー救急などありふれたものの1つとなっている．援護寮は，20名分の個室と2名分のショートステイの機能をもった県立民営援護寮として計画されたが，厚生労働省の社会復帰施設予算不足のあおりを受けて遅れに遅れ，建築が行われている最中の自立支援法の施行で混線し，結局，援護寮を新たに開始することはできなくなってしまった．そして最終的には指定管理者制度による，全国初の県立民営の新築の敷地内退院支援施設「あゆみの家」となり2007年1月に運営が開始された．

ここで人員についてだけは，記しておきたい．機能強化プランでは，病床を100床減らすが，スタッフをできるだけ減らさず，看護をほかの職種に転換させながら，スーパー救急・急性期，デイケア，訪問に貼り付け，医師を増員し，治療・リハビリ機能を強化することを目標にしていた．もちろん，赤字が累積するような事態を招かずにである．正規職員数は2001年度の150人から，2007年度の148となって，2名減っただけである．そして，フルタイムの精神科医師は9から11，訪問専任スタッフは1から3，デイケア常勤スタッフは5から8に増員され，3-3夜勤による39床のスーパー救急病棟が運営されることになった．

5　長期在院患者の退院促進

長期在院患者の問題を，ここでもう一度取り上げる．実は，機能強化の最も重要な点はこれなのである．私は，長期在院患者を地域に退院させる過程の中でこそ，欧米で培われた治療技法をわが国の臨床の場で試し，身につける好機であり，これらのプロセスを通過してはじめて，ACTなどの地域治療がわが国の臨床の中で実行可能なものとして見えてくると考えていた[1]．しかしわが国では国公立単科精神科病院の病棟を削減し，そこの患

者のほとんどをほかの民間病院に移して，スタッフも削減しつつ，機能を特化するという話が聞こえてくる．そこで，我々は，このような場当たり的方法を行わないように，転院による機能特化という方法を，自戒をこめて「悪魔の囁き」と名づけた．そして「ダウンサイジングと悪魔の囁き」という一文を，2004年7月に刊行された「精神医学」の巻頭言に出して，自ら退路を断つことにした[2]．

　しかし，実際に長期在院患者の退院を検討すると，スタッフからは，この患者の退院はとても無理なので，民間病院へ転院をお願いするしかないという声が上がってくる．そして，機能強化のための病棟の工事の日程を前にして，どうしても入院患者数を減らさなければならないときなど，決意が思わず揺らぐこともあった．

　ここで，200床への移行計画を作る際の基本的な考え方を述べておこう．まず入院患者を1年以上と未満に分ける．1年未満の患者は退院する可能性が高く，「動く」病床であり，1年以上は「動かない」病床とする．そして，この「動かない」病床と「動く」病床の変化を実態に合わせて想定し，新たな患者をどの程度受け入れることができるかを予測した．ここで忘れてはならないのは，「新たに1年以上の長期在院に陥る患者」である．すなわち，病床の計画をする際には，1年以上の長期在院患者，急性期を主体にした在院期間1年未満の患者，そして新たに1年以上の長期入院となる患者の3つの要因を分析することになる．このような考え方は，北病院の副院長になった宮田を中心に入念に練り上げられてきた[12,13]．

　表41に示すように，北病院には2002年4月の在院患者数は251人で，このうち1年以上の長期在院患者は174人であり，すなわち1年以上の患者割合は69.3％であった．そして，2009年4月までの7年間に1年以上の長期在院患者は209件(同一患者が含まれているため患者実数では197人)退院した(この場合の退院というのは，例えば身体疾患で総合病院へ一時期転院し帰院した場合は，退院として扱わず，入院を続けているものとしてカウントしている)．しかし，同じ5年間に，新たに1年以上の長期入院になった患者は98件あったので，差し引き111だけ長期在院患者が減少したことになる．結局，2009年4月時点での在院患者数172人の中で1年以上の長期在院患者は63人なので，1年以上の長期在院患者割合は36.6％と30ポイント減少したことになる．

　1年以上入院していた患者の退院先は，地域への退院が56％，施設への退院が27％，転院が15％などとなった．地域への退院では在宅への退院が61例(家族の元への退院よりも，単身アパートなどへの退院が主体)，社会復帰施設への退院が26例，2007年1月にでき上がった退院支援施設への退院が21例(2009年4月時点)であった．施設への退院では，老人ホームへの退院が34例，知的障害施設への退院が16例，救護施設への退院が4例であった．そして転院については，県内民間精神科病院へ転院をお願いした例が20例，身体的問題のための内科等病院への転院が7例，家族の事情などで他県の病院へ転院したのは2例であった．半数以上の例を地域へ退院させることができたことは，我々はそれなりの成果だと思っている．

　長期在院患者の退院をどのようにして達成させたのかであるが，特別な方法などはない．まさに「長期患者の退院促進に王道なし」で，主治医，看護，PSWなどがコツコツと努力を

表42 300床から191(200)床への病床削減に伴う病床構成の変化

300床	保護室	個室	2床室	4床室	病床数
1A（閉鎖）	3	3	1	13	60
1B（閉鎖）	3	3	4	9	50
1C（閉鎖）	3	5	4	11	60
2A（開放）	1	4	2	14	65
2B（開放）	1	4	4	13	65
部屋数	11	19	15	60	300

191床	保護室	個室	2床室	3床室	4床室	病床数
1A（閉鎖）	3	24	0	0	3	39
1B（閉鎖）	3	6	3	0	8	47
1C（閉鎖）	3	13	3	1	5	45
2A（開放）	2	10	0	0	12	60
部屋数	11	53	6	1	28	191

積み上げるしかなかった．我々がしたことは，院長・副院長・各師長やPSWが参加する毎月の委員会で長期患者全員の退院促進の進行状況を常にチェックしプレッシャーをかけたこと，退院達成に貢献したスタッフへのポジティブフィードバックを忘れないようにしたこと，退院した方が入院継続するよりもよい状況が作れることをスタッフが患者や家族に対して自信を持って話せるようにしたことなどである．

　退院後の患者をサポートするデイケアは2007年から120枠をもつようになり，待機待ちということはなくなった．デイケアの登録患者数は200人弱になっていて，デイケア・ショートケアを含めて毎日100名弱の患者が参加するようになった．訪問要員は保健師1名，看護師2名が専任でおり，入院・外来スタッフと協力しながら月に300件程度の訪問をこなしているが，重症度が高い例やかなり遠方への訪問例も多くなり，すでにスタッフ不足である．もちろん市町村などとの協力を得たにしても，中核となる部分はどうしても病院でやらないと責任ある支援の継続は現状では困難である．

6　救急・急性期治療

　表42に300床の時代と2009年の191床になった後の北病院の病床構成を示した．スーパー救急の1A病棟は全面改修することになり，3つの4人室以外はすべて個室とした．そして特に新規入院を受け入れる病室として，あるいは保護室に入院した急性期患者を次に出す場所として，看護室の近くに7つの強化個室によるゾーンを設定した．強化個室にはパイピングを備え，ドアが保護室なみにがっちりして，金属製トイレをもち，看護室に近い強化個室Aと，普通のドアでトイレも陶器製だが，モニターがある強化個室Bが作られた．しかしそれまで急性期治療病棟として運用していた1A病棟には，重症で，場合によったら個室管理も必要な患者がなお多数入院していた．このままでは仮に1A病棟でいかに個室を増やしたとしても，この病棟を急性期患者だけで回すことができない．そこで

1A 病棟の重症患者が転棟できるような個室が多い環境を，ほかの病棟にも作り，1A の重症長期在院患者をほかの病棟に転棟させ，そこで病状を改善させて退院に持ち込む努力をすることにした．この点は徹底して行ったし，病棟看護や患者自身も大変な努力をしてくれたと思う．そして改修後の 1A 病棟には，長期在院患者は 1 例もいなくなり，スーパー救急としての運用後は措置患者などが 3 カ月以上に長引くことは少々あるものの，8 割以上はいわゆる「新規患者」で運営することができるようになった．

　急性期治療では，しばしば保護室の不足が問題になりやすい．北病院にはもともと保護室が 11 室あったが，我々は機能強化で保護室を増やそうとは思わなかった．保護室を増やすということは，それだけ隔離を増やすことであり，管理する人手もかかるし，患者の人権にもプラスにはならない．それよりも，保護室から一般室への流れをできる限りスムーズにすることをめざした．保護室に年余も入っている患者を保護室以外で入院させられないかどうかを看護と検討すると，多くの例では保護室が必要なのではなく，トイレ付きの個室と，十分なケアプランがあればよいことがわかってきた．北病院の保護室は，各閉鎖病棟に 3 つ，各開放病棟に 1 つあり，それぞれで長期化が問題になっていたので，トイレ付きの個室はスーパー救急病棟以外の病棟にも必要であった．

　このような部屋の整備とスタッフと患者自身の努力によって，保護室に年余も収容されていた患者はすべて，保護室以外で生活することができるようになった．このため急性期患者に対して用いることができる保護室数は増加したことになり，図 62 に示すように入院時保護室使用例数/月は，明らかに増えた．これは北病院への入院数自体が 400 台から 700 台に大幅に増えていく中で，重症で保護室が必要となる患者も多くなり，これらの患者を次々と入院させていけたことを示している．それでも保護室が満杯になることはなく，なんとかいつも保護室が数室は空いている状況が生まれた（図 63）．そして，保護室平均使用日数は減少し，2 カ月以上の保護室使用例数も減少できた（図 64，65）．

　長期在院患者の退院促進と救急・急性期機能の強化に伴って，平均在院日数は大幅に減少した．その年次変化を表 41 に示してあるが，2008 年度は 90 日となり，2002 年度と比較しても半減している．最初の構想ではスーパー救急病棟である 1A 病棟に救急急性期入院患者を集中させる予定であったが，まもなくオーバーフロー状態となり，次に入院する患者が控えているために，ある程度改善した例は，たちまちほかの病棟へ転棟させるプレッシャーが高まるようになった．そこで児童思春期病棟と一般閉鎖病棟を併せ持っている 1C 病棟を急性期治療病棟として運営することにして，急性期治療の入り口を 2 つにしてなんとかやり繰りをしている状況である．この関係で，1C 病棟の病床を減らしたことで，2008〜9 年の運営病床は 191 となった．

　また，2007 年 10 月から，麻酔科医に来てもらえるようになり，サイマトロンを使っての修正型電気治療が実施可能となった．2009 年度には 603 回（82 例）が実施され，なくてはならない治療手段になっている．

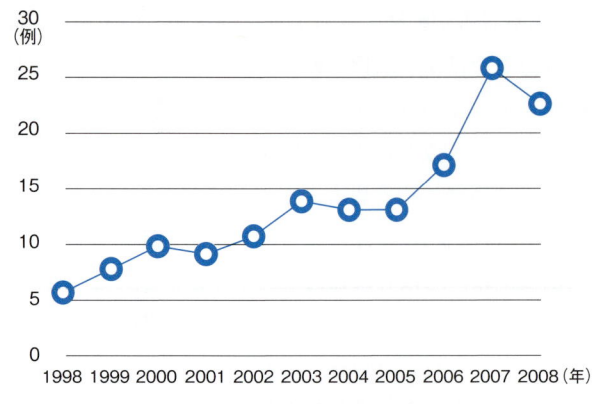

図62　入院時保護室使用例数/月

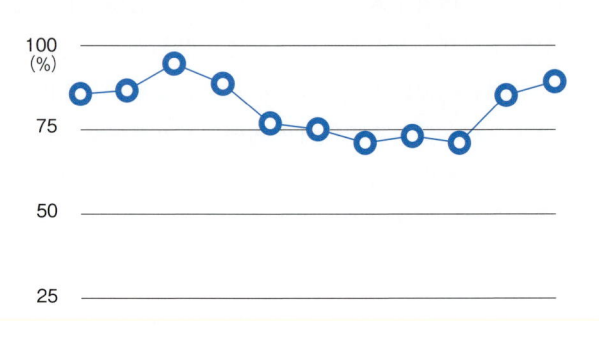

図63　保護室使用率

7　さらなる次の段階へ

　2007年で機能強化プランが一段落したと思ったら，2010年より県立県営から独立行政法人化に移行することになり，我々の希望でもあった医療観察法の指定入院医療機関が北病院に作られることになった．具体的にはスーパー救急病棟である1A病棟に併設（増築）して，5床の指定入院病床を作り，一般の救急・急性期患者と区切らない形での運営をする．増築部分にはかなり広い作業療法室，集団精神療法室などを設け，1A全体の各種の治療プログラムも含めて充実強化する予定である．これに加えて指定通院を行えるような診察室や出入り口も設置している．これは2010年7月中に運営を開始したが，スーパー救急併設という形は全国で初めてになる．ここではもちろん司法精神医療をやるのだが，入院と通院部門を一連のものとした多職種治療チームでの医療体制を北病院内に普遍化させることを目標としている．

　2007年1月に北病院の敷地内にできた20人分の退院支援施設（指定管理者制度で社会福祉法人が運営）である「あゆみの家」は3年を経過したが，中間施設として重要な働きを

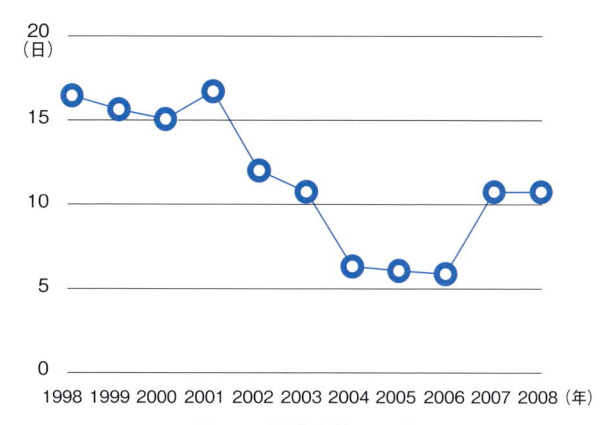

図64 保護室使用日数

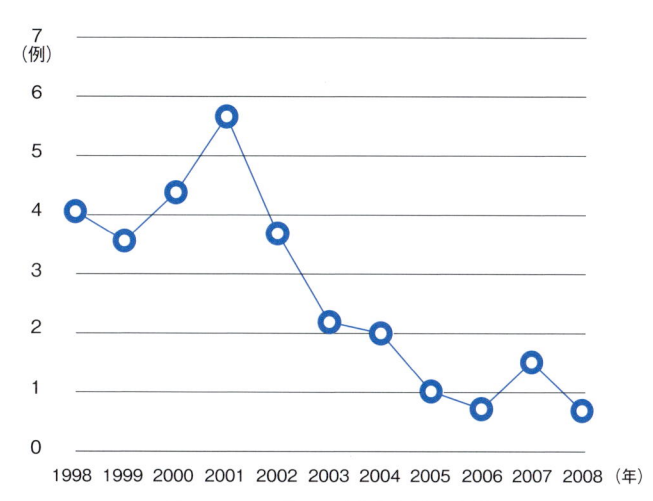

図65 2カ月以上保護室使用例数
2カ月以上保護室を使用している例数を月毎に記録し，年間で平均したものである．

している．これまでに35人の患者がここに退院していった．その中で18人が次の段階に進み，その大部分はグループホームや福祉ホームなどに移ることができた．この18人のことを考えると，もしそのまま北病院にいたら，とても退院は難しかった例ばかりである．病院から次の段階に進めるのは容易ではないが，一度病院外の施設での生活が可能となると，次の段階に移行することははるかに容易になり，市町村などの協力も得やすくなる．これは最近，我々が痛感している所である．

そして，このような指定入院医療機関の設置や「あゆみの家」への退院促進は，新たな変化を北病院に生じさせている．救急・急性期入院患者の重症度はさらに上がり，感情障害圏患者も多くなっている．そして，児童思春期患者も確実に増加している．精神症状を抱えた認知症患者への取り組みも求められている．我々はまもなく病棟構成やリハビリテーション機能をもう一度見直し，新たな機能強化とダウンサイジング計画を立てるつもりで

ある.

【文献】

1) 藤井康男:精神科病院のダウンサイジングと治療技法の進展.臨精薬理 7:1407-1423, 2004
2) 藤井康男:ダウンサイジングと悪魔の囁き.精神医 46:672-673, 2004
3) 藤井康男:ランベール博士の service におけるデポ外来維持療法—フランス地域精神医療近況.臨精医 15:1705-1707, 1986
4) Fujii Y, Lambert PA: Comparaisons des traitements extra-hospitaliers des psychoses chroniques par neuroleptiques oraux et neuroleptiques retard. Resultats de vingt annees d'experiences clinique. Actualites Psychiatriques 1:72-76, 1987
5) 藤井康男:デポ剤による分裂病外来治療—日仏地方精神病院での調査結果から.精神医 31:145-151, 1989
6) Hogarty GE, Schooler NR, Mussare F, et al: Fluphenazine and social therapy in the aftercare of schizophrenic patients. Arch Gen Psychiatry 36:1283-1294, 1979
7) Hogarty GE, Anderson CM, Reiss DJ, et al: Family psychoeducation, social skills training, and maintenance chemotherapy in the aftercare treatment of schizophrenia. Arch Gen Psychiatry 43:633-642, 1986
8) Hogarty GE, McEvoy JP, Munetz M, et al: Dose of fluphenazine, familial expressed emotion, and outcome in schizophrenia. Results of a two-year controlled study. Arch Gen Psychiatry 45:797-805, 1988
9) Hogarty GE, Anderson CM, Reiss DJ, et al: Family psychoeducation, social skills training, and maintenance chemotherapy in the aftercare of schizophrenia. II. Two-year effects of a controlled study on relapse and adjustment. Arch Gen Psychiatry 48:340-347, 1991
10) Vaughn CE, Leff JP: The influence of family and social factors on the course of psychiatric illness. Br J Psychiatry 129:125-137, 1976
11) 功刀 弘,今村満子:高齢在院者の医療と福祉問題.精神科 Mook 26:59-70, 1990
12) 宮田量治:そして 45 名いなくなった:長期在院患者の退院促進マネジメントと新規抗精神病薬の役割.臨精薬理 7:1463-1472, 2004
13) 宮田量治,藤井康男:組織的な退院促進により公立単科精神科病院から退院した長期在院患者の再入院状況と病院側の応需負担.精神医 51:895-904, 2009

(藤井康男)

G 巣立ち会方式

　社会的入院という言葉が口にのぼり,住む場所のない精神障害者や地域の受け皿の不足が言われ始めてから既に 30 年もの月日が流れようとしている.精神保健福祉に携わる人々,そして精神障害者当事者の多くがこの問題になすすべもなく途方にくれて時を過ごしてきてしまった.なぜならば現在では 7 万人以上といわれるが 30 年前からすでに入院患者の 1/3 は退院できるのではないかといわれていたからである.

　国が「精神障害者地域生活援助事業」という名のもとに精神障害者のグループホームが制度化されたのは 1992 年のことだった.このとき,より居住に近いサービスとしてこの社会的入院の解消の一助になるのではと多くの人が強い期待をもった.しかし残念ながらまだまだ問題は未解決のままある.

　全国の精神障害者の数は 323 万人といわれ,そのうち精神科病院に入院中の患者は 33.3 万人である.人口 10 万対精神病床数は日本は 27 床となっており,これはほとんどの先進国の数字の倍以上である.このことは日本の精神病床数は約半分の 16.7 万床でやれるはず

表43 巣立ち会の通所事業所

名称	定員	利用者	体験利用者	合計	平均年齢	生活保護受給率
巣立ち風	30名	63名	16名(16)	79名	54.6歳	50.0%
巣立ち工房	20名	46名	2名(2)	48名	52.1歳	51.0%
こひつじ舎	40名	83名	13名(7)	96名	46.8歳	45.1%
合計	90名	192名	31名(25)	223名		

( )内は病院から通所している人数

表44 巣立ち会の住居支援

名　称	利用者	定員(居室数)
巣立ちホーム	6名	6
巣立ちホーム三鷹第2	23名	23
巣立ちホーム調布	5名	5
巣立ちホーム調布第2	5名	6
巣立ちホーム調布第3	4名	6
巣立ちホーム調布第4	10名	14
巣立ちホーム調布第5	7名	7
巣立ちホーム調布第6	5名	6
グループホーム居室合計	65名	73
それ以外の居住支援	30名	36
合　計	95名	109

だということを指し示している．世界的に見ても歴史的発展経過は施設処遇から地域ケアへと移行してきているがわが国では未だその緒に就いたばかりといえる．

施設処遇ははなはだしい人権侵害である．日本では支援さえあれば十分に地域で生活できる人がその支援が十分ではないために，入院生活を送っている人たちが大勢いる．この問題に向き合うことから巣立ち会の歴史は始まっている．

東京都に「精神障害者グループホーム補助事業」という制度ができたのが1992年である．そしてこの制度が私たちの活動の出発でもあった．「巣立ちホーム」は1992年から開始された．足掛け18年のこの巣立ち会の退院促進支援と通所事業・グループホームの実践から精神障害を持った人たちが地域で生きるということを実践してきた軌跡を報告したい．

1 巣立ち会の事業内容

巣立ち会の具体的な事業内容は日中活動の場として障害者自立支援法（以下自立支援法という）の障害者福祉サービス事業所を3カ所（それぞれ定員40名，30名，20名）の場を就労継続Bで2007年4月から運営をしている（**表43**）．また，2009年までに，8カ所のグループホーム（入居定員合計73名）とそれ以外にも法外の居住支援を36居室行うようになった（**表44**）．そのほかに，指定相談支援事業所（市からの委託は受けていない），三鷹市精神障害者地域自立支援事業（ピアサポート事業），大都市圏における早期支援・早期介入のモデ

ル事業(障害者保健福祉推進事業，2009年単年度事業)などを行っている．

通所事業の利用定員は90名だが，2倍以上の利用者がいる．病院からの通所者や体験通所も含めると220名以上となっている．これは4年前の障害者自立支援法成立前に比べて100名以上増えていることになる．また，グループホームについては自立支援法成立以前は49室しかグループホームとして認められていなかったがこれも現在73室と大幅に増えている．自立支援法成立以前は都や市から事業量を制限されて，サービスを増やすことができず，利用ニーズに十分に応えることができなかったが，法成立以後，福祉サービスが精神障害者も含めて，国の義務的経費になったために，利用ニーズに添って，サービスを増やすことができるようになった．つまり，どんどん病院に迎えに行って，入院患者を地域に迎え入れ，必要なサービスを手当できるようになったのである．このことは巣立ち会の退院促進支援においても画期的なことであった．

2 巣立ち会のこれまでの経過と現状

巣立ち会の発足当初の理念は「社会的入院者の受け入れ」であった．病状は安定しているにもかかわらず，家族が引き取れない，保証人がいないなどで単身退院ができず，病院にとどまっていた人たちを地域に受け入れていった．最初は4名入居したが，近隣のアパートに一人また一人と退院していくうちに，少しの支えさえあれば在宅で実に真摯に生き生きと自分たちの生活を築いていける人たちが大勢いることを実感したのであった．1992年に東京の三鷹で素晴らしい地域の理解者と出会い，最初のグループホームができることになった．その後も，地域の理解者を多く得ることができた．

上記グループホームの建物8カ所のうち6カ所は1K・バス・トイレ付のアパート用に建設されたもので(図66～68)各部屋以外に交流室を持つ．6カ所すべてが設計段階から利用者の希望に基づいて，グループホームのために作ってもらったものである．これはきわめて恵まれた状況にあるといえる．巣立ち会の活動は住居のない長期入院者には必ず，住居の提供まで行うという考え方をしている．住む場所がなければ退院はできない．このため，徹底して地域の不動産屋や地主などとの協働関係を作ることを努力している．特に難しいことではなく，頻繁に連絡・相談をしていくということに尽きるといえる．この結果，先に述べたように6棟のアパート・マンションを建ててもらい(表45)，その他も現在では一般アパートでの空き部屋があるという情報を絶え間なくいただけるような関係となっている．

3 支援の内容

a 退院促進支援について(図69)

私たちの退院促進支援の特徴はまずアウトリーチ，出前サービスにあるといってもよい．アウトリーチという言葉は近年「病院などから地域に訪問するサービス」という意味になっ

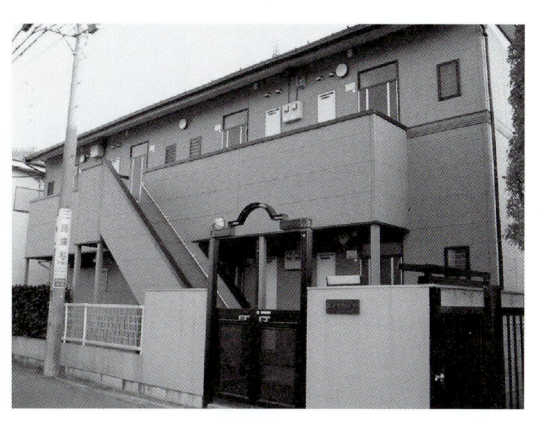

第Ⅸ章 特色ある取り組み／G．巣立ち会方式　253

図 67　巣立ちホーム調布第 2

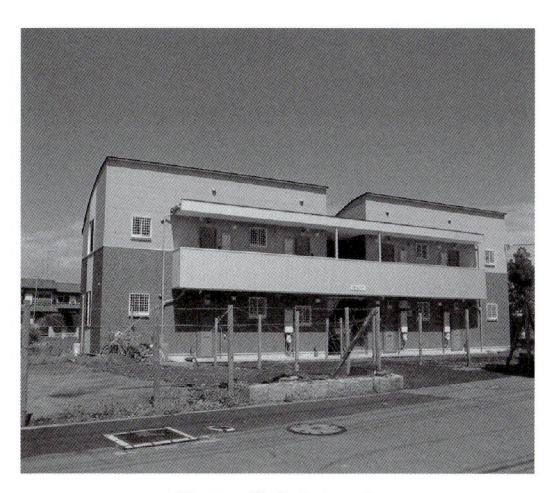

図 66　巣立ちホーム

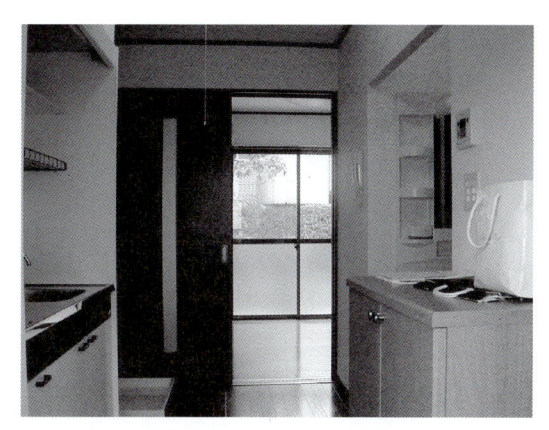

図 68　巣立ちホーム調布第 3　1K の室内

表 45　グループホームとして建設してもらった建物 6 件の内容

	巣立ちホーム	巣立ちホーム調布	巣立ちホーム調布第 2	巣立ちホーム調布第 3	巣立ちホーム調布第 5・6	巣立ちホーム三鷹第 2
建築年	H16.2	H17.9	H10.6	H15.1	H18.3	H21.5
居室数	6	5	6	8	13	8
家賃	52 万円	42 万円	53 万円	58 万円	102 万円	62 万円
一部屋の家賃	65,000 円	63,000 円	65,000 円	60,000 円	69,000 円	69,000 円
家主	地域の地主	元郵便局長．地域の地主	以前，職親の経験あり．民生委員の経験あり	地域の地主．農家	地元で事業をしている．民生委員	地元で事業をしている．地主
建ててもらう経緯	利用者が建設中のアパートの不動産屋と交渉したことがきっかけ	東京都の用地買収の人を通しての情報	以前，職親を依頼したことがある	第 2 の家主の親戚	東京都の用地買収の人を通しての情報	古くからの理事の知り合い．巣立ち会の支援者

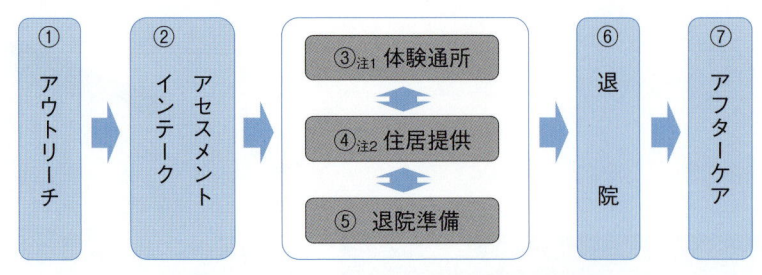

① アウトリーチ → ② アセスメント インテーク → ③注1 体験通所 ⇔ ④注2 住居提供 ⇔ ⑤ 退院準備 → ⑥ 退院 → ⑦ アフターケア

図 69　巣立ち会における地域移行支援の流れ

注1)「体験通所」とは，退院促進支援事業において，退院を目標にして入院先の病院から巣立ち会の日中活動の場へ通所することである．国の要綱でいう「協力施設等における訓練」に相当する過程のことであり，巣立ち会では「体験通所」としている．

注2)「住居提供」とは，体験通所が軌道に乗ってきた頃を見計らって，利用者の入居先の選定をする支援過程のことである．

ているが，私たちは事業開始当初からその逆の「地域から病院に出かけていく，迎えに行く」という意味で使ってきた．退院促進支援での要となるのはいかに病院とよい連携がとれるかということにかかっている．社会的入院者は病院にいる．まずは，入院中のご本人と関わっている職員にその患者が地域で生活してみることを提案してもらわなければ始まらないのである．ご本人たちは退院をご希望される方もいればなかなか病院から出ることに抵抗を示す方も多くいる．そうした方たちに私たちは出張講演と称して巣立ち会の利用者が病院に出かけて行き，入院中の患者や職員の方たちに自分たちの体験談を話す．ここで入院者と利用者とが活発にやり取りができればかなり退院生活についてのイメージが伝わることになる．また，意外だったのは入院者だけでなく，このことで病院の職員も非常に興味を示してくれたことであった．看護師を中心にした病院の職員集団は地域にどのような社会資源があり，どのようなサービスを提供してくれているかほとんど知らない場合が多いようである．私たちが病院の中でこうした話をする機会をもつことで病院の外に関心をもち，その後，多くが見学に来てくれるという展開につながっていった．病院との連携についての留意点として，最初から多くのことを病院に求めないこと，自ら出かけていってできることは何でもやる．入院者との面接，職員への説明・啓発，カンファレンスや職員との連絡などなるべく病院に負担をかけないような配慮を行っている．こうした連携の中から病院職員の間に地域で長期の入院患者が生活していくことのイメージがつかめるようになれば病院からの協力は非常に得やすくなっていく．

最近では，定期的に病院に出かけて，病棟の中のフリースペースで巣立ち会の利用者が自由に入院中の患者と話をして，その中で巣立ち会に通いたいと希望される方たちも出始めている．精神科病院は一般的になかなか第三者を病棟に入れるということを好まない．こうしたプログラム自体が画期的なことでもあるのである．

その後，退院訓練として，日中活動の場に通ってもらう．現在までのデータでは平均約半年から1年くらい，こうした期間を経て，仲間作りや職員との信頼関係を構築して退院準備に入っていく．

退院準備で最も重要なのは住居の提供である．退院に際して最も重要なのは住まいだと

考えている．そのため，私たちは上記したようにグループホームやそれ以外の住居を地域に100室以上持っている．現状では未だ空きがある状態だが，住居については利用者が増えて必要があればこれからも増やしていく予定である．具体的に退院できる住居を確約することによって患者の退院意欲が喚起され，通所するうちに見違えるほどに変化していく過程を何度も体験している．

こうして体験外泊や身の回りの準備を済ませ，退院へとこぎつけるが私たちの特徴は退院で支援を終了しないことにある．退院後もグループホームや日中活動の場を通して支援を継続していく．このことが退院の動機づけとも関連しており，より地域での生活を安心して享受できる要素ともなっている．

b　日常生活支援のあり方

グループホームにおける日常生活支援は，世話人と呼ばれるスタッフの業務であるが，その支援はさまざまで，日常生活の中では，清掃や料理，社会的な手続きなど，医療面については精神科の通院服薬援助や一般的な健康管理，経済面では金銭の使途や年金の受給，生活保護の申請などについての相談，対人関係の面ではグループホームや職場，日中活動の場などにおける人間関係の相談など，就労については私たちのグループホームでは就労支援を積極的に行うこともあるし，余暇については娯楽や趣味に関してグループホーム内でプログラムを計画したりすることもある．人が生活していくうえで起こってくるあらゆる問題について，相談を受け，できる支援をしていくため，世話人の業務は非常に多岐に及ぶ．

大切なことは利用者本人の自己決定に基づく支援が行われることが最優先されるということである．私たちのグループホームでは①通院をしていて，②集団生活ができ，③昼間の活動の場があり，④食事会に参加することなどが主な約束事でそれ以外は自分たちの自由に，自分らしく生活していくことが可能となる．ルールは存在するが，それはお互いが安心して暮らしやすい環境を築くことの責任を分かちもつことであり，安心して暮らせることの大切さを自覚していくことである．

生活支援で，私たちが経験的に学んだことの1つにピアサポートがある．スタッフや専門家だけが支援者ではあり得ない．グループホームは地域で利用者同士が共に暮らすものである．利用者同士が互いに助け合い，励まし合いながら暮らしていけることにこそグループホームの醍醐味があるといっても過言ではない．現に私たちのサポートしている共同住居は18名の入居者がいるが利用者同士が協力し合い，立派な相互支援システムを確立している．いつも利用者に対して支援することに終始するのではなく，利用者のもっている力を引き出すこと，力を育てること，自らの力で自分の生活を取り戻すこと，そのための援助を考えていくことが大切である．利用者自身も地域社会を支えていく担い手になることが十分に可能なのである．

日中活動の場での支援は一般的には施設内での作業を中心にした就労継続支援となるが，一般就労を目指す人の支援を行うこともあるし，グループホームと同様日常生活に関する支援を行うこともかなりあるのが現状である．いずれ，両方の支援を利用している人

たちには連携をとりながら利用者の地域での生活と社会参加を支援していくものである．

c 家族との連携

　精神障害者の家族は家族自身の生活や人生を制約するような過分な責任を負わされてきた歴史がある．法改正によって精神障害者に対する家族の法律上の義務は大幅に軽減されたものの，現状としては家族に対する過剰な期待が依然としてあるように思う．これは社会的入院を引き起こしてきた一因でもある．成人している精神障害者の引き取りを家族に求め，扶養の義務を負わせるのには無理がある．両親が若くて経済力もあるうちならまだしも，高齢の両親，兄弟のもとに長く入院していた人たちが退院するのは，どう考えても不可能である．家族の引き取り拒否は家族の悲鳴でもあるのだ．これ以上自分たちに負担を課されたら自分たちの生活が立ち行かなくなると．この家族に引き取りを依頼する，最終責任を家族に求めることを前提とした退院の考え方を変えなければ，家族の拒否によって退院が実現しないという今の構造はいつまでも変わらない．障害のある人のケアが社会化されることで，家族も自分自身の人生を生きながら障害のある身内を受け入れられるようになるものである．そのための教育や情報提供などはあらゆる機会を通して行われなければならない．「もっと早く知っていたら」私たちが何度も耳にした家族の言葉である．

　巣立ち会では，家族に負担も責任も求めないことにしている．家族と直接接触して，個別の質疑応答や情報提供ができる機会の確保に努め，できる限り利用者の退院後の住居や日中活動の場におけるサービスと支援する側の顔を伝えて安心してもらう．私たちはこの機会をとらえて，退院後の生活におけるさまざまな責務を家族に代わって法人が引き受けるというメッセージを繰り返し伝え，家族を長年束縛してきた役割意識を修正し，退院の動機づけを行う．

　いったんは家族の負担感を取り除くことが重要になる．利用者の生活支援を私たちが約束することによって家族に少しゆとりが生まれる．それぞれの状況に応じて，退院に反対する家族に対して個別に，私たちも働きかけを行う．日中活動の場やグループホームの見学，支援の内容の説明，経済的な問題への対応など，家族の理解を求めるためのあらゆる方法をとることで，今までは家族の了承を得てきている．利用者が安定して家族に負担感がなくなり，遠い昔の外傷体験が癒えれば家族とのよい関係は必ず回復する．基本的には身内である利用者が幸せになることを一番願っているのも家族なのである．

d 地域の人々

　私たちはグループホームを始める際，あえて隣近所に事前に挨拶をするということはしなかった．しかし，前述のように大家さんにはあらかじめ話して了解を得て建物も私たちの希望のものを建ててもらっている．この大家さんを媒介にして自治会に入ったり地域の行事に参加させてもらったりという活動をしている．住む場所からの地域への発信はなかなか難しいこともあり，それぞれの地域の事情もあるが，まずは地域が偏見に満ちているというような先入観は持たないことである．巣立ち会では地域からさまざまな資源の提供を受けて，活動が展開してきている．地域に根付いていくためには地域の住民の一員とし

て何ができるかということをいつも考えていくことが大切であろう．

e 事故への対処

　最善の努力をしていても事故が起こることはある．私たちの活動の中も，さまざまなことがあった．前日まで元気だったのに突然部屋で冷たくなっていたこと，自殺，ある日突然遁走して何日も姿を隠されたこと，部屋から出火したこと，痴漢で逮捕されたこと．予想もつかないことが突然に起こるものである．事故を絶対に起こさないということは難しい．しかし起きたときに最善の努力と対応をしていくということの確認，問題を解決していくための連携や支援体制を築いておくこと，そして解決しない問題はないという確信をもつことが大切である．

f 事例

　次に事例を紹介する．この2名はいずれも，入院中から日中活動の場に通い，巣立ち会の居住施設に入居した人たちである．

<事例1>
　Aさんは20代前半で発病し，約36年という長い期間を病院で過ごしてきた方である．入院が長期化していたこと，病棟内で奇妙な行動が時々みられたことなどから，主治医も担当PSWも退院後の生活能力には不安を抱えていたが，Aさん自身は病院から外勤していた経験もあり，「退院して仕事をしなければ」という思いを持っていた．もともととても社交的な方なので，巣立ち会の仲間ともすぐに打ち解けて，よい人間関係を築いていった．また，同じ時期に同じ病院から一緒に通う仲間がいたことは，Aさんの安心感に大きく影響していたようである．その後グループホームが見つかり，体験宿泊をする段階においても，仲間の存在はとても大きかった．現在は，通所先でもグループホームでもムードメーカーであり，「仕事場」であるという意識を強くもちながら過ごしている．仕事を休むことは滅多にない．また，「出張講演」にもよく参加し，自分の経験したことを力強く伝えてくれている．長期の入院経験者であっても，ちょっとした支えがあれば，その人らしく地域生活を送ることができると強く感じたケースであった．

<事例2>
　Bさんは28歳のときに結婚して，一児をもうけ，家族関係も良好に過ごしていた．しかし，更年期障害を契機として不眠が続き，抑うつ，被害妄想などが現れ，不安定な状態となり，数回の入退院を繰り返しながらの入院生活が5年間に及んだ．その後また退院もしたが，夫との離婚を契機に再入院．その後，生活保護受給による経済面の安定もあってか，病状も徐々に安定し，病棟での生活に慣れていった．一方で，い

つまでも入院して入院費がかかることが悪いと感じるようになり，退院したいと思うようになったようだが，慣れた病院から離れて地域で単身生活を送ることには大きな不安を抱えていた．通所施設に病院から通うときの交通機関，初めて会う人々，単身生活で生じるさまざまな問題．例えば，電球の点け方や炊飯器の使い方ひとつにしても，Bさんにとっては大きな不安要素だった．そのBさんが不安を軽減できたのは，Aさんと同じく仲間の存在だった．病院から体験通所をする際も，同じ病院の仲間と一緒に通うことで，道順がわからない不安は軽減されたようである．また，グループホームへの退院話が提案されたときも，ほかの利用者と同時期に同じ建物に入居できたことで，安心できたようだった．退院後の生活は，庭の家庭菜園で野菜を作って仲間や職員に配ったり，日中は仕事に懸命に取り組んだりと，生き生きと過ごしている．また，自分が抱えていた不安と同じような思いをしている新しい通所者を病院まで迎えに行ったりもしており，ピアとしても重要な存在となっている．退院したことについては，「病院での生活よりも，今の生活の方がいい．何がいいってわけじゃないけど，人間らしいじゃない」と述べており，今の充実した生活ぶりが伝わってくる．

　このように，40年近い入院経験のある方でも，単身生活に大きな不安を抱える方でも，ご本人の前向きな気持ちとちょっとした支えがあれば，その人なりの充実した生活を送ることができるということを我々は改めて彼らから日々学んでいるのである．

g　巣立ち会支援の特徴

以下，巣立ち会支援の特徴を整理してみた．
- 法人全体で関わっている
- チーム責任者が明確でいつでも連絡が取れ，指示が出せる状態にある
- 1人の利用者に，2人以上の担当者がいる
- ピアサポート体制ができている
- 体験通所期間が6カ月以上ある
- 病院へ出かける回数が多い
- 利用希望者に年齢や入院期間などで条件を付していない
- 24時間電話受付の窓口を設定している（緊急時に対応）
- 地域の関係機関と密接な連絡がとり合える関係ができている
- いつも住めるアパートを準備している（保証人がいなくても住居提供を行う）
- 大家さんに障害を開示している
- 近所に仲間が住んでいる
- 新しい利用者に対して受容的である
- 夕食会を開いている
- 交番と連携をとっている
- 退院後も継続して支援をする

4 利用者の現状(表46)

　巣立ち会の支援を今まで受けた人たち(2009年3月現在)362名のうち，159名が退院促進の支援を受け，132名が住居提供の支援を受けている．159名のうち，男性は103名，女性は56名で男性の方が圧倒的に多い．支援開始年齢は50代が最も多く(図70)，67名で平均年齢は56歳であった．また，退院支援を行った159名の総入院年数は1年以上5年以下が31％，5年から20年が39％，20年以上が24％であった．1年以下が6％であり，平均入院期間が11年2カ月であることからかなりの重篤な障害がある人たちがこの支援を受けて地域生活を送るようになっている(図71)．その多くが病院の中で本人もスタッフも退院をあきらめてきた人たちである．社会資源さえあれば地域での生活が可能であるという事実をこの実践が証明したといえよう．この18年間の転帰(図72)を見ると現在退院支援をして地域生活を継続している人が100名，63％いる．17名が入院，14名が死亡，以下，中断，施設入所，不明と続くが，先ほど述べたように対象者の重篤さを考えると退院だけでなく，その後のグループホームなどの支援ができていることで安定した継続的な地域生活を送ることを可能にしていると考えられる．

　2009年9月，厚生労働省において，1年半に及ぶ「今後の精神保健医療福祉のあり方等に関する検討会」の報告書が「精神保健医療福祉の更なる改革に向けて」と題されて発表された．精神保健医療福祉全般にわたる報告書だが，その中でも大きなテーマは社会的入院者を今後どのように処遇していくかという点である．地域移行者の目標数値は，大きく統合失調症と認知症に分けられ，統合失調症については2014年までに，15万人程度(2005年度資料で19万6千人)に減少させると謳っている．2004年の「精神保健医療福祉の改革ビジョン」からみると後退した感も否めないが，数値的には自然減も含めてより現実的な数値になっているともいえよう．しかしこれは病床削減を明言したものではない．認知症をどうしていくかによってはまた新たな認知症の社会的入院者を増やしていく可能性も否めない．政権交代による障害者自立支援法の廃案との見通しとあいまって，まだまだ波乱含みの問題山積というのが現状の日本の精神保健医療福祉の現場である．

　その中で，私たちは退院支援については確かな手応えを感じている．10年前には不可能

表46　2005年度から2008年度までの退院者の現状

		2005年度	2006年度	2007年度	2008年度
対象者		41名	50名	48名	56名
退院者		17名	24名	13名	20名
中断者		1名	9名	3名	6名
退院者	平均年齢	48.8歳	51.0歳	48.5歳	51.2歳
	男女比	13：4	17：7	8：5	13：7
	平均入院期間	4,373日	3,671日	3,313日	3,771日
	退院までの期間	7.8カ月	6.1カ月	12.8カ月	11カ月
	生活保護受給者	10名	15名	6名	10名

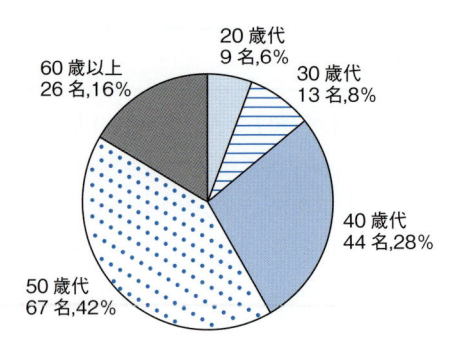

図70 支援開始時年齢

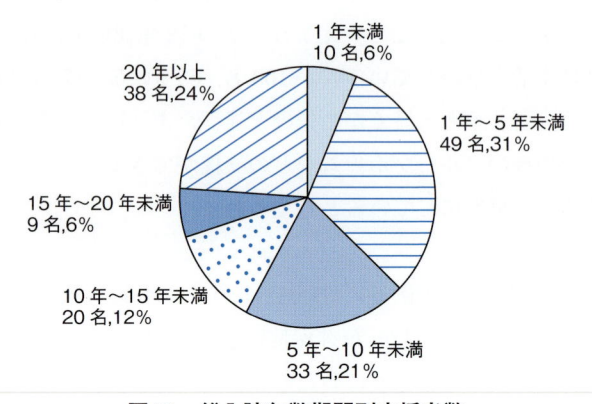

図71 総入院年数期間別支援者数

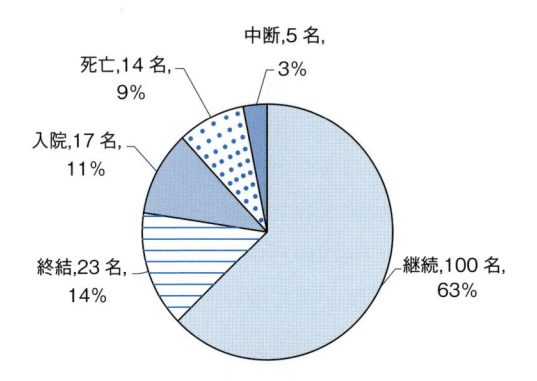

図72 退院促進支援者の転帰状況

と感じたケースを今は確実に退院へと導くことができるようになってきている．受け止める側の度量と出す病院側の意識の変化で（本人の変化ばかりではなく）退院は可能になるというのがこの18年の経験からはっきり言えることである．地域がもっと，成長すること，がっちりと退院者を受け止める覚悟と体制を作ることが肝要であり，それ自体はそれほど困難なことではない．我々の経験が多くの方たちが退院支援を行ううえでの一助となるこ

とができれば幸いである．

（田尾有樹子）

H ACT-J が実践する退院支援

1 退院促進が困難になっている理由

おそらく，地域社会の中に医療も含め日常生活全般をめぐって，利用者のサポートを十分に，かつ継続的にできるチームが育てば，病院からの退院促進はそれほど難しい話ではない．

わが国の精神科医療が陥っている隘路は，入院病棟というハコモノから自由になれずに，治療の主力部隊を病院の敷地という狭い場所から外へ出せないことにある，と筆者はみている．

なぜ出せないか．

多くの良質な経営者でもある精神科医の先生方の話を総合すると，スタッフの再トレーニングの必要性，治療の非効率性など，技術論的な課題も指摘されるが，最も大きなバリアは，現行の制度では，外来部門や在宅医療部門にいくらスタッフを投入してもそれが診療報酬上は十分に評価されない，ということのように思える．

たとえば外来，在宅医療部門に，専属のスタッフを数人配置して，外来でのちょっとした相談に乗ったり，必要に応じて訪問に出かけられる体制を作ったとしても，そのようにすることで，これらの部門のサポート力は数段上がるのにもかかわらず，診療報酬上はほとんど評価が上がらないのである．

要はカネの問題であるが，民間に精神科医療をゆだねているシステムの中では，これがさまざまなことを縛る．

もし，強力なインセンセンティヴを働かせることができて，精神科医療の主力部隊の約半分を入院病棟の外へ出し，地域の福祉チームとも連携をとりながらケアにあたることができたら，精神科医療の主体は，デイケアや作業療法を含む外来部門と，アウトリーチ（訪問）による継続支援のチーム（そこにはリハビリテーションや危機介入，あるいは早期介入も含まれるであろうが）が，担うことになろう．

その場合，入院病棟は大幅に削減され，医療ニーズが極めて高くなった人々の急性期治療の場と限局されるはずである．

これは，医療者の姿勢としては，「具合が悪いので入院しましょう」の前に，「訪問によるサポートも使って，なんとか生活しながらの治療ができるか，工夫してみましょう」が先に来るような変化でもある．あるいは「次は2週間後の外来に来てくださいね」から，「退院してからのケアが重要なので，まずは訪問のスタッフがお宅にお邪魔してサポートのお手伝いをしましょう」というように変わる変化でもある．

1つの問題提起のかたちで，整理をしておけば，筆者の仮説は，深刻な状態になってから

始める重装備の(拘束度の高い)治療よりも，継続性と迅速性に力点をおいた，事態の深刻化を予防する，中装備から軽装備の治療のほうが，堅実でかつ cost effective な働きができるのではないか，ということである．待ったなしの状態になってから救急搬送するよりも，アウトリーチの機能を生かして，穏やかではあるが粘り強い働きかけをするほうが，心的外傷につながるような強制力の発揮は最小限で済み，治療の継続も行いやすいのではないか．

本論は退院促進に限局しての話題であるからここから先へは踏み込まないが，new long stay を抑止するための最も重要なアプローチは，入院を抑止し，現場でのリハビリテーションを促進するように，地域社会の中での医療を充実させることではないかと考える．

ACT に関わって，その視点から精神科医療を見てみると，以上のような感想が筆者の中で膨らむのである．

2　ACT の概略

ACT は Assertive Community Treatment の略称である．Assertive には「積極的に，粘り強く」というニュアンスが含まれ，また Treatment には薬物治療から生活支援，就労支援といった包括的な支援の意が含まれる．日本では，「包括型地域生活支援プログラム」という意訳を採用している．ACT に備えられた特徴は諸外国を通じて一定であり，おおむね以下のようにまとめられる[1]．

①ACT では，単に症状の安定にとどまらず，利用者の希望を尊重して，質の高い安定した地域生活の実現を目指す．そのため，生活維持のための支援ばかりでなく，症状コントロールの支援や服薬自己管理，対人スキルの練習，カウンセリング的関与などの医療サービス，あるいは住居確保や就労支援など，ニーズに応じて多様なサポートを提供する．

②上記の支援を可能な限りチームで提供できるよう，看護師・PSW・OT などの超職種がチームを構成する(transdisciplinary team)．超職種とは聞きなれない言葉であろうが，「それぞれの専門領域の働きもするが，それを超えて，互いの職域を共有できるようなチーム」というような意味である．そのなかで，制度として可能であれば，就労支援の専門家，物質依存の専門家，当事者スタッフなどもチームスタッフとなり，多面的な関わりを行う．そして，利用者のニーズを重視するために，ケアマネジメントの手法を用い，包括的なケアプランを作成することがサポートの基本になるのである．

③サポートは，原則，頻回の自宅，生活の場への訪問などにより行われる．すなわち，ACT が目指すのは精神科病院の敷地内やその周辺で展開されるケアではなく，普通の地域社会の中で生活し続けるためのケアである．つまり，医療は生活の下支えとして必要であるが，しかし前景にあるのは地域社会の中に溶け込むことによって成り立つ生活である．そのあたりの考え方を理解するためには ACT のオフィス自体が精神科病院の敷地から離れ，地域社会の中におかれていることが望ましい．そのほうがスタッフの意識がよりいっそう生活のほうに向く．訪問は主として平日の日中に行われるが，24 時間週 7 日対応が原則であり，オンコール体制などで常に連絡がとれる体制をひく．連休な

どには必要に応じて積極的な訪問も行う．
④チーム精神科医をもっており，毎朝のミーティングなどで情報の共有を行う．チーム精神科医は処方を担当し，また医学的な危機介入時にはチームとともに行動し，医療的支援の責任をもつ．ただし，チーム精神科医は前面に出るのではなく，常態ではチームの後方支援として機能する．チーム自体がチーム精神科医の指示待ちにならずに，利用者とともに工夫していくという姿が，"包括的な支援"の本来の姿であろう．

3 私達の現場―ACT-J というシステム

　ACT-J は，平成 20 年 4 月 1 日に，看護師 3 名のほかに作業療法士 3 名，PSW 2 名を有する NPO 立の訪問看護ステーションとして，スタートした．これは 2003 年 5 月に研究事業として国立精神・神経センター精神保健研究所に立ち上げたチームを引き継いだものである[2]．引継ぎ当時，登録者は 68 名であった．その後，開設時から現在に至るまで，新規の利用者をさらに 20 名登録した．むろん，ACT を卒業したり，中断した利用者もいるので，現在も登録数はほぼ同じである．

　登録者のほとんどは，統合失調症や双極性障害の病名で，国立国際医療センター国府台病院（当時．以下，国府台病院とする）に頻回入院か長期入院をしていた患者，あるいは長期に自宅でひきこもっていて，事実上孤立していた患者である．医療にかかってはいるものの，安定した地域生活とはほど遠い状態にあった人々ということが想像できる．ほかに少数ではあるが，保健所から連絡を受けた未治療事例や医療中断例も対象者になっている．

　一見して，国府台病院と強い連携関係にあるわけであるが，これは，研究時代からの連携関係の継続と，現在も ACT-J のチーム精神科医が，国府台病院の常勤医であることに大いに関連があるであろう．

　1 つの批判として，ACT-J は国府台病院の患者しか対象にしない，という意見がある．チームの側からはこれに対しては異論があり，対象者をもっと地域全体に開いていきたいと考えている．ただ，ACT という機能を考えると，他医療機関と連携する場合には次の 2 点は保障される必要がある．

　　1) ACT のサポートを受けている間は，主治医を ACT のチーム精神科医とすること
　　2) サポートをしている間に入院の事態が生じた場合は，入院中も ACT のサポートが継続できるようにすること

最初の条件は，チームと毎日コミュニケーションをとっているチーム精神科医が主治医であって初めて，処方変更や入退院に関する情報の交換や，危機介入時に連続訪問が可能な「特別指示書」の発行も円滑に行えるからである．2 番目の条件は，この継続性があることで，ACT が退院促進的に機能しうるからである．もっとも，ACT-J が訪問看護ステーションという制度を活用している以上，現行の制度では入院先への訪問は診療報酬上評価されないが．

　いずれにしても，このような条件を提示しながら，地域の中にあるほかの医療機関とも連携をとっていくことは，ACT-J の今後の課題といってよいであろう．

4 退院支援—ACT が行える 2 つの支援

　以上のような特徴をもつ ACT の側から退院支援という事象を眺めてみると，およそ次の 2 つが主たる場面として考えられる．

　1 つは，入院中に ACT の利用が始まり退院後も支援を継続するという場合である．長期入院からの退院促進や頻回入院ケースの悪循環からの離脱などがそれにあたる．

　この場合は，入院先の病院から紹介を受け，入院病棟に訪問をし，本人・家族との面接を経て ACT の利用がスタートする．関係性の構築から始まり，本人に関する生活全般の情報，病状，再発の要因や退院後の問題となる点，入院中からの課題など多くの情報を，本人・家族・病院スタッフから収集し，そのなかで退院に向けての共同作業が始まるのである．この共同作業が，ACT というものを知ってもらう機会にもなり，そこで信用されると，利用者との関係，院内スタッフとの関係も一気に良好になる．

　もう 1 つは，ACT の利用者がサポートの途中で再入院した場合である．ACT が関与していても，入院になる場合もどうしても生じるものである．この間も継続的に関われば，ACT のチームは情報を病棟にも提供でき，利用者に有用な急性期入院医療を始めることが可能になる．ただし，再入院という事態は，ACT チームが利用者と乗り越えられなかった課題があることも示している．入院中に病棟スタッフの意見を聞くことなどで，チームだけではとり得なかった治療のスタンスを発見できるなどのことも起こりうる．入院という事態を治療システムを一時的に拡大して，今までとは異なるアプローチを見出す機会であるととらえれば，そこから得るものも大きいのである．

5 支援の実際

　（以下の事例の掲載にあたっては，本人およびご家族の同意を得ているが，個人情報保護の観点から内容を若干改変していること，ご了解いただきたい．）

　まずは，長期入院者の退院促進事例である．病棟の機能に限界があるとき，外部から積極的な働きかけがあったときに大きく展開が変化した事例である．

＜事例 1＞
● A 氏・50 代男性・統合失調症・入院期間約 20 年
● 経過
　ACT-J が支援を開始する以前から，病院の PSW が退院に向けての関わりを始めていた A 氏であるが，ACT-J が支援を開始しておおよそ 6 カ月で退院となった．A 氏は，一人暮らしを希望していたが，いままで社会での生活経験がなく，人生のほとんどを施設や病院で過ごしていたため，一人暮らしへの具体的な取り組みが長期にわたって失われていた．
　ACT-J の関わりは，まず，病棟に訪問をして退院をするにあたり不安の共有や心配

事などを聞くことから始められている．次に実際に一緒に外出し食事をしたり，日用品の買い物などをしながら関係性を作り，病院近くの短期利用のできるグループホームに1泊からの外泊を行った．外泊は最終的に2週間まで可能となり，その間チームはグループホームへの訪問を毎日行った．食事・洗濯・入浴などがそこでできるように世話人との連携も行い，A氏の一人暮らしへのイメージ化や不安の軽減をはかったのである．

ここまでチームの関わりは約3カ月を要している．この間，チームは進行状況を病棟スタッフと共有し，ケア会議も適宜行いながら方針を確認し，次へのステップへ進んでいくという作業を繰り返していた．

次に必要な作業は一緒にアパート探しを行うことであった．アパートが見つかると，そこへの外泊を繰り返しながら生活に必要なものを一緒に購入した．金銭管理に関して本人は強い不安をもっていたし，食事・洗濯・1人の淋しさや日中の時間の使い方などに工夫が必要であることが予測されたので，権利擁護，ヘルパーなどACT-J以外のサポートの活用も入院中から提案し，手続きを行った．そして退院後はACT-Jは毎日訪問，ヘルパーが週3回，生活費は1週間毎に渡すというプランで始めることを共有した．

アパートの契約が終わり，いよいよ退院である．ACT-Jとの連絡にも活用してもらえるよう携帯電話の購入とトレーニングを繰り返し，病院までのバス利用のトレーニングも行った．退院後の継続的な支援にあたっては，権利擁護の担当者・ヘルパー事業所・チーム精神科医・ACT-Jでサービス調整会議やA氏も交えたケア会議を定期的に行い，関係機関の不安を聞き対処をともに考えたり，支援の方向性を共有したりする時間をもちながら現在に至っている．

この事例を振り返れば，退院に向けた協同作業を行う良好な関係性を作ることの大切さが改めて指摘できる．

どのような症状があるか，なにが障害として存在しているかではなく，A氏はどのような性格の人で，何が不安と感じているのか，また何を得意としているのかを理解していく，その姿勢にA氏自身が徐々に打ち解けてくれたのである．言い方を換えれば，ACT-Jはどんなことをしてくれる人たちなのかということを知ってもらう作業を丁寧に行ったということが，不安を安心に変え，退院後の円滑な生活支援につながったといえるであろう．時間をかけてでも，具体的に入院中から地域社会に出て行くという行動を共にして，体験を通じて不安の軽減や関係性の構築を行うということが大切なのである．

ただし，このような入院中の個別支援は，訪問看護ステーションという制度を利用して活動をしている都合上，すべてACT-Jの持ち出しである．記録を振り返ると，6カ月間に91日間，一回に費やした時間はケア会議や不動産屋訪問なども含めて約70分，すなわち6カ月間に102時間のサポートをしているわけであり，今後このような実践を普及する場合には，何らかの経済的なバックアップが欲しいところである．このようなサポートがない

場合は，さらに延々と入院治療費が嵩んでいったわけであろうから．

このように，入院中からACT-Jの支援が開始されたケースは2008年4月1日以降2009年10月までの1年6カ月で24名いる．A氏の場合は特に長い支援が退院に至るまでに必要だったわけだが，ほかの事例でも関与してから退院に至るまで平均60日を要している．特に，住居探しから始めるケースに関しては時間が必要であった．

次の事例は，必ずしもきれいに本人の自立に寄与しているかというと，そうともいえない事例である．しかし現行の制度下では，チームが手を離してしまえば長期入院がまぬがれないような事例でもある．

<事例2>
- B氏・40代男性・統合失調症・2008年4月以降5回の入退院
- 経過

　母親と同居をしているB氏であるが，エントリー前も入退院を繰り返してきた．常に体感幻覚があるなど病状が不安定になり，電気により頭が引っぱられると家電品を外に捨てる，ブレーカーを切ったりつけたりして壊してしまう，体調が悪くなると不安になり時計・包丁を捨てるなどの行動が続き，母親は目を離せなかった．心理的につらさが増すと，その軽減のため薬の要求が強くなり，定期薬や母親の薬，市販薬など手に入る薬をまとめて飲んでしまう．多飲による水中毒や肺の疾患などの身体的なリスクが高くなることもあり頻回入院を繰り返していた．

　ACT-Jが関わってからも，電気により頭が引っ張られるという体験幻覚から家にある家電製品を次々に捨ててしまうという行動や，要求が通らないと母親に対する暴言暴力が顕著になったりすることは変わらず，母親が家を飛び出し避難するということも時々起こった．チームとしては，母親の疲労を考え，毎日訪問を行って母親のサポートを行う一方で，B氏には，週に1回1泊で短期利用のできるグループホームを活用することを支援プランとして行った．しかしながらB氏には生活全般に母親に対する依存があり，母親は自分の体調や気分がよいときはB氏の世話を一生懸命行うが，手に負えなくなると訴えを拒否したり，叱るような行動に出ざるをえない．結局はB氏にとっては快適な状況が得られず，安定した生活の実現に至らないため，母親の休息と身体的危機状況を避けるため，また本人が母親との距離をとり精神的な安定を得るため，入院を時々利用することが続いている．

　入院中のサポートとしては，週2回の病棟訪問を行ってきた．たばこ・水分の制限を行いながら身体の回復をはかるB氏の心理的サポートになるように努めたり，病棟主治医とともに母親にB氏に向き合う姿勢や具体的な接し方を話し合ったりすることなどが，その訪問の目的でもあった．入院中・退院時のケア会議や入院中のスタッフとの情報交換などを通じて，長期化を抑止し，短期間で退院を迎え，退院後の継続した支援につなげていることが，ACT-Jの貢献といえるかもしれない．結果，このケースはACT-Jが事業化した2008年4月以降，5回の入院を繰り返しているが，平均入

院日数は 38.4 日になっている．

　このように，ACT-J の利用者が入院になった場合には，入院直後から最低週 1 回以上チームは病棟への訪問を行い，病状の把握や入院中の様子・今回の入院の原因と対策などを病棟スタッフと共有している．また，退院前には必ずケア会議を行い，退院後どのようなことに注意をしながら生活を行うか，本人が ACT-J と一緒に目標を共有し，再スタートを切れるよう支援を行っている．

　再入院直後より，病棟に訪問を行い退院に向けての関わりをもつことは，入院スタッフにとっても本人にとっても入院の獲得目標をより小さくするという効果があるように思われる．「すっかりよくなったら退院」ではなく，「ACT-J のサポートのもと生活可能になったら退院」ということが，チームスタッフの訪問によってより具体的に意識でき，それが入院期間の短縮につながっているのであろう．

　ただしこれも，くどいようであるが，現行制度では訪問看護ステーションである ACT-J の持ち出しで実行されているのであり，長期入院化の抑止のためには，相当のコストを要すると考えるべきであろう．それでも，長期の療養病棟利用に比べれば十分少ないコストではあるけれども．

　ちなみにこの事例のように，ACT-J の支援過程の中で入院になり，退院に至るケースは平成 20 年 4 月 1 日以降の 18 カ月間の間に延べ 28 名，平均入院日数は 49.8 日になっている．

6　ACT-J の支援体制から言えること

　退院促進という観点から，ACT の活動を述べてきた．

　一定の限界はあるものの，事例のように，長期入院中の患者の退院を現実的なものとすることや，再入院の患者がいわゆる new long stay の状態になることなく，短期間での入院で地域生活を継続することに，ACT のサポートは貢献できると断言してよいであろう．

　ただし，今の状態では ACT の取り組みは十分評価されているとはいえ，志ある者が ACT に取り組むには，いくつものバリアがあることも事実である．実績を今後積み重ねていく努力が，状況を変えていくことになろう．

　最後に，今後 ACT の活動を促進することを考えた場合，同時に医療や生活支援の分野で必要な変化の要点をいくつかまとめて提示しておく．なお，サポートのための財源確保の件は文中で再三述べたので，ここでは繰り返さない．

①入院機関が地域で支援を行っているチームに対して開放的で，利用者の入院中の面会やケア会議に柔軟に応じてくれること

　現在，ACT-J が退院促進的な機能を果たし得ているのは，研究期間中から培われた国府台病院と ACT-J との良好なコミュニケーションがあるからにほかならない．また，国府台病院の精神科病棟自身がほかの支援機関，たとえば院内の訪問看護チームや地域活動支

援センター，相談支援事業施設，訪問型の生活訓練施設，また地域移行支援事業などにも積極的に対応し，病棟スタッフや院内のソーシャルワーカーが，地域のスタッフと交流して患者の支援を行うということを一貫して推し進めてきた．いまだに一部の医療機関に見られるように，本人や家族が望んでも院外の他機関の担当者と本人との交流に病棟が消極的なようでは，退院促進はおぼつかないのである．

②多様な住居プログラムを地域社会の中に作っていくこと

事例の中でも出てきたが，世話人がいて，不安定な利用者をACTとともに支えていくことのできる，ショートステイ可能な住居の存在は，一人暮らしを目指す利用者が一時的に自信をつけるために活用するのに大変都合がよい．また，従来であれば「休息入院」と呼ばれるような，食事とベッドと休息が保障されるような短期的なケア付き住居の利用も，今後必要になろうかと思う．あくまでも医療やケースマネジメント的なサポートは外部から入ることを前提に，住まいの部分を確保するための多様な住居プログラムの創出が，ますます求められているといってよかろう[3]．

③単なるモニタリングではなく，リカバリー(recovery)志向のサポートを継続すること

従来の"訪問看護"のモデルでは，ともすると「服薬が規則的にできて，睡眠も確保，日常生活もヘルパーなどの支援を得てまずまず安定だったら上出来．具合が悪くなったら早めに入院できるように見守りましょう」というようなモニタリングの姿勢に入り込みやすい．

しかし，「地域の中で暮らす」ということは，そして孤立から抜け出て本人も満足のいく暮らしを実現するとは，もっと多様な生活内容を含むものである．友人との交流，就職や就学，恋愛や結婚，育児，あるいは社会貢献など，市民として向き合う生活上のさまざまなチャレンジは，回復してきたからこそ課題として浮かび上がってくるものであろう．まさに，「苦労をとりもどす」(べてるの家)プロセスがそこでは生じる．これらに向き合おうとする人々に対し，応援し，必要に応じ高密度のサポートで取り組むという姿勢が，ACTに代表される地域社会の中でのサポートでは求められているのである．

昨今，精神障害をもつ当事者の側から支援や治療の目指すあり方としてリカバリーという概念が提唱されている．その具体的なあり方は，各人各様であろうが，総じてそれはこのような多様性を目指すものといってよかろう．

現時点では精神障害と呼ばれる状態は慢性疾患によりもたらされているものといわざるを得ない．またスティグマがついてまわる事象でもある．そこに必要なのは「病気からの回復ではなく，人々の偏見，精神医療の弊害によりもたらされる障害，自己決定を奪われていること，壊された夢などからの『回復』」[4]のための取り組みや支援である，というスタンスは，症状からの回復に必要な治療法の追求とともに支援者が理解すべきスタンスのように思われる．

退院支援は「退院の成功」が目標ではない．そこで目標となるのは「苦労や困難もあるけれど，入院生活よりもずっとまっとうで，居心地がよく，人としての尊厳も保たれるような，地域社会におけるあたりまえの生活」の実現である．そのための医療や生活支援，就労支援も含んだ包括的な支援が行われること，これこそが「地域生活中心の精神保健医療福

祉」の核(コア)であるように思われる．

【文献】

1) 伊藤順一郎：ACT のわが国での可能性：ACT-J の実践報告から．精神誌 111(3)：313-318，2009
2) 伊藤順一郎：平成 17 年度〜平成 19 年度厚生労働科学研究費「重度精神障害者に対する包括型地域生活支援プログラムの開発に関する研究」総合研究報告書，2008．
3) 伊藤順一郎：住居プログラムと就労支援―可能性への挑戦―．山内俊雄，他(編)：専門医をめざす人の精神医学，医学書院，2011
4) Deegan PE：Recovery：The lived experience of rehabilitation. Psychosoc Rehabil J 11(4)：11-19，1988

(伊藤順一郎，原子英樹)

索引

和文

● あ

アウトリーチ 12, 67
　——，巣立ち会 252
あさかホスピタル 64, 221
　——の退院支援システム 224
　——の変化 232
あすなろ会 18, 81, 212, 214
新しい治療法 27

● い・う・え・お

医療サービス，環境調整課題 145
上乗せ漸減法，スイッチング 29, 118
エンパワーメント 187
大阪府における退院促進支援 169

● か

カンファレンス 45
　——，吉祥寺病院 177
家族
　——との関わり方 52, 151
　——との接触を強める 53, 154
　——との調整 42
　——との連携，巣立ち会 256
　——の役割の明確化 54, 161
家族会 54, 131, 159
家族感情表出 53, 152
家族教室 54
家族懇談会 53
家族支援，病棟における 131
家族自身の精神的健康に関する評価 152
家族心理教育 54, 156
　——の効果 158
家族調整，谷野呉山病院 217
家族評価，退院困難パターンに見る 52, 151
家族評価，特定的な 53, 152
家族評価スケール 53, 154
家族面接 53
回復期リハビリテーションパス 228
拡大カンファレンス 178
看護からの取り組み 177
患者受け入れに対する家族の態度の評価 52, 151
患者会への援助，東京武蔵野病院 204
患者-スタッフ関係 196
患者チームの育成，のぞえ総合心療病院 195
患者用ワークブック 63
管理者の理解 10, 58
環境課題評価と調整 46
　——，地域移行への 137
環境課題評価の考え方 138
環境課題領域と具体的検討項目 139
環境調整 137
環境評価と地域の体制作り 15

● き

危機介入，地域生活支援と 201
危機介入，東京武蔵野病院 205, 207
吉祥寺病院 177
休息入院，東京武蔵野病院 204
急速置換法，スイッチング 29, 118
救急・急性期治療，山梨県立北病院 246
居住サポート事業 165
居住支援施設，谷野呉山病院 217
拒薬 119
行政による退院促進支援事業 163
金銭管理，環境調整課題 51, 142

● く

クリニカルパス 67
　——，あさかホスピタル 225
クロザピン 120
グループセッション 63
グループ退院実践 211
　——の果たした役割，谷野呉山病院 220
グループホーム 250

● け

ケア会議 45, 145
ケアガイドライン 83
ケアマネジメント 43, 83
　——，個別の 51
ケアワーカー 203
ケースカンファレンス 177
ゲリラ的共同住宅の展開 81
経営者の理解 10, 58
経済状況，環境調整課題 51, 142
健全な脱施設化に必須の3つの要素 4
現在の処方チェック 111
現在の処方のレビュー 109
減剤 112
　——の目標と手順 115

● こ

個別支援会議 45
個別のケアマネジメント 51
光愛病院 66
抗精神病薬
　——の切り替え 29
　——の増量 119
　——の等価換算 98, 100
　——の併用 119
高EEの評価基準 152
構造的な退院支援プログラム 156
駒木野病院 66
今後の精神保健医療福祉のあり方等に関する検討会報告書 2

● さ

ささがわプロジェクト，あさかホスピタル 64, 222
ささがわプロジェクト 2nd stage，あさかホスピタル 229

さわ病院 81
作業療法，吉祥寺病院 180

● し

システム論的視点，のぞえ総合心療
　病院 189
自立支援員，大阪府 164, 169
自立支援促進会議，大阪府 169
自立支援促進会議・退院促進事業，
　大阪府 163
自立支援病棟 122
自立支援プログラム 143
社会資源の検討 41
社会生活技能訓練 63
───，吉祥寺病院 180
社会での自立生活プログラム 85
社会的入院 2
社会的入院解消研究事業，大阪府
　　　　　　　　　　　　　84
社会的入院者 43
社会復帰施設を持たない医療機関で
　の退院支援 67
社会復帰病棟 122
───への退院促進導入時期 122
社会復帰病棟ケースカンファレンス
　用紙 129
社会復帰フォーラム，のぞえ総合心
　療病院 197
主剤 98
───の特定 105
───の変遷 107
主剤決定，現在の 109
収入の確保，環境調整課題 51, 142
修正型電気けいれん療法 120
住居，環境調整課題 49, 139
住居の提供，巣立ち会 254
処方
───の記載，現在の 109
───の点検 28
処方単純化 29, 112
───における原則 113
───の方法選択 112
処方変更 118
処方歴チェック 107
処方歴のレビュー 101
障害者ケアマネジメント従事者，大
　阪府 170
障害者自立支援法の問題点 234
条件クリア薬剤 107
食事，環境調整課題 51, 144
心理教育 19, 63
心理教育・家族教室ネットワーク
　　　　　　　　　　　　159
新薬 27

● す

スイッチング 29, 118
───にともなう有害事象 34
スイッチング経過図 101
スイッチング法の選択 33
スイッチングマーク 106
スタッフチームの育成，のぞえ総合
　心療病院 195
スタッフの教育と研修 12, 65
スタッフの配置 12, 65
ステップバイステップ共通課題グ
　ループ，吉祥寺病院 181
巣立ち会 251
───による支援の内容 252
───の事業内容 251
巣立ち会支援の特徴 258
巣立ち会利用者の現状 259

● せ

生活訓練施設への退院，のぞえ総合
　心療病院 196
生活準備チェックリスト 49, 142
生活保護 142, 166
精神科病床数の歴史的変化 4
精神障害者退院支援プログラム
　　　　　　　　　　　　143
精神障害者地域移行支援特別対策事
　業 163
精神障害者地域移行・地域定着支援
　事業 164
精神障害をもつ人のための退院準備
　プログラム 85, 87
精神保健医療福祉の改革ビジョン
　　　　　　　　　　　　　2
積極的傾聴 82
専門組織の立ち上げ 12, 65
全病院体制の構築 10, 58
漸減漸増法，スイッチング 29, 118
漸減中止 30
漸増開始 30

● そ

ソーシャルワーク 42, 135

● た

ダウンサイジング 236
───と機能強化 236
ダウンサイジング前段階 237
多職種
───での役割分担，退院準備プロ
　グラム 123
───によるアセスメント 39

───による多角的接近治療，東京
　武蔵野病院 201
多職種チームアプローチ
　　　　　　　　　11, 61, 127
多職種チームによる退院困難要因評
　価 14
太宰府病院 58
退院環境評価票 46
退院コーディネーター
　　　　　　　12, 45, 62, 136
───による退院支援プラン作成
　　　　　　　　　　　　　16
退院コーディネート 42, 135
───とソーシャルワーク 8
退院後の支援体制 12, 67
退院後の生活の準備 41
退院困難度尺度 7, 11, 21, 69
───による患者のグループ分け
　　　　　　　　　　　　　69
───による評価例 73
退院困難パターンに見る家族評価
　　　　　　　　　　52, 151
退院困難要因 44, 186
───の評価 7, 13, 69
───の評価項目 15
退院先，目標とする 139
退院支援
───を行ううえでの課題 234
───を実践してからの病棟の変化
　　　　　　　　　　　　134
───を多職種で進めるためのプロ
　グラム 127
───を目指した薬物療法，長期在
　院者の 25
退院支援ガイドライン 10
───が必要とされる背景 3
───活用の目的 2
退院支援計画
───，長期入院患者の 38
───，病棟での 38, 122
───の立案，患者とともに作る
　　　　　　　　　　　　　40
退院支援システム，あさかホスピタ
　ル 224
退院支援システム，のぞえ総合心療
　病院 189
退院支援スケジュール 12, 66
退院支援プログラム
───，吉祥寺病院 180
───，構造的な 156
───における評価者 20
───の教材 19
───の再検討 16
───の実施 17, 81
───の評価方法 20
───の立案，谷野呉山病院 214

索　引

退院準備グループ，吉祥寺病院　181
退院準備性尺度　20
退院準備チェックリスト　49, 138
退院準備プログラム（精神障害をもつ人のための）
　　　7, 11, 41, 63, 78, 85, 87, 181
　――が有効なグループ　71
　――の実施上のコツ　92
　――の実施にあたっての工夫　123
　――の実施方法　91
　――を実施した際の効果　87
退院準備プログラム運営フロー　124
退院前カンファレンス　178
退院促進支援事業，行政による　163
退院促進支援事業実施要項，大阪府　169
退院促進・地域移行支援事業，全国における　163
退院促進・地域移行支援事業の課題と今後　167
退院促進導入時期，社会復帰病棟への　122
退院促進ピアサポーター事業，大阪府　172
大集団精神療法，のぞえ総合心療院　197
脱施設化政策　58
脱施設化についての WHO の提言　4
谷野呉山病院　81, 211
単家族セッション，家族心理教育　158

● ち

チームアプローチ　45
　――，多職種による　127
　――と退院コーディネーター　136
チーム医療と個別支援計画，谷野呉山病院　216
チーム医療を行ううえでの制度上の問題　234
地域移行支援カンファレンス　179
地域移行推進員　164
地域移行への環境課題評価と調整　137
地域機関との連携　46, 145
地域権利擁護事業　51, 142
地域サポートネットワークシステムの整備　166
地域支援の実際，あさかホスピタル　229
地域生活移行支援の事例　173

地域生活支援システム，のぞえ総合心療病院　189
地域生活支援体制の整備，谷野呉山病院　217
地域生活支援と危機介入　201
地域生活支援の実際，のぞえ総合心療病院　195
地域生活者の高齢化　234
地域生活での援助，東京武蔵野病院　203
地域生活への再参加プログラム
　　　85, 123, 181
地域体制整備コーディネーター　164
地域の体制作り，環境評価と　15
地域連携　45, 67
治療共同体　193
　――に基づく力動的チーム医療　188
治療体制作り　10, 58
治療チームの編成　11, 61
治療ハードの整備，のぞえ総合心療病院　192
中期カンファレンス　178
長期化した場合の評価　17
長期入院患者
　――の処方　24
　――の処方点検　28
　――の特性　38, 122
長期入院患者の退院支援　38
　――，のぞえ総合診療病院　195
　――，山梨県立北病院　244
長期入院と家族　52

● て

デイナイトケア，あさかホスピタル　232
デポ剤　120
定量開始　30
定量中止　30
電気けいれん療法，修正型　120
電話での援助，東京武蔵野病院　204

● と

投与薬剤，投与期間の特定　102
東京武蔵野病院　62, 64, 82, 201
東京武蔵野病院精神科リハビリテーションサービス　82, 201
　――の成果　205
　――のその後　209
到達した処方　117
等価換算，抗精神病薬の　98
統合型支援チームの具体的役割　229

統合型精神科地域治療プログラム（OTP）　64, 221
統合失調症の薬物治療改善マニュアル　97
特定的なプログラム　11, 62

● に・の

日常生活支援，巣立ち会　255
日常生活自立支援事業　51, 142
入院患者評価スケール　20
入院時カンファレンス　177
入院して 1 年以上経つ患者の評価　16
のぞえ総合心療病院　188

● は

バザーリア法　4

● ひ

ピアサポート，巣立ち会　255
評価者，退院支援プログラムにおける　20
病院内外への周知　10, 60
病棟での退院支援計画　38, 122
病棟における家族支援　131

● ふ

不眠の予防，処方単純化　113
付加治療薬の併用　119
服薬教室，吉祥寺病院　181
副作用チェック　112
複雑な処方　26
　――の整理の原則　34
　――への見解，長期在院者にみられる　26
　――への対応　34
文献的検討，ガイドライン作成過程における　8

● へ

ヘルプライン，東京武蔵野病院　204

● ほ

保護室の不足，急性期治療　247
包括型地域生活支援プログラム　4, 83, 262
包括型地域生活支援プログラム-ござん　217
訪問看護，あさかホスピタル　230

訪問看護，東京武蔵野病院　203

● ま

「まず住居」施策　49
松沢病院　62
慢性期病棟　122

● も

モジュール　63
目標とする退院先　139

問題解決技法，家族心理教育　158

● や

矢吹病院　64
薬剤の減量　112
　── の目標と手順　117
薬物治療指針　107
薬物療法
　── の改善　28
　── の改善のポイント，長期在院者の　28

　── の工夫　8, 24, 97
　── の実態把握と処方の検討　24
山梨県立北病院　58, 120, 154, 237

● よ

用法変更，処方単純化　113
用量変更速度，処方単純化　113

● り

リカバリー　187

欧文

● A

ACT-J　166, 261
active listening　82
assertive community treatment：ACT　4, 67, 83, 262
assertive community treatment-Gozan：ACT-G　217

● C

Camberwell 家族面接（Camberwell family interview：CFI）　53, 152
care meeting　45

● D

D-プロジェクト，あさかホスピタル　224
discharge readiness inventory：DRI　20

● E・F・H

expressed emotion：EE　53, 152

Family Assessment Scale：FAS　53, 154

housing first　49

● M

multidisciplinary team approach　201
Musashino Hospital Psychiatric Rehabilitation Service：MPRS　18, 82, 201
　── の成果　205
　── のその後　209

● O・P・R

optimal treatment project：OTP　18, 64, 82, 221
program of assertive community treatment：PACT　4

REHAB　20

● S

Social and Independent Living Skills Program（SILS プログラム）　19, 85
SST　180

● T・U・W

TAPS プロジェクト　4

UCLA Social and Independent Living Skills Program　19

WHO の提言，脱施設化についての　4